# 明明白白学中医

## 看中医如何诊病

张永兴　何临香　编著

中国健康传媒集团

中国医药科技出版社

**图书在版编目（CIP）数据**

明明白白学中医：看中医如何诊病 / 张永兴，何临香编著 . — 北京：中国医药科技出版社，2020.8

ISBN 978-7-5214-1774-6

Ⅰ . ①明⋯　Ⅱ . ①张⋯ ②何⋯　Ⅲ . ①中国医药学 ②中医诊断学 ③中医治疗法　Ⅳ . ① R2

中国版本图书馆 CIP 数据核字（2020）第 066669 号

**美术编辑**　陈君杞

**版式设计**　也　在

出版　**中国健康传媒集团** | 中国医药科技出版社

地址　北京市海淀区文慧园北路甲 22 号

邮编　100082

电话　发行：010 - 62227427　邮购：010 - 62236938

网址　www.cmstp.com

规格　710 × 1000mm $\frac{1}{16}$

印张　16 $\frac{1}{4}$

字数　252 千字

版次　2020 年 8 月第 1 版

印次　2020 年 8 月第 1 次印刷

印刷　北京市密东印刷有限公司

经销　全国各地新华书店

书号　ISBN 978-7-5214-1774-6

定价　**49.00 元**

获取新书信息、投稿、为图书纠错，请扫码联系我们。

# 内容推介

　　本书对中医、中药、中成药和针灸的基本知识，作了系统而普及性的介绍；对适宜应用中药及针灸治疗的90多种（类）优势病种，进行了客观而通俗的阐述，并遴选了临床效果较显著的名医验方，供读者参考学习；对每个优势病种的治疗经验和优势，作了简明而点睛的揭示；对中医药针灸的特色及优势，进行了全面而精辟的探索；对中西医药理论及治病的差异，作了必要而简要的说明。本书通过巧妙的章节编排，将中医基本知识和临床适宜治疗的疾病有机地融为一体。

　　本书对学习中医者有辅助作用，对中医工作者有启迪作用，对就医患者有指南作用，特别适合广大中医爱好者、初学者、初中级中医工作者，以及中医就医者阅读。

# 前言

几千年来，中医作为中华民族防病治病的主要手段，对于保障国人生命健康和民族繁衍昌盛发挥了巨大的作用。时至今日，中医已经形成了一个独立完整的医学体系，成为国人不可替代的并越来越受欢迎的一种治病方法。

本书之所以起名《明明白白学中医：看中医如何诊病》，旨在清清楚楚地告诉读者，中医是怎样给人看病的？哪些疾病适宜中药和中成药治疗？哪些疾病适宜针灸治疗？中医的特色及优势又在哪里？

明明白白看中医是每个医生的追求，也是广大患者的愿望。医生首先要明白中医，这样才能提高治病疗效。患者若明白了中医，就能知道哪些疾病适合找中医治疗。如果医生和患者都能明白中医，那么人们对中医的困惑和茫然、对中医发出的质疑也就烟消云散了。

中医学是中国传统的经典医学，我们应把经典变为常识，并把常识加以普及。人人不可能都是医师，但可以让人人都知道中医治病的原理和优势，并为患者治病提供一个临症指南，岂不是件有意义的事。

笔者至今从事中医药教育与临床 46 年，亲身经历了 46 年的风风雨雨，切身领略了 46 年的发展历程，聆听并体会到中医治病的特有疗效和魅力，有心愿也有义务把自己多年来的所学、所用、所悟、所得回赠于民。

本书的出版，给大家提供了一个了解和认识中医的机会，让大家亲密地接触中医，并温馨地拥抱中医。如果读者看完了这本书，明白了中医，爱上了中医，用上了中医，笔者将不胜荣幸，不胜欣慰。

本书正文分为上下两篇。上篇主要介绍了中医是怎样给人看病的，目的在于普及中医药针灸知识，内容包括中医是怎样认识疾病的、中医是怎样诊断疾病的、中医治病基本原则是什么、中医是怎样应用中药治病的、中医是怎样应用中成药治病的、中医是怎样应用针灸治病的、中医是怎样预防疾病的等七章。下篇主要讲述了哪些疾病适宜应用中医治疗，旨在引导医患就医看病，内容包括哪些疾病适宜应用中药治疗、哪些疾病适宜应用针灸治疗等两章。上篇是让读者明白中医医理，下篇是让读者明白中医医疗。希望通过阅读本书，能让读者做到：中医的医理医疗全明白，中医的特色优势全知道。

当然，不同读者可重点选读自己更喜欢的章节。中医爱好者和初学者建议通读全书；中医工作者可重点阅读本书每章的最后一节，以及下篇中每个优势病种（类）的中医治疗经验和优势；中医就医者可重点阅读本书的下篇内容。

为了能让读者轻松理解疾病情况，本书对疾病标题采用西医的病名。为了方便读者阅读或查找相关疾病中医治疗情况，书后附有适宜应用中药治疗的疾病索引和适宜应用针灸治疗的疾病索引。

人无完人，书也如此。书中可能存在不尽人意之处，真诚地请广大读者多提宝贵意见。

编者
2020 年 3 月

# 目 录

上 篇

中医是怎样
给人看病的

下 篇

哪些疾病
适宜应用
中医治疗

# 上篇 中医是怎样给人看病的

　　中医是怎样给人看病的？这是看中医的患者经常遇到或提出的一个问题。中医给人看病，是一个复杂的医学系统，涉及中医的多个学科、多个领域。在上篇里，本书将就中医是怎样认识疾病的、中医是怎样诊断疾病的、中医治病基本原则是什么、中医是怎样用中药治病的、中医是怎样用中成药治病的、中医是怎样用针灸治病的，以及中医是怎样预防疾病的等七个方面予以全面介绍，相信大家阅读之后，一定会对中医有所领悟，初步明白中医。

　　这里需要特别说明的是，中医和西医对疾病的认识、诊断、治疗和预防都是科学的，但又是完全不同的，中西医不能对号入座，也不可枉然判断谁是谁非，因为两者医学理论体系是截然不同的。

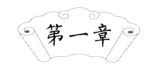

# 中医是怎样认识疾病的

认识疾病，就是用中医的理论阐述人体患病是由什么原因引起的，以及出现了什么样的病理状态和变化。

疾病是生命过程中出现的一种异常或退化的现象。人体疾病的发生，是内外各种致病因素相互作用的结果，同时又是一个复杂的病理变化过程。中医是在活生生的生命过程中认识疾病的，并且是建立在中医理论之上，形成了一套独特且完整的理论体系，并以此为基础来阐明人体疾病的发生和变化。

## 一、"六淫七情"致病

导致人体发生疾病的致病因素称之为病因。病因是一种能破坏人体生理动态平衡的特定因素，其常能导致机体功能障碍、代谢失调以及形态损害而引发疾病。

中医的病因包括六淫、七情、正气不足、痰饮、瘀血、饮食、劳倦、外伤等。其中六淫和七情是中医致病的主要因素，而正气不足在中医致病因素中具有某种特殊的意义。

"六淫"，也称"六气"，是风、寒、暑、湿、燥、火六种外感病因的统称。是指来源于自然界的异常气候变化，即非时之气，或称邪气，是引起疾病最为常见的外感致病因素。外感致病有明显的季节性，《素问·生气通天论》有"春伤于风""夏伤于暑""秋伤于湿""冬伤于寒"的不同病邪。

"七情"，是喜、怒、思、悲、恐、惊七种内伤病因的统称。是指由于机体遭受外界强烈刺激而出现精神体态的异常变化，是引起疾病最常见的内伤致病因素，故也称"内伤七情"。《灵枢·百病始生》曰："喜怒不节则伤脏。"根据情志与五脏的相应关系，临床有"怒伤肝""喜伤心""悲伤肺""思伤脾""恐伤肾"的不同致病情况。

正气不足，是指人体的功能衰退，抗病能力降低而能引发疾病的一种内在致病因素。正气不足既是一种病理变化，也是一种重要的致病因素，常能引起许多疾病的发生。由于其属于内源性病因，在疾病的形成中往往具有某种主导或决定性作用，其引发的疾病有时是不可逆转的。

从上述致病因素可以看出，中医对疾病病因的认识，不是单纯依靠仪器化验检查的数据，而是主要从人与自然统一关系的不相适应，以及机体本身正气失调两个方面来认识的，是直接面对患者的临床表现或体征进行询查，然后对证候表现加以综合分析来认识和论断的，即所谓的审症求因，或辨证求因。另外，不难看到，中医特别注重人体正气在致病中的重要作用。

## 二、阴阳失衡发病

所谓病理变化，是指机体在致病因素的作用下，发生的局部或全身异常变化的机制及所处的状态。

中医疾病的基本病理变化，主要表现为体内阴阳失衡、身体整体失调、脏腑功能紊乱、气血运行失常和机体正气不足等五种，其中阴阳失衡是最根本的病理变化。

### 1. 体内阴阳失衡

体内阴阳失衡，是指人体内的阴阳之间出现偏盛偏衰而失去动态平衡的一种病理状态和变化。

阴阳学说是中医认识人体的一种方法论，贯穿于中医学理论体系的各个方面。也就是说，不管是人体的正常生理活动，还是疾病的发生和变化，都可以用阴阳来加以说明。

阴阳是认识疾病与否的两个纲领。阴阳之失衡，是机体疾病发生及变化的基本原理，也是疾病最为根本的病理状态。尽管疾病发生的病理变化复杂，病变状态多样，归根结底就是阴阳偏盛偏衰，都可以用阴阳失衡加以概括。

基于阴阳学说，中医学认为在正常情况下，人体阴阳双方相互制约、相互协调、相互促进，处于阴阳动态协调与平衡状态，即"阴平阳秘，精神乃治"（《素问·生气通天论》），表现为无病。如果由于某种因素导致人体阴阳动态出现对立而失去平衡或不相协调，阴不制阳，或阳不制阴，就会发生疾病。比如，阴虚阳亢出现的眩晕，即表明肝肾阴虚，阴不制阳，肝阴、肝阳失去平衡。

中医阴阳失衡之病理变化，往往给人一种抽象的概念，但是它揭示了患者疾病病理变化的本质，并对疾病起到了执简驭繁的作用。因此，《素问·阴阳应象大论》说："善诊者，察色按脉，先别阴阳。"俗话说得好，不辨阴阳，开口动手便错。

### 2. 身体整体失调

身体整体失调，是指患者机体的整体系统发生异常并失于协调而出现的一种病理状态和变化。

中医学整体观念认为，人体是一个有机整体，人与自然界之间也是不可分割的整体。整体观念统领中医全局，贯穿于中医学的各个方面和全部过程。中医认识疾病，不能脱离整体观念，从某种意义上讲，整体观念是中医认识疾病的理论基础，也是认识疾病的基本思路。医生脱离整体观念，将无法认识疾病。

基于整体观念，中医学认为人体的五脏六腑、四肢百骸、五官九窍、皮肉筋脉是相互密切联系的有机整体，各个脏器各司其职，并协调配合，保证了机体的正常运转。一旦由于某种原因出现局部病变，就会导致人体整体发生变异而失去协调运转，同样的，身体整体失调，也必然会反映在身体的某一部位而发病。比如，肝经有热，就会影响到眼睛出现红肿热痛。医生正是根据整体观念，即通过这些内外有联系的变化，体内传导到体外或局部的生物信息来判断人体疾病的发生以及是哪一个脏腑患病的。简言之，当机体整体处于一种相互不协调的病理状态时，疾病即由此而生。

身体整体失调之病理变化，是基于整体观念对疾病的认识，尽管目前还不能明确地揭示人体内部的具体病变机制，但它在阐明人体疾病整体特征，把握疾病总体状态，以及机体相互关联等方面，无疑是合理正确的，并已经得到临床充分的证明及普遍的应用。

### 3. 脏腑功能紊乱

脏腑功能紊乱，是指人体脏腑功能失常不能发挥正常作用而形成的一种病理状态和变化。

中医学理论认为，人体的脏腑是一个功能概念。虽然五脏有其组织结构基础，但五脏并不是以独立的形体结构为单元存在的，而是以功能活动为单元存在的，于是心、肝、脾、肺、肾及其与所属相关器官就构成了中医实质上的人体五大功能系统。

此外，脏腑功能是人体的基础功能，并构成人体生命活动的核心。人体其他所有的组织器官功能的运转，都有赖于脏腑功能的正常发挥和相互协调，从而保证了人体的正常生命活动。

基于上述认识，如果由于某种原因导致人体某一脏腑功能受损，其正常生理运转功能就会发生异常，并会影响其他脏腑及其相应有关器官出现病理变化，与此同时，机体就会在相应脏腑及其相关器官部位发出若干症状或体征信号。当某一症状或体征信号出现时，说明脏腑功能已经发生紊乱，表明人体已经生病。比如，脾虚腹泻，即表明脾脏受损，其运化水湿的功能紊乱失常。由此看来，疾病其实就是人体脏腑功能紊乱在机体某些方面的一种外在表现形式和一种信号。临床上，医生就是从这些脏腑紊乱及其病理反应出来的信息中发现疾病、认识疾病和判断疾病的。

脏腑功能紊乱的病理变化，往往给人一种和人体解剖相脱离的感觉，其实这正是中医认识疾病不同于西医的地方。中医重点强调的是脏腑系统的功能属性，并通过脏腑的功能变异来认识某一脏腑或脏腑系统是否发生病变，这种认识疾病的思路早已得到中医临床的反复验证和广泛应用。

### 4. 气血运行失常

气血运行失常，是指患者体内气血津液亏损不足或运行受阻不畅的一种病理状态和变化。

气血，包括津液，是构成和维持人体生命活动，保障脏腑、经络以及各个器官功能正常运转的物质基础。要想不生病，气血津液不能亏。要想少生病，气血津液运行要通畅。

中医学理论认为，在正常情况下，气血津液在人体内环流不息，并不断地给人体五脏六腑以及器官组织输送营养物质，提供动能，润养肌肤，以保障人体正常生理活动。同时，脏腑的正常运转又有助于气血津液的生成和正常运行，这时候人体平安无事。一旦由于某种因素，使气血津液损耗或气血津液运行失常，脏腑器官得不到营养物质的滋养，脏腑功能就会受到影响，人体就会出现异常病理变化，从而导致疾病的发生。比如，气滞出现的满闷胀痛，即表明气机运行失常。由此看来，气血津液运行失常既是导致人体疾病发生的一个重要因素，同时也常常成为疾病发生的主要病理变化。

气血运行失常之病理变化，表明当气血运行失常一旦处于主导地位时，或构成疾病的主要矛盾时，就会成为疾病的一种重要病理变化。这种认识具有鲜明的辩证唯物论观点，表明人体的生命活动在于其物质性。气血津液的生成有赖于脏腑功能的正常运转，也表现出其具有追本求源的内涵。

### 5. 机体正气不足

机体正气不足，是指人体功能衰弱，对病邪的抵抗能力、环境的适应能力以及康复能力降低的一种病理状态。

中医学理论认为，正气是存在于人体内的各种精微物质的总称，禀赋于先天，又有赖于后天的滋养补充。正气的作用主要有两个方面：一是预防疾病发生，抗御外来病邪，或祛邪外出；二是自身控制调节，维持机体生理平衡或病后自我修复。

中医特别重视和强调正气在发病中的作用，认为脏腑功能活动、气血津液运行以及防御病邪侵犯或祛邪外出，皆有赖于正气。正气充实，就能保证脏腑功能协调运作，保障气血津液正常运行，并能做到防御病邪入侵，从而人体就不易患病，即使患病，也会很快康复。正所谓"正气存内，邪不可干"，就是说，人的正气在疾病的产生过程中具有非常重要的意义，正气不足常是发病的基础和依据。当正气在疾病的形成过程中一旦无力抵御病邪的侵袭时，就会引发疾病并出现一系列的病理变化，人就会生病。比如，气虚感冒，即由于正气不足，不能抵御外感病邪而引起的。

中医机体正气不足的病理变化，表明体内正不胜邪时即可发生病变，同时特别强调人体正气在发病中的主导作用。这种认为疾病的发生是基于内因的观点，正逐渐被西医学认可，乃至产生共鸣。

综上所述，疾病的病理变化是一个复杂的过程，是"内乱外患"的结果。疾病的产生和变化，既有整体的动态失调，又有局部的功能紊乱。体内阴阳失衡、身体整体失调、脏腑功能紊乱、气血运行失常以及机体正气不足构成了疾病发生的主要病理变化，也是临床所要寻求的病证本质所在。这些病理变化可以单方面为病，也可以混合相互交叉为病。

## 三、中医认识疾病的特色及优势

特色，就是不同于他人的地方，优势就是好于他人的地方。特色和优势密切相关，两者既有联系，又有区别。特色寓意存在优势，特色培育可成优势。中医有诸多特色优势，这些特色优势是中医的精华，也是中医赖以生存和发展的基石，更是中医认识疾病、诊断疾病、治疗疾病以及预防疾病的根本。

从中医是怎样认识疾病中可以看出，中医认识疾病的理论、方法及其内容和西医完全不同，于是形成了中医认识疾病的自身特色及优势，并由此直接决定了中医治病的基本原则。

### 1. 直观的审症求因特色及优势

中医对病因的认识，除了观察自然界外部致病因素外，主要还采用了直接观察患者的方法，由果析因，以病证的临床表现为依据，通过分析患者的症状、体征来推求病因，即所谓的审症求因。西医对病因的判断，主要是通过对采集标本进行化验检查的方法，以化验检查的数据和结果为依据，通过分析数据来寻求或推测病因。由于中西医认识病因的途径和方法完全不同，因此中西医对病因的认识和判断就出现明显的差异，对病因的说辞也就完全不同。

直观的审症求因特色，最大的优势在于其对病因的认识是与疾病的症状、体征直接紧密结合在一起的，因而对临床的治疗更具有直接的现实指导作用。目前这种方法不但是中医，也是西医认识疾病病因的一种科学可行的方法。

### 2. 明显的"七情"致病特色及优势

中医对病因的认识，除了注重"六淫"致病因素外，还十分强调"七情"，即心理因素在致病中的重要地位。并且认为，许多疾病的发生或其疾病的发展和变化都与"七情"有关。中医早在《内经》中就有情志能够损伤五脏的记载，如《素问·阴阳应象大论》中的"怒伤肝""喜伤心""忧伤肺""思伤脾""恐伤肾"。西医对病因的认识，也会考虑心理因素对疾病的影响作用，但强调程度明显不如中医。而且西医认为只是某些疾病的发生和变化与心理因素有关。由于中西医对心理致病因素的认识有明显的差异，因此对疾病的发生或变化的认识也就不同。

7

明显的"七情"致病特色，其最大的优势在于强调"七情"致病的重要意义，并在病因中明确地将"七情"和"六淫"并列，被视为常见的内伤致病因素。这种认识非常符合现代精神医学的新观点和新认识，可以说是现代心理医学模式的先行者。

### 3. 鲜明的内因学特色及优势

中医认识疾病，非常重视内因在疾病形成过程中的作用，认为疾病的发生尽管与外因有关，但更重要的是内因在起作用，多由于正气不足所致。病理变化中的体内正气不足，也表明内因在疾病形成过程中具有重要的地位。西医认识疾病基于外因学的影响，更多地强调外来因素，认为疾病的发生和形成是由于某种病因侵犯人体造成机体损伤的结果。对于致病菌引起的疾病，西医注重细菌或病毒并主张将其杀灭。同样的是细菌或病毒引起的疾病，中医则认为主要是机体正气不足，抗病能力低下造成的，需要增强体质，提高抗御病邪的能力。即中医注重内在因素对疾病产生和形成的影响，而西医注重外来因素对疾病产生和形成的影响，因而中西医对疾病的认识就有明显的差异。

鲜明的内因学特色，最大的优势在于强调内因在致病中的主导作用以及机体的自我修复能力。这种认识完全符合"外因通过内因起作用"的哲学理论，非常符合自然辩证法规律。

### 4. 朴素的辨证法特色及优势

中医认识疾病是基于古代朴素的辨证法，认为疾病的发生是相互对立而又统一的阴阳失去动态平衡形成的，是阴不制阳或阳不制阴造成的，把疾病看作是不断运动和变化的活体。病理变化中的体内阴阳失衡和气血运行失常即体现了朴素的辨证法特色。西医认识疾病是基于哲学意义的机械论方法，认为疾病的发生是"机器"的零部件发生故障的结果，是某一个零部件破损不能发挥作用造成的，把疾病看作是静止和不变的器件。即中医注重在生命动态及其相互关联的过程中认识疾病，而西医注重在生命静止和撇开相互关联的状态下认识疾病。由于中西医认识疾病的理论依据和方法不同，于是对疾病形成的病理变化看法也就完全不同。

朴素的辨证法特色，其最大的优势在于强调人体功能活动的动态协调与平衡，并肯定气血运行是维持机体生命活动的物质基础。这些理念完全符合自然辩证法和唯物辩证法的规律，是辩证法在人类医学中应用的先驱。

## 5. 突出的整体论特色及优势

中医认识疾病是整体论思想，注重的是整体而不是局部，并以此进行综合演绎，认为人体各脏器以及人体和自然界是一个有机的整体，看到的是一个活生生的具有生命特征的活体，看重整体功能在疾病形成过程中的作用。比如病理变化中的身体整体失调和脏腑功能紊乱，即明显体现了整体论特色。而西医认识疾病是还原论思想，注重的是局部而不是整体，并以此进行还原分析，从器官到组织，从组织到细胞，从细胞到分子，再由分子到基因，看到的是一个不能再还原的不具备或不完全具备生命特征的人体标本，看重局部构造在疾病形成过程中的作用。由于中西医认识疾病的指导思想不同，造成对疾病病理变化的认识自然也就不同。

突出的整体论特色，其最大优势在于注重具有生命特征的机体整体功能的内外密切联系，并重视脏腑各个功能的相互协调统一。这一特色对现代医学近些年来提倡树立整体医学产生了积极而深远的影响。

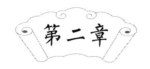

# 中医是怎样诊断疾病的

　　诊断疾病，是指在中医学理论的指导下，医生对患者的病情进行诊察或检查，并对其精神和体质所处的状态作出判断。

　　诊断疾病是治疗疾病的关键环节，是确定治疗方法和用药的依据。中医经过几千年的不断积累和总结，逐渐形成了一套具有鲜明中医特色的诊断疾病方法。

　　中医诊断疾病分两步进行，第一步先采用望诊、问诊、闻诊、切诊四种方法诊察疾病，第二步在诊察疾病的基础上综合分析做出判断性结论。第一步叫诊法，也叫"四诊"，第二步叫诊断。"四诊"是中医诊察疾病获取病情资料的主要手段，是诊断的基础。诊断是疾病发展到某一阶段对病因、病位、病性及病势所作出的高度概括，是"四诊"的必然结果。

　　在古代，医生诊察疾病不可能做到化验血、查小便，不可能透视做CT，也不可能插管做胃镜。随着时代的发展，虽然现在的中医院一般都能做上述化验和检查，但是目前中医传统的经典诊察疾病的方法，仍然是以"四诊"为主。这显然与中医诊察疾病的基础理论及依据、中医认识疾病的总体思路（即整体观念）密切相关。"四诊"是中医诊察和诊断疾病的指导思想和主要理论依据，也是中医诊察和诊断疾病的基本方法所在，因而也就自然而然地形成了中医独特的不同于西医的诊病方法，并一直沿用至今。

## 一、察颜观色瞧病

　　察颜观色瞧病，即望诊，是指医生用视觉的方法，对患者的精神、面色、舌色和舌体等进行诊察以诊断疾病的一种方法。

　　清代名医朱丹溪云："盖有诸内者形诸外。"这一句话，精辟地概括了望诊的原理。人体是一个有机整体，五官九窍、四肢百骸通过经络与五脏六腑密切相连，并有赖体内气血津液充养。因此，内在五脏六腑功能及气血津液状况，均可反映在体外所表现出来的精神、面色、舌色和舌体等方面，这就是望诊所见。

望诊内容包括望神、望色、望舌、望排泄物、望小儿指纹等。从理论上讲，凡是用眼睛能看到的地方都应当查看，以下重点介绍望神、望色和望舌三方面内容。

### 1. 望神

中医的神，是指精神状态。望神，就是通过察看患者的精神状态来诊察病情的一种方法。

（1）望神内容：主要是望患者的精神意识、眼睛神态、面部的表情以及面部的气色等内容。

正常人神志清楚，反应灵敏，眼球灵活，表情丰富，面色华润，称为有神，是正气充足的表现。患者患病时，则会出现不同于正常人的精神状态，称为少神或无神。

（2）常见望神病症特征及临床意义见表1。

表 1　常见望神病症特征及临床意义

| 望神内容 | 病症特征① | 临床意义① | 病症特征② | 临床意义② |
|---|---|---|---|---|
| 望精神 | 精神不振，神志尚清，反应迟缓 | 少神<br>正气不足 | 精神萎靡，神志模糊，反应迟钝 | 无神<br>正气虚弱 |
| 望眼神 | 两目少光，眼珠迟缓 | | 目光晦暗，瞳神呆滞 | |
| 望表情 | 表情淡漠 | | 表情呆滞 | |
| 望气色 | 面色少华 | | 面色无华 | |

### 2. 望色

望色，也称色诊，俗称察颜观色，就是通过观察面部皮肤的色泽变化来诊察病情的一种方法。

（1）望色内容：全身皮肤均属于望色范围。由于面部皮肤查看方便，因此，临床上望色主要是望患者面部，察看面部皮肤的颜色、光泽，面部憔悴程度等。

我国正常人面色为明亮滑润，红黄而有血色。如果患有某种疾病，患者的面部就会显示异常色泽，即为病色。

（2）常见面部病色特征及临床意义见表2。

表2　常见面部病色特征及临床意义

| 面部病色特征 | 发青 | 发红 | 发黄 | 发白 | 发黑 |
|---|---|---|---|---|---|
| 临床意义 | 寒证，血瘀 | 实热，虚热 | 脾虚，湿热 | 气虚，血虚 | 肾虚，血瘀 |

### 3.望舌

望舌，也称舌诊。就是通过观察患者的舌质和舌苔的变化来诊察病情的一种方法。

（1）望舌内容：主要观察舌质和舌苔两个方面。舌质是指舌的肌肉血脉组织，看舌质时应重点观察舌体的颜色和舌体的形体。舌苔是指舌面上附着的一层苔状物，望舌苔需重点观察舌苔的苔质和苔色。

一般正常人的舌质为滋润，舌色为淡红。正常人的舌苔为苔薄色白，即薄白苔。舌质和舌苔常因疾病而出现异常的变化。

（2）常见舌象病症特征及临床意义见表3。

表3　常见舌象病症特征及临床意义

| 舌象类别 | | | 病舌特征 | 临床意义 |
|---|---|---|---|---|
| 舌质 | 舌色 | 舌淡 | 舌色淡白 | 气虚，血虚 |
| | | 舌红 | 舌色较红 | 实热，虚热 |
| | | 舌绛 | 舌色暗红 | 热盛 |
| | | 舌紫 | 舌色青紫 | 气滞血瘀 |
| | 舌体 | 舌胖 | 舌体胖大 | 脾虚湿盛 |
| | | 舌瘦 | 舌体瘦小 | 气血不足 |
| | | 舌裂 | 舌面出现裂纹 | 血虚津亏 |
| | | 齿痕 | 舌缘出现牙印 | 脾虚湿盛 |
| 舌苔 | 苔质 | 苔薄 | 透过舌苔能见舌体 | 病邪在表较轻 |
| | | 苔厚 | 不能透过舌苔见到舌体 | 病邪入里较重 |
| | | 苔燥 | 舌面干燥无津 | 热盛伤津 |

| 舌象类别 | | | 病舌特征 | 临床意义 |
|---|---|---|---|---|
| 舌苔 | 苔质 | 苔滑 | 舌面水分较多 | 脾虚湿盛 |
| | | 苔腻 | 舌苔致密，揩之难除 | 痰浊，食积 |
| | | 剥苔 | 舌苔部分剥落 | 气虚，阴虚 |
| | 苔色 | 苔白 | 苔现白色 | 表证，寒证 |
| | | 苔黄 | 苔现黄色 | 里证，热证 |
| | | 苔灰 | 苔现灰色 | 里热炽热，阴寒内盛 |

从表中可以看出，通过察看舌质的变化可以判断患者气血的盛衰和脏腑的虚实；而通过察看舌苔的变化可以判断患者感受外邪的深浅、轻重，以及胃气盛衰的情况。

望舌色和望面色相比较，望舌更能客观地反映患者病情的情况，因为面部可以化妆，受外界影响的因素太多，可能会给人一种假象。而舌诊就不同了，它藏于口腔之内，不容易受外界的影响。

望诊对疾病可以做出初步的诊断，但需要和其他诊法一起配合，方能够对疾病做出可靠的诊断。

## 二、耳听鼻嗅闻病

耳听鼻嗅闻病，即闻诊，是指医生通过听觉听患者的声音，或通过嗅觉闻患者的气味进行诊察以诊断疾病的一种方法。

声音是由肺、喉、舌、齿、唇、鼻等器官共同协调活动的结果，其中任何一种器官发生病变，声音就会出现异常。人体气血津液运行正常，一般不会产生异常气味。一旦人体的气血津液运行失常，就会产生一些病理性的异常气味。也就是说，人体各种声音和气味的变化，是脏腑活动和病理变化的一种外在反应。通过声音和气味在体外的表现，可以诊察、诊断疾病，这就是闻诊诊察疾病的原理。正如《素问·阴阳应象大论》所说："视喘息，听音声，而知所苦。"

### 1.闻诊内容

闻诊包括听声音和嗅气味两方面内容。听声音主要是听患者的语音声、呼吸声、咳嗽声、呃逆声及叹气声等。嗅气味主要是嗅患者的全身气味、口腔气味、鼻腔气味等。

正常人的声音应当是发声自然，音量柔和，语言流畅，词能达意。正常人气血流畅，新陈代谢正常，不会有异常气味发生。如果因某种原因导致发声器官异常，或新陈代谢失常，就会出现病变声音和异常气味。

2. 常见闻诊病症特征及临床意义

常见闻诊病症特征及临床意义见表4。

表4 常见闻诊病症特征及临床意义

| 闻诊内容 | | 病症特征 | 临床意义 |
|---|---|---|---|
| 听声音 | 听语音声 | 声音重浊（鼻音） | 表证，鼻渊 |
| | | 声音低微 | 气虚 |
| | | 声音沙哑 | 表邪壅肺，肺虚 |
| | 听呼吸声 | 呼吸急促气热 | 实热 |
| | | 呼吸气微 | 肺肾气虚 |
| | | 呼吸短促 | 喘 |
| | | 喉中鸣笛 | 哮 |
| | 听咳嗽声 | 咳声重浊 | 痰涎壅肺 |
| | | 咳声清脆 | 燥热犯肺 |
| | | 干咳阵作 | 阴虚肺热 |
| | | 咳声低微 | 肺气不足 |
| | | 咳声连作，咳后吸气，喉间回声 | 顿咳（百日咳） |
| | 听呃逆声 | 呃逆声高，短促响亮 | 实证 |
| | | 呃逆声低，拖长无力 | 虚证 |
| | 听叹气声 | 喜欢叹气 | 肝气郁结，心气不足 |
| 嗅气味 | 嗅口腔气味 | 口臭 | 口腔不洁，龋齿，积食 |
| | | 臭鸡蛋气味 | 口腔溃疡，肺痈 |
| | | 烂苹果气味 | 消渴病（糖尿病） |
| | 嗅全身气味 | 周身闻及腥膻气味 | 汗多 |
| | | 腋下闻及特殊气味 | 狐臭 |

| 闻诊内容 | | 病症特征 | 临床意义 |
|---|---|---|---|
| 嗅气味 | 嗅全身气味 | 闻及尿臊气味 | 尿毒症 |
| | 嗅鼻腔气味 | 闻及臭气 | 鼻渊 |
| | | 闻及腐肉臭气 | 鼻腔恶性肿瘤 |

在临床诊病中，闻诊的重要性往往不被重视，甚至被忽略，从而导致许多疾病漏诊、误诊，结果造成失治、误治。医生不进行闻诊，也就不可能做到四诊合参，这是一种不规范的诊疗行为，必须予以纠正。

## 三、嘘寒问暖探病

嘘寒问暖探病，即问诊，是指医生通过语言询问患者疾病相关情况进行诊察以诊断疾病的一种方法。

俗话说，自己的病自己最先知道。疾病的发生发展情况，疾病的变化诊治过程，患者的自觉感受、既往病史，医生只有通过问诊才能获得，这就是问诊的依据和理由。

问诊获得的临床资料，是医生分析病情、诊断疾病和治疗疾病的重要依据之一，尤其是在疾病的早期，患者尚未出现客观体征而仅有自觉症状时，或有些临床资料只能通过问诊才能获取时，问诊尤为重要。清代林之翰认为"问诊为审察病机之关键"，现在有资料报道，40%的诊断资料是从问诊得来的。问诊的重要意义不仅在于能够诊察病情，还可以通过和患者交谈，起到健康教育和心理治疗的作用，这是其他诊法所不能做到的。

### 1. 问诊内容

问诊涉及许多内容，《医学实在易·问证诗》云："一问寒热二问汗，三问头身四问便，五问饮食六问胸，七聋八渴俱当辨，九问旧病十问因，再兼服药参机变，妇人尤必问经期，迟速闭崩皆可见，再添片语告儿科，天花麻疹全占验。"

目前，临床问诊主要侧重三方面：一是患者的主诉；二是对疾病诊断有重要影响的常见症状；三是既往病史。特别是患者的主诉，是患者看病的主因及疾苦所在，一定要仔细询问，如主诉出现的时间、相关原因、部位、性质及程度等。对疾病有重要影响的常见症状则主要是问寒热、汗出、疼痛、头胸腹、二便、饮食、睡眠等情况。女性患者还要问月经情况，儿童患者要问生长发育情况等。既往病史主要是问患者是否有过传染疾病、是否还有其他疾病以及过敏病史等相关情况。

### 2. 常见问诊病症特征及临床意义

常见问诊病症特征及临床意义见表5。

表5　常见问诊病症特征及临床意义

| 问诊内容 | 病症特征 | 临床意义 | 问诊内容 | 病症特征 | 临床意义 |
|---|---|---|---|---|---|
| 问寒热 | 平时怕冷 | 素体阳虚 | 问二便 | 便秘 | 气滞，热结阴虚，血虚 |
| | 平时怕热 | 素体阴虚 | | 腹泻 | 脾肾不足 |
| | 腿脚冰凉 | 阳虚 | | 大便完谷不化 | 脾虚 |
| | 手脚心发热 | 阴虚 | | 大便干稀不匀 | 肝郁脾虚，脾胃气虚 |
| | 动则发热 | 气虚 | | 便血 | 脾虚，肠热 |
| | 午后晚上低热 | 阴虚 | | 下坠 | 大肠气滞 |
| | 恶寒发热 | 表证 | | 小便量多 | 消渴症 |
| | 寒热往来 | 少阳病 | | 小便量少 | 热证，肾虚 |
| | 但寒不热 | 里寒 | | 尿频 | 膀胱湿热，肾阳不足 |
| | 但热不寒 | 里热 | | 小便涩痛 | 湿热下注 |
| | 急病高热 | 实热 | | 遗尿 | 肾虚 |
| | 长期低热 | 阴虚，气虚 | | 癃闭 | 肾虚 |
| 问汗出 | 晚上汗出 | 阴虚盗汗 | 问睡眠 | 失眠 | 阴血不足，心火亢盛 |
| | 白天汗出 | 气虚自汗 | | 嗜睡 | 痰湿困脾，脾虚，阳虚 |
| 问疼痛 | 胀痛 | 气滞 | 问饮食 | 口不渴饮 | 寒证，湿证 |
| | 刺痛 | 瘀血 | | 口渴欲饮 | 实热证，阴虚证 |

| 问诊内容 | 病症特征 | 临床意义 | 问诊内容 | 病症特征 | 临床意义 |
|---|---|---|---|---|---|
| 问疼痛 | 隐痛 | 虚证 | 问饮食 | 食欲减退 | 湿盛困脾，脾胃虚弱 |
| | 绞痛 | 实证，本虚标实 | | 消谷善饥 | 胃火亢盛，消渴症 |
| | 冷痛 | 寒证 | | 口苦 | 肝胆火旺 |
| | 热痛 | 热证 | | 口淡 | 脾胃气虚 |
| 问头胸腹 | 头晕 | 阳亢，血虚，气虚 | 问咽喉 | 咽干 | 热毒，阴虚 |
| | 胸闷 | 痰盛，血瘀，气虚 | | 咽痛 | 热毒，虚火 |
| | 脘闷 | 气滞，痰湿 | 问耳目 | 眼干 | 肝火，阴虚 |
| | 腹胀 | 气滞，便秘 | | 耳鸣 | 阳亢，肾虚 |

问诊是诊断疾病的重要依据，问诊的过程是医生和患者交流沟通的过程，是建立良好医患关系的重要环节，需要医患双方的密切配合。医生要把患者当作自己的亲人看待，患者要把医生当作自己的朋友看待。医生要全面询问并突出重点，患者则要有问必答，不要隐瞒，更不能说谎，以免出现漏诊或误诊。

## 四、循经把脉摸病

循经把脉摸病，即脉诊，是指医生用手指切按患者的脉搏并根据脉搏应指搏动情况以诊察和诊断疾病的方法。

脉诊属于"四诊"中切诊内容，是中医临床最重要和最常用的诊察和诊断疾病的方法。

中医学理论认为，脉管是气血运行的通道，血脉贯通全身，气血运行的情况必然通过脉象有所反映，而脉象变化则在一定程度上又反映气血运行的情况。同时，五脏均参与血液的生成及运行过程，心主血脉，肺朝百脉，肝主藏血，脾主统血，肾藏精血，五脏功能正常方能保证脉象搏动正常。五脏功能异常或五脏不相协调，脉象就会出现异常。这就是说，血脉既能运行气血，又内连脏腑，相当于一个能够反映全身气血状况以及脏腑功能的综合信息平台。这就是切脉诊察和诊断疾病的基本原理。

### 1. 脉诊方法

诊脉的部位目前主要采用寸口诊法，即医生用三指（食指、中指、无名指）切按手腕内侧桡动脉所在部位。诊脉之所以独取寸口，一是因为寸口脉为"脉之大会"；二是因为寸口能够反映五脏气血状况；三是寸口肌肤皮薄，反应灵敏。

寸口诊脉法又将双手每侧分为寸、关、尺三部，以桡骨茎突为标记，其内侧部位即为关，关外为寸，关内为尺，两手合而为六部脉。六部所对应的脏腑分别是，左手寸应心、关应肝、尺应肾；右手寸应肺、关应脾、尺应命门。由此可见，双手远端的寸部对应的是人体上焦的心、肺，基本属于呼吸与循环系统；双手中间的关部对应的是中焦的肝、脾，基本属于消化系统；双手近端的尺部对应的是下焦的肾、命门，基本属于泌尿与生殖系统。

关于脉诊的时间，古人认为不应少于 50 动，即不应少于脉搏跳动 50 次。现在临床一般要求双手脉诊不应少于 2 分钟。

人的正常脉，也叫平脉，一息四至，节律均匀一致，不大不小，不长不短，不浮不沉，柔和有力。妇女有经、孕、产等特殊的生理变化时，其正常脉象会出现相应变化，如月经、怀孕期间脉现滑数，即将临产时尺脉紧数，并见中指顶节两旁脉动明显剧烈，均属正常脉象。如果体内气血运行失常，脏腑功能失调，就会出现病脉。人体病脉比较复杂，名称繁多，临床比较常见的病脉大约有 20 余种。

### 2. 常见病脉脉象特征及临床意义

常见病脉脉象特征及临床意义见表 6。

表 6　常见病脉脉象特征及临床意义

| 病脉 | 脉象特征 | 临床意义 | 病脉 | 脉象特征 | 临床意义 |
|------|---------|---------|------|---------|---------|
| 浮脉 | 举之有余，按之不足 | 表证 | 细脉 | 脉形细小 | 阴血不足 |
| 沉脉 | 举之不足，按之有余 | 里证 | 大脉 | 脉形宽大 | 脉大而实为邪实，脉大而虚为正虚 |
| 迟脉 | 脉来迟慢，不足四至 | 寒证 | 滑脉 | 脉象圆滑流利 | 痰饮，食积 |

| 病脉 | 脉象特征 | 临床意义 | 病脉 | 脉象特征 | 临床意义 |
|---|---|---|---|---|---|
| 数脉 | 脉来疾快，一息六至 | 热证 | 涩脉 | 脉象细缓不均 | 气滞，血瘀 |
| 虚脉 | 脉按空虚 | 虚证 | 弦脉 | 脉管紧绷 | 肝病 |
| 实脉 | 脉按有力 | 实证 | 缓脉 | 脉管松弛 | 脾虚 |
| 结脉 | 缓而一止，止无定数 | 阴盛，气滞，血瘀 | 紧脉 | 脉管坚硬 | 寒证 |
| 代脉 | 脉来一止，止有定数 | 脏气衰微 | 洪脉 | 脉来浮大而实 | 实热 |
| 长脉 | 脉形溢出三指 | 阳盛 | 濡脉 | 脉象浮细而虚 | 脾湿 |
| 短脉 | 脉形不及二指 | 有力气郁，无力气虚 | 弱脉 | 脉象沉细而虚 | 气血不足 |

　　上表仅是单一脉象情况，单一脉象所反映的病情相对比较单纯。由于患者病情错综复杂，临床还常见相兼脉。所谓相兼脉，就是有些脉本身具有复合脉的特征，即由几种单一脉的特征复合而成。如弱脉由虚、沉、细三脉特征合成。相兼脉的主病，一般是各组成脉象主病的总和。

　　从诊脉脉象所反映的病情来看，脉诊确实对人体的大部分疾病可以做出初步诊断，是中医诊断疾病方法中的一个重要环节和步骤，是诊法中不可缺少的一种诊病方法，也就是说切脉是中医医生诊断疾病的主要方法和重要依据，不切脉而贸然诊断疾病的做法是不可取的。

　　但是，脉诊也有一定的局限性，其不可能对所有的疾病都能做出准确的判断。有人认为脉诊能诊察诊断所有疾病，只要切脉就可以了，其他诊法可有可无，也有人认为脉诊很神秘，深不可测，其实这些看法都是不对的。中医临床看病必须做到四诊合参。

## 五、四诊合参判病

　　所谓四诊合参，就是对四诊诊察来的临床资料进行综合分析，分析的过程就是判病，分析的结果就是诊断。

### 1.四诊并重合参

　　望、闻、问、切四诊，是采用不同的方法，从不同的角度来检查病情和收集患者临床资料的方法。四诊各有侧重，并各有优势，不能互相取代，也就是说四诊必须并重。四诊是一个不能分割的诊察整体，搜集的资料需要相互参照，综合分析研究，因而四诊还需要合参。四诊的核心是并重，关键是合参，合参的结果就是中医的诊断。李时珍在《濒湖脉学》中说过："上医欲令其全，非四诊合参不可。"

### 2. 四诊与现代化验检查的关系

现在中医诊察诊断疾病，也会让患者化验血液、尿液，做 B 超，甚至做 CT 检查等。作为患者如何认识这些化验检查，中医医生又是如何对待和处理这些化验检查的，相信很多患者都想要了解。客观地讲，这些仪器检查在中医诊断以及治疗过程中，通常起辅助诊断的作用，因为这些化验检查不能完全代替中医的四诊方法。并且，迄今为止，还没有一种仪器能够完全检查并显示出一个患者为气虚或者阳虚。那么，上述西医的检查在中医诊断期间到底起什么作用呢？下面就以血压计为例予以说明。

古代没有血压计，现代中医诊断疾病利用血压计，在一定程度上可以辅助中医的诊断和确定治疗方法。例如患者头痛眩晕，中医根据四诊合参诊断为阴虚阳亢。然后再用血压计量一下血压，若血压属于正常范围，中医将会按阴虚阳亢来确定治疗方法并开具处方。如果用血压计量完血压，血压为 160/95mmHg，则可辅助支持中医的诊断，同时，通过量血压，还能进一步明确阴虚阳亢的程度。一旦血压显著升高（180/100mmHg），则应当先治标，如果血压偏高（130/90mmHg），则可以缓慢治标。血压计的运用，在这里并没有影响和妨碍中医通过望问闻切对阴虚阳亢的基本诊断。血压计在中医诊断疾病中的应用，是中医用现代检查手段诊病的真实写照，是用现代检查手段辅助中医诊病的一个缩影。

再比如，一位"三多"（多食、多饮、多尿）患者，中医诊断为消渴病，辨证属于气阴两虚，在检查诊断的时候，也常常让患者查验血糖，化验尿液，但化验的结果正常与否，其实并不影响中医对消渴病的诊断，当然也不会影响气阴双补的治疗方法。化验血糖和尿液只是为了印证或排除糖尿病。经过化验，若患者的血糖不高，中医消渴病的诊断是不会改变的，若患者的血糖确实很高，中医消渴病的诊断同样也不会改变，多数情况下医生会在气阴双补药方的基础上，再加用一些现代药理证明有降血糖作用的中药。

由此可见，中医仍然坚持的是用望问闻切为主要手段诊察疾病，用四诊合参的方法来诊断疾病。这就是说，真正意义上的中医诊察是不会完全抛弃望问闻切而仅仅依靠仪器检查来诊断疾病的，否则中医的辨证施治将无法实施，中医疗效也将很难保证。尽管血压计和化验检查在中医诊察疾病的过程中只是起辅助或协同作用，但这种辅助和协同作用也不能忽略。随着科学技术的发展，中医应当不断引进新的仪器设备，从而不断充实和辅佐中医诊断方法，以利于提高中医对疾病的诊断水平。

这里需要特别指出的是，有些病症处在早期，或属于功能性病变，经过许多仪器检查及血液化验后，结果均为正常，也就是说此时患者尚未发现器质性病变或明显的病理变化，对于此类病症，西医可能无法明确诊断，治疗也就往往无从着手，而患者的病症又确实客观存在。这时采用中医四诊合参的方法诊断疾病更具有积极的治疗意义。

中医诊断疾病的方法是中医体系的重要组成部分，是中医治疗疾病不可缺少的程序，其中望、闻、问、切可全面了解诊察疾病的初始过程，是中医诊断疾病的资料基础，四诊合参是综合分析诊断疾病的终结过程，是诊察疾病之后的必然结果。中医诊断疾病的方法属于人类医学原创方法，具有明显的特色及优势。

## 六、中医诊断疾病的特色及优势

从中医是怎样诊断疾病中可以看出，中医诊断疾病有其自身的特色，其中宏观整体的思维特色、司外揣内的方法特色、直面人体的诊病特色、自成体系的病名特色成为中医诊断疾病最为鲜明的四个特色，并由此决定了中医诊断疾病的优势。

### 1. 宏观整体的思维特色及优势

中医诊断疾病应用的是宏观思想，采用的是望、闻、问、切诊察的方法，用的是整体而又相互联系的思维方式去诊察患者病情，想要看的和实际看到的是一个整体；而西医诊断疾病应用的是微观思想，采用的是仪器化验检查的方法，用的是局部而又彼此分离的思维方式去检查患者病情，想要看的和实际看到的只是一个局部。这就是说，中西医两者诊断疾病的指导思想完全不同，于是两者想要诊察到的和实际看到的情况完全不同，诊断的结果也就不同。

宏观整体的思维特色，最大的优势是把人体作为一个有机的整体看待，并以此理论用于诊察和诊断疾病。这种认识非常符合物质世界的统一性，具有丰富而朴素的辩证法思想，是辩证法在人类医学中应用的先驱。

### 2. 司外揣内的方法特色及优势

中医诊断疾病是基于人体"有诸内必形于外"的理论，采用的是望闻问切司外以揣内的方法，通过无创伤性的方式获取病理信息，侧重于从生命现象反映出来的功能变化来检查疾病，是在五脏六腑和器官处于相互协调和运转的状态下来诊察疾病的；而西医诊断疾病是基于人体组织解剖等理论，采用的是仪器化验检查的方法，大多是通过创伤性的方式获取病理信息，侧重于对抽取出来的血液等进行数据分析，或对人体的器官、组织、细胞等进行形态结构的探测来检查疾病，是在血液和器官组织处于各自孤立和静止的状态下来诊断疾病的。由于中西医诊断疾病采用的方法不同，于是对同一疾病的诊断结果也就不同。

司外揣内的方法特色，最大的优势在于认为机体内外表里有着密切的关联并相互影响。这种认识非常符合物质世界的普遍联系性。同时，这种在人体病理变化始终处于动态的状况下，用动态的方法诊察和诊断疾病的方法，非常符合在动态的生命过程中认识和判断疾病的新思维、新趋势，更能准确地把握疾病的现实状态。

### 3. 直面人体的诊病特色及优势

中医诊察诊断疾病，直接面对的是患者的本体，即面对的是和疾病密切相关相连的患者，是在生命活动过程中认识疾病的，是在活生生的人体上认识和诊断疾病的；而西医诊察诊断疾病，面对的是脱离人体的采集样本或检查人体的某一部位，即面对的是和患者有着显著差异的标本，是在不具有或不完全具有生命活动的过程中认识疾病的，是在实验室里认识和诊断疾病的。由于中西医对疾病诊断观察的对象及主体不同，结果造成了中西医对疾病所能看到的结果不同，对疾病的诊断自然也就出现明显差异。

直面人体的诊病特色，最大的优势在于将疾病和患者的临床症状、体征紧密联系在一起，因而具有真实可靠的临床第一手诊断资料。而且诊察疾病面对的是活灵活现的生命体，是直接地而不是间接地认识疾病的表现和体征，故其对疾病的认识更加接近疾病的实际变化，更能反映疾病的现实状况，是典型的"活人"医学。

### 4. 自成体系的病名特色及优势

中医诊断疾病，是在中医学理论指导下形成了一套中医自身的病名体系，并采用中医特有的病名，或是用证候来诊断疾病并命名的。中医特有病名的命名是由一组具有特征的临床症状构成的，如胸痹、消渴病等；中医证候诊断的命名则是在疾病的某一阶段对若干临床症状进行分析而做出的病因病理判断而冠以证候名称的，如气虚、血虚等。而西医对疾病的诊断，是在西医学理论指导下形成的病名体系和病名。西医病名的诊断是对一些具有相互联系的临床症状、体征以及化验检查等作为诊断依据而做出疾病判断并冠以病名的，如冠状动脉粥样硬化性心脏病（冠心病）、糖尿病等。由此看来，中医诊断的疾病和西医诊断的疾病是两个完全不同的概念，内涵也完全不同，中西医病名不能等同看待。

自成体系的病名特色，最大的优势在于突出了病理变化在疾病诊断中的重要性。这种认识奠定了同病异治和异病同治的治疗方法基础，即同一疾病由于个体差异而病理变化不同时，需要采取同病异治的治疗方法，而不同疾病由于具有共性而病理变化相同时，可以采取异病同治的治疗方法。

尽管有人说中医诊断疾病的方法过于传统，比较粗简，似乎优势不很明显，但事实上，中医诊断疾病的方法恰恰就是中医辨证施治的基础和治疗依据，如果忽视或放弃中医传统的诊断疾病方法，则会失去中医辨证施治和整体观念这两个最基本的特点和优势，中医也就名存实亡了。

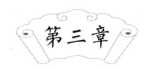

# 中医治病基本原则是什么

中医治病基本原则，是指中医临床治疗疾病时必须遵循的治病基本大法或基本准则。

中医治病和西医一样，当疾病一旦确诊，就要设计治疗方案，确定治疗原则和方法，然后才是治疗用药。那么中医都有哪些治病基本原则？

中医治疗疾病的方法非常丰富，有大法、小法之分。大法就是治疗疾病的基本原则和基本准则，小法是根据大法并结合具体患者而采用的具体治疗方法。不同的疾病常常采用不同的治疗方法，即同样的疾病由于个体的差异治疗方法也往往不同。治疗方法随病而不同，随证而变化。本章重点阐述治病大法，即治疗疾病基本原则。

中医治病基本原则是和中医对疾病的认识、基本病理变化紧密联系在一起的，是针对疾病的基本病理变化而确立和制定的。由于其直接影响到临床治疗疾病的效果，又是其他治疗方法的基础，故中医治疗基本原则在中医治病中具有非常重要的意义，临床应当予以遵循和应用，即临床所有治疗方法都必须符合和体现治病的基本原则，以保证中医治疗疾病的合理性和有效性。中医治病基本原则主要有以下七个。

## 一、辨证施治

辨证施治，又称辨证论治，是中医学的基本特点之一，也是中医诊断疾病和治疗疾病时必须遵循的一个基本原则。

所谓辨证，就是以中医理论为指导，对"四诊"收集到的临床资料进行分析综合，辨清患者病症属于何种证候。论治，就是根据辨证的结果确立相应的治疗方法。辨证和论治是治疗疾病过程中相互独立而又相互衔接的两个重要环节，其中辨证是前提，论治是目的，两者相辅相成，构成了一个完整的治病过程和治病原则。

辨证施治的治疗原则，强调的是个体化的治疗方法，即使是同样的疾病，治疗方法因人而不同，随证而变化。

中医治疗疾病，必须始终遵循和贯彻辨证论治这一思维方法和基本原则。只有对病症进行辨证，才能进一步反映出疾病的个体特征和病症的具体病理变化，也才能使论治做到有的放矢，对证用药。如感冒有风寒和风热之不同，故治疗宜采用辛温解表和辛凉解表两种不同的治疗方法。

临床治病是否辨证论治，辨证论治是否准确，是保障和判断中医治病是否有效的基本特征。从一定意义上讲，辨证论治是中医治病的精髓。没有辨证论治，或者不按辨证论治治病，中医的特色及其优势将无法体现。

辨证施治的前提是必须仔细诊察病情，四诊合参。辨证施治的治疗原则，应贯穿于治疗疾病的全过程和各个环节。每个症状要辨证，每个疾病要辨证，每个疾病的每个阶段也要辨证，包括外科疾病、五官科疾病和皮肤科疾病等，都应遵照辨证施治的基本原则进行治疗。

## 二、平衡阴阳

平衡阴阳，也称调整阴阳，就是调整机体阴阳偏盛偏衰的失衡状态使之恢复到阴阳相对平衡状态的一种治病基本原则。

阴阳失去平衡是疾病发生的基本病理变化。基于疾病的这种病理变化，古人相应地在临床实践中总结和确立了纠正阴阳的治疗基本原则，这种治疗基本原则其实早在《内经》时期就已经提出，如《素问·至真要大论》曰："谨察阴阳所在而调之，以平为期。"如何纠正阴阳失衡？《素问·阴阳应象大论》明确指出："阳病治阴，阴病治阳。"

平衡阴阳的治疗原则，强调的是在治疗疾病时，必须牢牢掌握治病方法的大原则和大方向，是中医治疗疾病的根本大法之一。

临床若能准确地平衡阴阳，就可以从总体上和根本上把握疾病的病理变化，而且对于确定具体的治疗方法具有指导意义。平衡阴阳也是临床选用药物的重要依据，阳病用阴药，阴病用阳药；热者寒之，寒者热之。如果不把握这一基本原则，临床治疗疾病就会出现方向性或颠覆性的错误，后果可能危及生命。

如对阴虚阳亢患者，应采用补阴或抑阳的方法治疗，这样就能达到纠正阴阳失衡的目的，反之若采用伤阴或助阳的方法治疗，则无异于冰上加霜或火上加油。

阴阳失衡，一方面要用药物的偏性调整疾病的阴阳失衡状态，另一方面还要有意识地主动协调人体自身的生理功能与外在环境之间的相互关系，如夏天多暑热，此时应主动清热解暑，以防热盛伤及阴津而出现人体阴阳失调。

## 三、调节机体整体

调节机体整体，是指在中医整体观念指导下，用于纠正和恢复身体整体功能的一种治病基本原则。

身体整体失调是疾病发生的重要病理变化。基于疾病的这种病理变化，古人在临床实践中总结和确立了调节机体整体功能的治疗基本原则，如《素问·阴阳应象大论》曰："从阴引阳，从阳引阴，以右治左，以左治右。"《灵枢·终始》则曰："病在上者下取之，病在下者高取之。"说明古代医生在治病时，非常重视对机体整体功能的治疗，并采取相应的治疗方法。

调节机体整体的治病原则，强调的是临床治疗局部疾病时，同时要重视对身体整体功能的调节和治疗。

根据这一治病基本原则，临床在治疗疾病时，不能只着眼于局部病变，不能头痛医头，而要充分考虑到患者全身的气血阴阳盛衰状况，及其对局部病变或相关脏器的影响情况，从而对患者身体的整体进行全方位的调节治疗。如对于胃癌患者，局部手术治疗固然有效，但临床常常需要配合进行全身整体调节治疗，实践表明临床疗效更好。

调节机体整体，一方面要考虑人体是一个有机整体，通过整体调节达到治疗局部病变的目的，即把局部治疗和整体治疗结合起来；另外还要考虑人和自然界也是不可分割的整体，防止外界病邪对身体的影响，把治疗疾病和预防疾病有机地统一起来。

## 四、调整脏腑功能

调整脏腑功能，是指在中医脏腑理论指导下，用于纠正和恢复五脏六腑功能的一种治病基本原则。

脏腑功能紊乱是疾病发生常见的病理变化。临床实践表明，任何疾病的发生，无论是外感或是内伤，归根到底，都会导致脏腑功能紊乱，而脏腑功能紊乱又是疾病发生的集中表现，因此，中医把调整脏腑功能作为治疗疾病的一个基本原则。

调整脏腑功能的治疗原则，强调的是在治病过程中，要始终保障或恢复脏腑及其脏腑之间功能的正常运转。

调整脏腑功能，不但是治疗疾病的基本原则，同时也是治疗疾病的核心所在，临床应作为治疗疾病的着力点和出发点。也就是说，临床对疾病的治疗，都应围绕纠正和调整脏腑功能这一中心展开和进行，使之重新恢复相互协调运转状态，最大限度发挥生命活动的核心作用。纵观中医治病的主要过程，其实就是纠正和调整脏腑功能的过程。如对于肝胃不和的患者，临床采用疏肝和胃的方法治疗，就可以达到调整和恢复肝胃正常功能的目的。

调整脏腑功能，一是直接调整某一脏腑的功能，以恢复其应有的功能；二是调整脏腑之间的功能，使其能够相互协调运转；三是调整脏腑相应器官的功能，以间接达到调整脏腑功能的目的。当脏腑及其所属器官功能恢复正常运转之时，也就是疾病痊愈之时。

## 五、疏理气血

疏理气血，还应包括疏理津液，就是在治疗疾病过程中要保持人体气血津液的充盈和正常流通的一种治病基本原则。

气血津液运行失常，是临床很常见的一种病理变化。因此在治疗疾病过程中，保障气血津液充盈，保持气血津液运行通畅就成为中医治疗疾病的基本原则之一。

疏理气血的治疗原则，强调的是气血津液为人体功能活动的物质基础，不能缺少，也不能停滞瘀积。

人体脏腑功能的正常运转，皆有赖于气血津液充盈而又不断地运行，同时气血津液充盈而又不断地运行也是脏腑功能正常运转以及人体健康的标志。因此医生在治疗疾病时，必须对气血津液的状况予以高度关注。其实，古代中医在治疗疾病时就已经非常重视疏理气血津液了，特别是清代温热病学派尤其注重对津液的保护，创立并提出了许多保护阴液的治疗方法。如温病后期伤津患者出现口干舌燥，采用养阴生津方法治疗，正是这一治疗原则的具体运用。

疏理气血津液，一是要保障气血津液充盈，二是要保持气血津液通畅。保障气血津液充盈，既有赖于先天禀赋，更重要的是需要后天的不断化生补充。保持气血津液的通畅，既要发挥各个脏腑输送气血津液的功能，也要发挥气本身的推动作用，气行则血行，气行则津液行，只有这样，疏理气血的治疗原则才能实现。

## 六、扶植正气

扶植正气，就是补益人体正气以消除虚弱证候或增强抗病能力的一种治病基本原则。

机体正气不足，是疾病一种很重要的病理变化。其实中医早就把扶植正气作为治疗疾病的基本原则，如《灵枢·经脉》就指出："盛则泻之，虚则补之。"

扶植正气的治疗原则，强调的是正气在人体发病和治疗中的重要作用，甚至有时起决定性的作用。

正气是人体生命的原动力。从某种意义上讲，正气就是生命，扶植正气就能保护生命，保障健康。扶植正气的治病原则，一方面可以提高机体的抗病能力，防止病邪进犯人体而发生疾病，另一方面，当病情虚实错杂，正气处于弱势的时候，扶植正气则可以达到祛邪的目的，即所谓的扶正以祛邪，从而促进病情痊愈。古代医家治疗疾病时都非常注重顾护人体的正气，如张仲景重视补益阳气，叶天士珍惜阴津，钱乙补肾，李杲补脾等，都把患者的正气放在重要的位置，并且作为治疗疾病的基本原则。现在，临床仍将扶植正气作为治疗疾病的一个重要原则。如气虚者易患感冒，常采用益气固表的方法治疗，可以达到扶植正气、预防感冒的作用，正是扶植正气治疗原则的一种具体运用。

正气禀赋于先天，而扶植正气则全靠于后天。正气的呵护和扶植，一方面要根据病情适当地使用补虚药物直接补益正气，另一方面则需要从多个途径，如精神调养、天人相应、合理饮食、劳逸结合以及加强锻炼等方面，进行持之以恒的自我修炼，这样正气方能充沛。

## 七、治病求本

治病求本，就是在治疗疾病的过程中，要抓住主要矛盾或矛盾的主要方面对疾病进行根治的一种基本原则。其实治病求本还有一层意思，就是根治疾病。

治病求本强调的是在治疗疾病时，要寻求产生疾病的真正原因或主要病因，对疾病进行彻底的治疗或减少复发。

治病求本，不但是中医治疗疾病的重要基本原则，也是中医治疗疾病的指导思想。治病求本，要求在治疗疾病时，不能只看疾病的表面现象或者假象，而要透过现象分析疾病的本质，也不能在治疗疾病时，头痛医头，只治标不治本，而要针对疾病的主要矛盾以求彻底消除病因，从而达到根治疾病的目的。如肺热咳嗽，由于肺热是咳嗽的主要原因和本病的主要矛盾，故治疗方法宜重在清肺，通过清肺就能达到根治咳嗽的目的。至于急则治标，只是一种权宜之法，并非为治疗原则。事实上，即使是标急治标，也应不忘求本，抓住主要矛盾治疗疾病方能最终彻底见效。

治病求本的治疗原则，要求医生必须对患者的情况进行全面地诊察和仔细地分析研究，找出产生疾病的主要原因，分析判断疾病的本质，并以此来决定治疗疾病的方法。对于有些容易复发的疾病，在治疗时则应及时采取相应的预防措施，只有这样，才能达到治病求本的目的。

中医治疗疾病的七个基本原则，事关治病大局。其中辨证施治是中医治疗的基本特征，平衡阴阳是中医治疗的根本大法，调节机体整体是中医治疗的总体要领，调整脏腑功能是中医治疗的核心内容，扶植正气是中医治疗的关键环节，疏理气血是中医治疗的重要内容，治病求本是中医治疗的本质要求。不难看出，中医治病的基本原则必然从属于中医对疾病的认识和诊断，仍然基于中医的基本理论。

## 八、中医治病基本原则的特色及优势

中医不但有自己鲜明的认识疾病和诊断疾病的特色及优势，而且在长期临床实践中，形成了自身独特的治病基本原则的特色及优势，主要表现在以下四个方面。

### 1. 个体性特色及优势

所谓个体性治病特色，就是根据病情及个体差异而采取区别性的方法治疗疾病。中医治疗基本原则中的辨证施治，即明显地体现了个体性的治病特色。个体性治病特色始终贯穿于中医治病的全方位和全过程。

个体性的治病特色，具有明显的治疗优势，表现在治疗疾病时，具有治疗原则下很大的灵活性，因而更具有针对性，更能做到有的放矢，最终使治疗更加符合患者的具体病情。近些年的实验研究表明，每个人的基因都不完全相同，再次证明中医个体化治疗方法的正确性和优越性。

### 2. 求衡性特色及优势

所谓求衡性治病特色，就是根据体内阴阳失衡状态而采取平衡性的方法治疗疾病。中医治疗基本原则中的平衡阴阳，即体现了求衡性的治病特色。求衡性治病特色，并不是人体缺什么就补什么，而在于寻求人体内部协调平衡的支点，通过平衡气血阴阳来达到治疗疾病的目的。

求衡性的治病特色，最大的优势在于可以从原则上把握疾病的病理变化，使治疗的过程有明确可循的原则，使中医的治疗始终不偏离根本方向。另外，求衡性的治疗疾病，还能够有效调动和发挥身体自身的协调能力和自愈能力。

### 3. 调整性特色及优势

所谓调整性治病特色，就是根据体内功能失调状态而采用调理或调节的方法治疗疾病。中医治疗基本原则中的调节机体整体、调整脏腑功能、疏理气血，均体现了调整性治病特色。从广义上讲，平衡阴阳其实也属于调整疗法。有的时候，中医也采用攻邪对抗式的疗法，但这种疗法往往配合补益法协调使用。

调整性的治病特色，最大的优势在于其是一种温和的非对抗性的治疗方法，即在治疗疾病时，不干扰人体正常的生理过程，并且始终考虑到保护有病的机体而不是去伤害有病的机体，治病而不伤人的正气。

### 4. 根治性特色及优势

所谓根治性治病特色，就是根据治疗疾病的要求而采用根除病因的方法治疗疾病，或采取有效措施使疾病不再复发，这是中医治病的一个鲜明特色。中医治疗基本原则中的扶植正气和治病求本，即明显地体现了对疾病根治性的特色。

根治性的治病特色，最大的优势在于其追求的是让疾病完全康复，具有一种彻底治疗疾病的理念。中医治疗疾病不是头痛医头，或者仅进行对症处理，而是始终坚持并追求根本性地治疗疾病，从而使疾病治疗之后疗效稳定，病愈之后也不易复发。

中医治病的七个基本原则，可以用六个字来概括：个体、调整、求根，即个体化、调整性及求根性地治疗疾病。辨证施治是个体化疗法，平衡阴阳、调节机体整体、调整脏腑功能和调理气血是调整性疗法，扶植正气和治病求本是求根性疗法。这些治病基本原则使中医对疾病的治疗具有突出的针对性、明显的人性化以及对疾病进行根本性治疗的理念，受到医学界的广泛认可和赞赏，也深受广大患者的喜爱和欢迎。

然而，西医治病的原则方法则不同，概括起来也是六个字：对症、对抗、替代，即采用对症性、对抗性及替代性的治疗方法。如头痛医头是对症疗法，血压高降血压是对抗疗法，关节损伤后置换关节是替代疗法。尽管有人说西医对抗和对症疗法治标不治本，替代疗法有点冷酷，但西医的治病方法也有其合理性和必要性。对于有些急性病，西医采取对症或对抗疗法确能起到立竿见影的疗效，对于某些病变脏器由于其功能已经完全丧失，西医采取替代疗法或者修复的方法，往往也能给人一种以旧换新的感觉，也不失为一件好事。

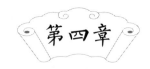

# 第四章

# 中医是怎样用中药治病的

几千年来，中药作为中华民族防病治病的主要方法，以其独特的功用，为中华民族的繁衍昌盛建立了不朽功勋。20世纪70年代，我国著名医药科学家屠呦呦从中药青蒿中研制的青蒿素，在全球范围内挽救了数百万疟疾患者的生命，为世界人民的健康做出了卓越的贡献，并因此获得2015年诺贝尔医学奖。可见，中药在疾病的治疗和预防方面，发挥着重要的作用。

要想知道中医是怎样用中药给人治病的，首先需要了解什么是中药？草药、本草又是什么？

中药，是指在中医药理论指导下，用以防病治病的天然药物。中药的概念，含有两个关键的要素，一是在中医药理论指导下，二是天然药物。如青霉素是药物但不是中药，因为它的使用不是在中医药理论指导下。黄连素（小檗碱）也是药物但也不是中药，因为它不是天然药物。

草药，实际上也是中药。因为草药的使用，也要受中医药理论的指导，而且也是天然药物。显然草药和中药两者在含义上完全相同，在效用和医疗价值上也并无明显的界限，因此，草药和中药经常相提并论，称为中草药。

中药这个称谓是1956年以后才普遍使用的名称，在此之前，人们把中药叫作"本草"。《蜀本草》曰："云本草者，为诸药中草类最众也。"意思是说，在中药中植物药最多。其实，本草的含义早已超出植物药的范畴，是古代人们对中药的称谓。

中医治疗疾病的方法有多种，其中使用中药是中医最主要的治病方法。没有中药的实际疗效，中医的疗效就要大打折扣。中药治疗疾病有一套完整的理论体系，并依此构成了中药治疗疾病的理论基础和依据。那么，中药为什么能给人治病？中医又是怎样用中药治病的？

## 一、中药基本作用及原理

任何药物治疗疾病都与其基本作用及其作用的基本原理密切相关。中药之所以能给人治病，其基本作用可以简单地用四个字来概括，即"补偏救弊"或"纠正阴阳"，这就是中药的基本作用。

那么，中药又是怎样纠正人体阴阳偏盛偏衰？我们知道，中药具有四气、五味、升降浮沉、归经、毒性等性能，这就是说，中药具有一些治疗疾病的"偏性"，其正是通过这些偏性而达到"补偏救弊"的目的。以偏纠偏，调整阴阳，恢复人体阴阳动态平衡，这就是中药为什么能治疗疾病及其治疗疾病的基本原理。

中药的基本作用及原理是在长期的临床实践中，针对人体阴阳失去平衡的基本病理变化而认识并归纳出来的，是阴阳学说在中药学领域的具体运用。

随着科学的发展，人们对中药的性能偏性、基本作用及其原理开始有了新的认识，认为中药之所以能够治疗疾病，是基于中药里面含有的某些活性物质，即含有对人体疾病病理变化有作用的有效化学成分在起作用，是通过其与人体内的生化物质发生生物反应而实现的，这种认识有望从现代药效学的层面上阐明中药的基本作用及其原理。

## 二、主张使用道地药材

所谓道地药材，是指采自原产地域，品质优良，炮制考究，疗效可靠者。道地药材实则为中药材的名优产品，具有一定的名牌效应。

中药的产地与疗效关系非常密切。前人对此早有认识，《本草衍义》曰："凡用药必须择土地所宜者，则药力具，用之有据。"现代研究证实，同一药物在不同地区生长，由于气候、水土、日照、生态环境等的不同，常会出现有效化学成分上的差异，于是就形成了中药质量的地区性，道地药材即由此而产生。

道地药材是前人在长期的药材生产和用药实践中总结出来的。我国幅员辽阔，药源广泛，各个省市都有不同的道地药材出产，比较著名的道地药材见表7。

表 7　我国主要道地药材名录

| 产地 | 道地药材名称 |
|---|---|
| 四川 | 川芎、川乌、川黄连、川附子、川续断、川牛膝、川楝子、川贝母、川厚朴等 |
| 浙江 | "浙八味"：浙贝母、杭菊花、杭白芍、杭白芷、台乌药、於白术、山茱萸、延胡索 |
| 广东 | 广陈皮、广藿香、高良姜、草豆蔻、砂仁等 |
| 河南 | "四大怀药"：怀地黄、怀牛膝、怀山药、怀菊花 |
| 云南 | 三七、云苓等 |
| 吉林 | 人参、鹿茸等 |

基于古人以及现代对道地药材的认识，医生在使用中药治疗疾病时，要考虑并尽可能多地使用道地药材，患者治疗疾病时也应尽量选用和服用道地药材，以保证和提高临床治疗效果。

## 三、入药事先如法炮制

所谓炮制，就是根据临床用药和制剂、调剂的需要，对原药材进行洁净切制以及特殊处理的制药技术。

中药在临床应用之前，一般都要进行炮制。中药炮制与否、炮制是否得当会直接影响药物的临床疗效。正如《本草蒙筌》中所说："炮炙不及则功效难求，太过则性味反失。"需要注意的是，凡是有毒的中药必须炮制以后使用，绝对不能生用。

中药炮制的目的主要有五点：①改变中药性能，以适应复杂病情的需要；②降低毒副作用，以保障临床用药的安全；③消除有害物质，以利于保存药物的功效；④促进中药溶解，以充分发挥药物的功效；⑤提高药物洁净，以符合用药卫生的标准。

现代研究表明，许多中药在炮制的过程中，其所含的有效化学成分都发生了不同程度的变化，使其更加适应了患者病情的变化和需要。

中药的炮制方法繁杂，大致可以分为干燥、切制、水制、火制、水火共制以及法制等六大类。其中火制最为常用，而且对药物的性能功效影响也最为明显（表 8）。

表8 中药火制方法概况

| 炮制方法 | | 辅料用量 | 火候 | 炮制程度 | 炮制作用 |
|---|---|---|---|---|---|
| 单炒 | 炒黄 | | 武火 | 炒至药材表面呈现黄色 | 缓和药性 |
| | 炒焦 | | 武火 | 炒至药材表面呈现焦黄色 | 增强药物健脾作用 |
| | 炒炭 | | 武火 | 炒至药材呈现焦黑色 | 增强药物止血作用 |
| 共炒 | 土炒 | 3∶1 | 中火 | 炒至药材表面呈现土色 | 增强药物补脾作用 |
| | 麸皮炒 | 6∶1 | 中火 | 炒至药材表面呈现黄色 | 缓和药性<br>增强药物补脾作用 |
| | 米炒 | 5∶1 | 中火 | 炒至米呈现焦黄色 | 降低药物毒副作用<br>增强药物补脾作用 |
| | 砂炒（烫） | 以砂能掩盖药材为宜 | 武火 | 炒至药材质酥鼓起 | 使药材酥脆以便于粉碎<br>矫味 |
| | 滑石粉炒（烫） | 以滑石粉能掩盖药材为宜 | 中火 | 炒至药材质酥鼓起 | 炮制作用同砂炒 |
| 炙 | 酒炙 | 5∶1 | 文火 | 炒至药材近干或颜色加深 | 引药上行<br>增加药物活血通络作用 |
| | 醋炙 | 3∶1 | 文火 | 炒至药材近干或颜色加深 | 引药入肝<br>增加药物止痛作用<br>降低药物毒副作用 |
| | 盐炙 | 30∶1 | 文火 | 炒至药材近干或颜色加深 | 引药下行或入肾<br>防腐 |
| | 蜜炙 | 4∶1 | 文火 | 炒至药材颜色加深且不粘手 | 缓和药性<br>增强药物润肺作用<br>增强药物补脾作用<br>矫味 |
| | 姜汁炙 | 10∶1 | 文火 | 炒至药材近干或颜色变黄 | 增强药物发散风寒作用<br>增强药物温中止呕作用<br>抑制药物寒性 |

从上表可以看出，中药经过炮制之后，性能功效发生了很大变化。因此，医生在临床用药时，要充分考虑中药炮制对药物性能和功效的影响，临床需要根据患者具体病情，以确定处方中是否使用药物的炮制品种及使用药物的哪一

种炮制品种。

## 四、按照中药性能选药

中药性能，是指中药具有的某些偏性，主要包括四气、五味、升降浮沉、归经和毒性等。

中药性能是前人在长期的临床实践中不断认识、总结和归纳出来的，是中药药性理论的核心。其重要意义在于：一是用以阐明中药作用的机制，二是用于指导中药的临床应用。即中药性能是一个说理性的工具，又是一个指导性的理论。

临床医生在用中药治病时，必须在中医药理论指导下选药、用药，否则容易出现用错药、药用错等情况。

### 1. 四气

中药的四气，是指中药具有的寒、热、温、凉及平性五种药性。

一般来说，寒凉药大多具有清热解毒作用；温热药大多具有温经散寒作用。临床患者辨证属于热证、阳证者宜选用寒凉药物治疗；寒证、阴证者宜选用温热药物治疗。

### 2. 五味

中药的五味，是指中药所具有的辛、甘、酸、苦、咸、淡和涩七种药味。

一般来说，辛味药大多具有发散、行气和活血作用；甘味药大多具有补虚和缓急作用；酸和涩味药大多具有收敛固涩作用；苦味药大多具有清热泻火、泻下通便、降逆平喘作用；咸味药大多具有软坚散结、润下通便作用；淡味药大多具有利尿渗湿作用。临床上，患者辨证属于表证瘀滞者，应选用辛味药物治疗；虚弱不足者，应选用甘味药物治疗；滑脱不禁者，应选用酸涩药物治疗；湿阻火盛者，应选用苦味药物治疗；瘰疬痰核者，应选用咸味药物治疗；水肿尿淋者，应选用淡味药物治疗。

### 3. 升降浮沉

中药的升降浮沉，是指药物作用于机体之后表现出的上升、下降、外散和内行四种作用趋向。

药性升浮的药物，多用于治疗病势陷下、向里的疾病；药性沉降的药物，多用于治疗病势逆上、向外的疾病。患者辨证属于病势陷下者，宜选用升浮药物治疗；病势逆上者，宜选用沉降药物治疗。

### 4. 归经

中药的归经，是指中药作用的部位或大致范围。

临床掌握归经性能的意义在于，它能够指导药物直达病所，使治疗用药更加具有针对性。通俗地讲，就是哪一脏腑经络有病，就选用入该脏腑经络的药物来治疗，如肺部疾患，宜选用归肺经的药物治疗等。

还有一种"引经药"的说法。所谓"引经药"，是指某一药对某一脏腑的亲和力特别强烈，即对某一脏腑的作用特别明显或作用较好。

### 5. 毒性

中药的毒性，是指中药对机体的损害性。凡能破坏人体正常生理功能而产生毒副作用的药物为有毒，反之为无毒。

临床认识和掌握中药毒性的性能，主要在于保障中药应用安全，防止临床医疗事故的发生。

需要说明的是，中药有毒、无毒的性质是相对的，不是绝对的。在一定条件下，中药的有毒与无毒的性能是可以相互转化的。另外，认定中药有毒还是无毒，不能仅仅单凭药物中所含的毒性成分来确定，因为有些中药尽管里面含有有毒化学成分，但整体并不显示毒性，如人参中既含有溶血作用的有毒成分人参皂甙B、C，同时又含能拮抗溶血作用的人参皂甙A，故人参整体并不显示溶血的毒副作用。

中药的五种主要性能，分别从不同的角度、不同的侧面说明了中药的性能。从一定意义上讲，对于中药的认识与应用，四气主要起确定药物药性的作用，五味主要起确定药物效用的作用，升降浮沉主要起确定药物定向的作用，归经主要起确定药物定位的作用，而毒性性能则起到了确定药物有无毒性的作用。因此，临床使用中药，必须在中药性能理论指导下进行，并对五种性能进行全面分析，综合运用方能对药物做出准确的选择。

临床上按照中药性能选药时，有时可以根据具体病情，侧重于突出中药的某一种性能。如临床治疗温病高热时，可重点考虑选用药性寒凉，具有清热泻火作用的中药；治疗脾虚腹泻急性发作时，可重点考虑选用药味酸涩，具有涩肠止泻作用的中药；病后体虚调理时，可重点考虑选用甘味无毒，具有补益扶正作用的中药等。

## 五、根据中药功效用药

中药的功效，也称功能，是指中药的治疗作用。每味中药都有其特定的功效，不同的中药由于其性能不同，功效也不相同。

中药功效是前人在长期临床实践中不断认识和总结出来的，是对中药治疗作用的集中体现和高度概括，也是中药临床治病用药的核心内容，对主治病证具有决定性的主导作用，必须熟练掌握。

中药功效和临床主治病证相互关联，密不可分。从功效的产生而言，主治病证是确定中药功效的依据，而从临床用药而言，中药功效提示了临床主治病证。也就是说，从临床用药角度考虑，功效是临床主治病证的本质和前提，功效决定了临床主治病证，而临床主治病证则是功效的具体体现。只有熟练掌握中药的功效，才能更好地用于临床主治病证，做到辨证施治。如桑叶具有疏散风热的功效，故适用于治疗风热表证。

临床用药必须按照中药性能选药，这样才能体现中药的真正含义。但也有一些医生在临床用药时，更多地考虑中药的功效，根据功效选择用药，其实两者是一致的。如临床用药选择了具有清肺止咳功效的中药，实际上也就考虑到了四气、归经以及升降浮沉的性能。不论按照中药性能还是功效选药都属于按中药药性理论选药，只是在具体选药时各有侧重而已。

## 六、配伍组成复方治病

中药配伍，是指按照病情需要和药性特点，将两种及以上的中药有机组合使用。

中药配伍组成复方，可以适应复杂的病情变化，增强药物作用，改变药物作用方向，减轻药物毒副作用以及耐受性等。鉴于此，中医临床单用一味药治病的比较少，而配伍组成复方使用是中药临床应用的主要形式。

中药配伍组成复方治病是一个复杂的用药过程，一方面要考虑各种配伍方法对药物性能功效的影响，充分考虑和利用具有协同作用的配伍方法，如相须和相使配伍；避免使用相互影响或相互抵触的配伍方法，如相恶配伍；禁止使用能够产生毒副作用的配伍方法，如相反配伍。另一方面还要考虑到药方主从有序的组方原则，即君、臣、佐、使之间的关系，要选好治疗主病主证的君药，配好辅助君药的臣药，用好治疗次要病症的佐药，还要选用起调和作用的使药。

中医临床医生的药方是医术的结晶、医技的体现，也是治疗疾病的依据和试金石。疾病疗效的好与否，除了诊断之外，关键就在药方。好医生再加上好的药方，其结果必然是好的临床疗效。

## 七、重视处方用药剂量

中药剂量，是指中药使用的分量。中药剂量有绝对剂量和相对剂量之分。绝对剂量是指中药干燥品在汤剂中成人一日内服的剂量。相对剂量是指中药在方剂中的比较分量。通常人们所讲的剂量大多指的是绝对剂量。

中药的剂量直接影响药力大小，有时甚至还会影响药方的功效或主治。这是因为药物的剂量直接决定其在血液中的浓度大小，从而影响其对治疗疾病的作用强度，因此，恰当而又准确的用量对疗效具有非常重要的意义。俗话说"中医不传之谜在用量"，确实有一定的道理，因为用量小了没有作用，用量大了则会起反作用。

中医确定中药剂量不是单一地依据体重套用公式计算，而是要考虑多方面的因素，既要考虑药物方面的性能、质地因素，还要考虑患者方面的病情、年龄等因素，有时还要考虑季节气候的因素。显然，中药的剂量既受多种因素的制约，又随着不同因素而常常发生变化，这就是中药剂量为什么幅度较大而又灵活多变的原因。

中医在长期临床实践中，总结出了确定中药剂量的一些依据及常用剂量（表9），对临床使用药物剂量具有现实指导意义。

表9 中药剂量确定的依据及常用剂量

| 确定剂量依据 | | | 一般常用剂量 |
|---|---|---|---|
| 药物方面 | 根据药物作用 | 作用一般 | 用量适中，约10克 |
| | | 作用缓和 | 用量宜大，约15~30克 |
| | | 作用猛烈 | 用量宜小，约3~5克 |

续表

| 确定剂量依据 | | | 一般常用剂量 |
|---|---|---|---|
| 药物方面 | 根据药物毒性 | 无毒药物 | 比常用剂量宜大 |
| | | 有毒药物 | 比常用剂量宜小 |
| | 根据药物质地 | 质重 | 比常用剂量宜大 |
| | | 质轻 | 比常用剂量宜小 |
| 患者方面 | 根据病情 | 重病、急病、久病 | 比常用剂量宜大 |
| | | 轻病、缓病、初病 | 比常用剂量宜小 |
| | 根据体质 | 体壮 | 比常用剂量宜大 |
| | | 体弱 | 比常用剂量宜小 |
| | 根据年龄 | 青壮年 | 比常用剂量宜大 |
| | | 老年人 | 比常用剂量宜小 |
| 用法方面 | 根据配伍 | 入单方 | 比常用剂量宜大 |
| | | 入复方 | 比常用剂量宜小 |
| | | 作主药 | 比常用剂量宜大 |
| | | 作辅药 | 比常用剂量宜小 |
| | 根据剂型 | 入汤剂 | 比常用剂量宜大 |
| | | 入膏丹丸散剂 | 比常用剂量宜小 |
| 气候方面 | 根据季节气候 | 秋冬 | 温热药用量宜大 |
| | | 春夏 | 温热药用量宜小 |

关于小儿用药剂量，中医现在比较合理的方案是：1岁以下小儿用成人剂量的1/5，1~5岁小儿用成人剂量的1/4，6~12岁小儿用成人剂量的1/2，12岁以上儿童可使用成人的剂量。

这里需要强调一点，中药的用量与医生的临床经验息息相关，同样的病、同样的药，不同的医生往往用量不尽相同，疗效自然也就不同。这就要求医生不能单靠书本的记载使用药物剂量，而是需要在临床中不断积累用药资料，摸索用量规律，使临床用药剂量更加符合疾病治疗的需要，从而达到不断提高疗效的目的。

## 八、讲究煎药服药方法

煎药服药方法，是指中药汤剂的煎药方法和服药方法。

中药煎药和服药方法，其实大有讲究。《医学源流论》曰："煎药之法，最宜深讲，药之效不效，全在于次。"煎药服药方法是保障疗效的重要环节。

### 1. 煎药方法

中药常规的煎药方法：煎药容器宜用砂锅或者搪瓷器，用水量为药量的5~6倍，采用小火煎药 15~30 分钟。

由于一些中药本身的性质不同于普通药物，以及出于对疾病治疗的考虑，需要采取一些特殊的煎药方法。中药特殊煎药方法主要有先煎、后下、包煎、另煎、烊化等。

（1）先煎：是指药物应先入煎 30 分钟后，再放入其他药物同煎。质地坚硬的药物如矿石类、化石类及贝壳类药物宜先煎。

（2）后下：是指在其他药物即将煎好时，再将后下的药物投入煎药容器煎熬 5 分钟。芳香类药物宜后下。

（3）包煎：是指将该药单独使用纱布包装后，再和其他药物一起同煎。花粉类、细小种子类、含有绒毛类以及细小类药物宜包煎。

（4）另煎：是指有些药物不要和其他药物同煎而要单独煎熬。一般贵重药物宜另煎。

（5）烊化：也叫溶化，是指有的药物应先行溶化，再与其他药物煎好的药液兑服。胶质类、饴糖类药物宜烊化。

### 2. 服药方法

正常服药方法：一般均宜温服药物，每日 2 次，饭后 1 小时服用。

特殊的服药方法包括特殊服药时间和特殊服药次数。特殊服药时间，如安神药，须在睡前 2 小时服药；驱虫药，须空腹服药；补虚药，须在饭前 1 小时服药等。特殊服药次数，如病情危重，须每隔 4 小时服药 1 次，昼夜不停；呕吐患者，须小量频服。另外，发汗药和泻下药也不必拘泥每日 2 次，发汗药得汗即止，泻下药得泻即停。

随着科学技术的发展，中医煎药方法也在不断改进。中药煎药机、电动煎药壶的发明和出现，让煎药更加方便省力，但是，中药煎药机和电动煎药壶的智能化、信息化，以及如何满足特殊煎药方法尚需进一步完善。

## 九、强调临床用药禁忌

用药禁忌，是指临床应用中药时，应当避免或禁止使用的一些药物或食物。

用药禁忌的核心是保障用药安全，避免不良反应的发生。只有严格按照用药禁忌的要求使用中药，才能保障用药安全，反之就会出现医疗事故。

中药临床用药禁忌主要包括药忌、人忌和病忌三方面内容。

### 1. 药忌

药忌，是指几种药物组方合用，能够产生毒副作用，治疗疾病时不能配伍使用。药忌的具体内容主要是指处方配伍禁忌，即"十八反""十九畏"（表10）。

表10 "十八反""十九畏"所列配伍禁忌药物

| "十八反" | 甘草反甘遂、大戟、海藻、芫花<br>乌头反贝母、瓜蒌、半夏、白蔹、白及<br>藜芦反人参、沙参、丹参、玄参、苦参、细辛、芍药 |
|---|---|
| "十九畏" | 硫黄畏朴硝，水银畏砒霜，狼毒畏密陀僧，巴豆畏牵牛，丁香畏郁金，川乌、草乌畏犀角，牙硝畏三棱，官桂畏石脂，人参畏五灵脂 |

🔘知🔘识🔘拓🔘展

**《医疗用毒性药品管理办法》规定的毒性中药品种**

共28种：砒石（红砒、白砒）、砒霜、水银、生马钱子、生川乌、生草乌、生白附子、生附子、生半夏、生南星、生巴豆、斑蝥、青娘虫、红娘虫、生甘遂、生狼毒、生藤黄、生千金子、生天仙子、闹羊花、雪上一支蒿、红升丹、白降丹、蟾酥、洋金花、红粉、轻粉、雄黄。

### 2. 人忌

人忌，是指有的患者属于特异性或特殊性体质，对有些药物或食物过敏，在治疗疾病时不能使用或者食用。人忌的具体药物或食物，常常因人而异，如有人对鸡蛋过敏、有人对牛奶过敏等。

妊娠禁忌属于人忌的范围，是指有些药物在妊娠期间不能服用。临床一般将妊娠禁忌分为禁用和慎用两大类。妊娠禁用药多为有毒或药性作用峻猛之品，即大热大泻、破气破血药物。妊娠慎用药物主要是指一些活血药、行气药以及泻下药中的部分药物。

### 3. 病忌

病忌，是指患者在患某种疾病期间，有些药物或食物不能服用。病忌包括病情禁忌和饮食禁忌。

病情禁忌具体内容不能一概而论，需要针对患者的具体病情方能确定具体禁忌药物或食物。不过仍有一些原则可供遵循，如寒证忌凉药，热证忌温药；实证忌补药，虚证忌泻药等。

饮食禁忌，俗称"忌口"，也不能一概而论。总的来说，患者在患病期间，应避免食用生冷硬腻食物以及刺激性食物等。不同病情往往还有不同的饮食禁忌，如胆囊炎患者忌油腻食物，糖尿病患者忌甜食，肾病患者忌咸食，高血压患者忌饮酒，失眠患者忌浓茶（或咖啡），皮肤病患者忌鱼虾等。

这里需要特别强调的是，用药安全永远是第一位的。一旦患者服用中药出现毒副作用或过敏反应，应首先立刻停药，并采取相应应急措施，及时送医院救治。

## 十、正确认识不良反应

近些年来，关于中药的不良反应屡见报道，有人认为中药的不良反应比西药还要大。其实，这完全是认识上的一种误区。其原因主要是没有明确中药不良反应的真实含义，并且将导致中药不良反应的其他因素和中药本身的不良反应混为一谈。

国家药品监督管理局药品评价中心对西药不良反应的内涵定义是："药品在预防、诊断、治疗或调节生理功能的正常用法用量下，出现的与用药目的无关的有害或意料之外的反应。"这一定义也符合世界卫生组织对药物不良反应的定义。根据上述定义，药物不良反应的确认必须具备3个前提条件，即合格药品、正常用量、正常用法。如果使用药物时符合这3个前提条件而同时出现了有害反应，则为药物不良反应，否则不能称为药物不良反应。既然现代将西药不良反应术语引入到中医药领域并以此说明中药的不良反应，那么，在确认中药不良反应时，亦应当符合西药不良反应相关的 3 个限定条件。也就是说，凡是言中药不良反应者，如果使用的是符合中药药品质量的合格药品，而且是正常范围的治疗剂量，并采用了正确的用药方法，仍然出现有害反应，才称为中药的不良反应。换言之，由于中药质量伪劣、用量不当、用法不妥造成的有害反应，不能称为中药的不良反应。显然，现在有人将中药质量和用药不当引起的有害反应也归为中药的不良反应，并不符合中药不良反应的现代内在含义。所谓的中药不良反应日趋严重并非是真正意义上的不良反应，即并非中药本身的毒副作用，而是因中药使用不当所致。

中药和西药一样，是一把双刃剑，既有治疗作用，又具有不良反应。但是只要从中药不良反应的现代含义进行理性分析就不难看到，中药的不良反应明显低于西药。首先，由于药物的不良反应很大程度是由其本身所含的有毒化学成分决定的，中药化学成分虽然复杂，但含量普遍较低，不良反应自然相应较小。其次，中药大多为炮制之后入药，特别是有毒药物，经过炮制其毒副作用常能显著降低甚至消除。最后，由于中药多配伍组成复方使用，有些单味药确实含有有毒成分，但当其组成复方之后，毒副作用也会降低或者消除。

正确认识中药不良反应，还有另外一层含义，即药物的不良反应能从侧面反映出药物的另一个特性，这就是越具有不良反应的药物，越具有较为明显的治疗作用（作用较强或作用较好，而且见效快）。如附子有毒性，但作用较强，见效快，具有回阳救逆功效；天南星虽有毒，但其具有较强的燥湿化痰作用；蕲蛇、水蛭、虻虫以及巴豆、川乌、马钱子等也具有类似情况。相反，不良反应越小的药物，其作用往往较小，甚至作用不够明显。如薏米，不良反应较小，虽有益气健脾等功效，但作用较弱；昆布服用后通常不良反应较少见，但其消痰散结、利水消肿作用不甚明显，一般仅作为辅助药物或保健品使用。

因此，理性看待中药不良反应，总体需要明确三点：第一，不能将伪劣中药和用药不当引起的有害反应归为中药的不良反应；第二，中药毒性较小但确有不良反应存在；第三，可从中药不良反应的角度来认识中药作用的强弱大小。

以上分别从十个方面对中医用中药治疗疾病的情况作了系统介绍，其中中药基本作用及原理是中药治病的必备知识，使用道地药材是中药治病的重要保证，入药如法炮制是中药治病的病情需要，按照性能选药是中药治病的理论依据，根据功效用药是中药治病的核心内容，配伍组成复方是中药治病的主要形式，处方用药剂量是中药治病的关键所在，煎药服药方法是中药治病的重要环节，临床用药禁忌是中药治病的安全保障，准确认识不良反应是中药治病的基本要求。不难看到，中医用中药治疗疾病，具有系统的用药理论、使用方法及用药要求，并具有明显的治病用药特色及优势。

## 十一、中药治病的特色及优势

中医药对疾病的认识和治疗，相比较于西医药学存在着明显的差异，因而形成了独特的中药治病特色及优势，概括起来主要有以下几点。

### 1. 多种成分的入药特色及优势

未进行或仅进行粗加工的天然药材是中药入药的主体。大量的药化研究表明，这些天然药材的成分极其复杂，无机和有机成分、生理活性和非生理活性成分并存，从而形成了中药多种成分的入药特色。如甘草，其化学成分有萜类、黄酮类、氨基酸类、香豆素类、桂皮醛类、生物碱类、淀粉、纤维素、无机盐等九大类60多种化合物。单味药如此，复方更加复杂。

中药多种成分的入药特色，最大的优势是决定了中药具有多方面的作用及广泛的适应证，即中药多成分的物质基础决定了其具有多靶点的治疗效应。这也正好揭示了中药多途径起作用的奥妙，恰好也是中药具有多方面作用的内在依据。

### 2. 综合效应的作用特色及优势

应用中药治疗常见病、多发病的疗效是举世公认的，用于治疗疑难顽疾也显示出了巨大的潜力。从中药作用规律进行分析研究可知，这正是由于人们长期以来遵循的整体用药观，以及在这种用药理论指导下中药呈现出的综合效应的作用特色。如麻黄治疗肺气不宣的气喘，既能宣肺，又可平喘，既治本又治标，显示出了良好的综合效应。这与现代医药学用药后作用呈现单一效应形成鲜明的对照。

实践证明，中药多途径和多方面作用产生的合力，即综合效应对疾病治疗卓有成效，能起到一加一大于二的效果，这便是中药综合效应的作用特色的优势所在。正是由于中药的综合效应，使中药在治病的同时，更能充分调动体内的一切积极因素，发挥机体的主动抗病功能。

### 3. 源于实践的临床特色及优势

人类对中药的第一次认识，完全是基于它对人体的切身体验和实际疗效。中药发展的历史表明，实践是药的开始，同时也是医的开始，即医药同源。由于中药疗效是实践的产物，故中药具有明显的源于实践的临床特色。西药也与临床相关，但其对临床疗效的直接相关性不如中药更加突出。如西医的药物构效关系就不完全由临床疗效直接获得，有时是以实验生物学研究的结果作为依据。

源于实践的临床特色，最大优势是能够真实地反映出药物作用的可信程度。这种将药物的疗效直接建立在患病的机体上，并能直观地观察和体现药物疗效的特色，更具有实际临床治疗意义。

### 4. 复方为主的处方特色及优势

临床使用中药，虽有单用的，但组成复方则是中药的主要用药形式，从而形成了中药复方为主的处方特色。如中医药高等院校统编教材《方剂学》（第一版）共收载正方和附方 529 首，竟无一首单方，皆为复方。现代医学则不同，治病时常以单用某一种药物的形式出现，虽也有联合用药的形式，但比起中药复方则大为逊色。

中药复方为主的处方特色，最大的优势是将疾病、机体和药物作为一个有机整体而设计组成。这种用药形式既考虑到了疾病发生的病理变化、脏腑功能之间的密切联系，同时也考虑到了多种药物合用的配伍关系，将疾病、机体和药物三者关系进行统筹兼顾，从而显得处方更加科学合理，更能适应复杂多变的病情，并能减轻药物对人体的毒副作用和不良反应。

### 5. 用量灵活的剂量特色及优势

常言道："中药之秘在用量。"这无疑给中药的用量蒙上了一层神秘的薄纱，其实透过薄纱，人们看到的是中药处方用量灵活的剂量特色，即中药有效剂量范围较大，并受多种因素影响在处方中变化较大。如甘草用量从 2g 至 10g 均被视为有效治疗剂量；同是甘草，在方中作君药时用量较大，作使药时用量宜小等。中药处方灵活多变的剂量特色，和仅具有单因素（主要由体重决定量效关系）的西药形成鲜明的对照。

中药处方用量灵活的剂量特色，最大的优势在于使中药在治疗疾病时更能适应复杂病情的需要，在处方中更能突出药物作用和治疗疾病的重点，并能有效减少不良反应的发生。

### 6. 较少耐受的药性特色及优势

所谓耐受性，即人体对药物的敏感性降低。中药较少耐受的药性特色，即指中药较少出现耐受性，也就是说机体对中药的作用能始终处于敏感状态，中药的作用可保持突出的连续性和一贯性。如《神农本草经》收载的药物，尽管距今已有2000多年的使用历史，而其70%以上的药物仍被国家药典收载，而作为一种西药，如果能够存在10年，已是很不简单了。

中药较少耐药的药性特色，最大的优势在于能够保障中药在任何时候治疗疾病，其作用都是有效的、持久的，而且也不会因为多次反复使用而加大药物用量。

### 7. 毒性较小的药理特色及优势

中药和西药一样，有治疗作用，也同时具有毒副不良反应。但是从药物不良反应的现代认识进行理性分析，就会看到中药的毒副不良反应通常是低于西药的，于是构成了中药毒性较小的药理特色，这是不容争辩的客观事实。

中药毒性较小的药理特色，最大的优势是提高了用药的安全性，最大限度地减少了药源性疾病的发生，使疾病的治疗处在一个比较宽松的用药环境。由于中药毒副作用较小，使用比较安全，所以中药久用不衰，这也是现在国外逐渐开始青睐中药并热衷于研究中药的一个主要原因。

### 8. 易于普及的药源特色及优势

中药主要来源于植物，药源广泛，凡是有植物的地方通常就有中药的存在。患者在医生的指导下，根据自己掌握的中医药知识就可以就地采制而用于防病治病，从而形成了中药易于普及的药源特色。西药则不同，由于其来自于工业化的生产，也就不可能具有普及的药源特色。

中药易于普及的药源特色，最大的优势在于用药简、便、廉，易于普及和推广，这对于边远山区缺医少药者，具有重要的现实和实用意义。

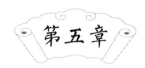

# 中医是怎样用中成药治病的

随着人们生活节奏的逐渐加快，越来越多的患者在临床上会选择使用中成药治疗疾病。据有关资料显示，中成药的销售额占整个中药销售额的比例在逐渐升高。当前中成药已经成为中医治病的主要形式之一，应用中成药治病也将成为一种发展趋势。

要想知道中医是怎样用中成药治病的，就应首先了解什么是中成药？

所谓中成药，是指在中医药理论指导下，用于防病治病的由中药制成的成品药物。中成药的概念，含有两个关键的要素，一是在中医药理论指导下，二是成品药物。西药青霉素是成品药物但不是中成药，因为它的使用不是在中医药理论指导下用药的；麻黄汤是药物但不是中成药，因为它不是成品药物。

中成药治疗疾病，同样要受中医药理论指导，但由于其有自身的一些用药特点和方法，因而与中药治病并不完全相同，那么中医是怎样用中成药给人治疗疾病的？

## 一、辨认中成药标识

中成药是用于治病的一种药物，但它同时又是一种直接关系到人体生命与健康的特殊商品，因此也就具有和其他商品一样的形象特征，即中成药商标。中成药商标和中成药批准文号，构成了中成药的主要外在标识。

中成药商标有文字商标、图形商标以及组合商标（又称复合商标）三种。同一种中成药因为生产厂家不同而采用不同的商标，用以区别于其他厂家，有时同一厂家生产的中成药的商标也不同，用以区别于其他中成药。

商标的作用首先在于具有专用性的功能，此外，商标也是产品质量的象征。患者一般无法直接辨别中成药的质量，只能通过对商标的信任度来评价中成药质量，也就是说，中成药的商标具有产品质量和产品信任度的象征特点。

中成药的另一种重要标识就是药品批准文号，它是指国家药品监督管理局批准而发给药品生产厂家的药品生产批准文号。目前中成药批准文号统一格式为：国药准（试）字 +1 位汉语拼音字母 +8 位阿拉伯数字。国药即国家药品监督管理局；准，正式批准；试，试用；1 位汉语拼音字母，代表不同类型的药品，其中中成药使用汉语拼音字母 Z，保健品使用汉语拼音 B；8 位阿拉伯数字，药品的编号。如麝香保心丹的药品批准文号为"国药准字 Z31020068"，即麝香保心丹是由国家药品监督管理局正式批准生产的中成药，它的编号为31020068。

每一种中成药只能有一种批准文号，它是药品的"身份证"。中成药的批准文字可以通过国家药品监督管理局网站进行查询。

使用中成药治病，必须首先辨认中成药的商标和批准文号，这对于医生和患者都很重要，如果说辨认中成药的商标是判断药品质量好坏的话，那么辨识中成药的批准文号就是判断药品的真假了，中成药质量好坏对中医疗效有很大影响，而中成药的真假就是人命关天的事了。

## 二、熟悉中成药处方

目前中成药的处方来源主要有三个，分别是医籍古方、名老中医验方和科研协定处方。

不管中成药处方来源何处，医生在应用之前都应尽可能做到对其相关信息有所掌握，如中成药是由哪些药物组成的，组方是否合理，配伍是否严谨，是否含有对人体有毒副作用的药物，中成药组成药物所体现的功效和说明书是否一致等。一个对中成药的组成及相关情况不知或知之甚少的医生，很难用好中成药，也就很难提高临床疗效。

通常来说，一般不主张使用一个组成药味多达七八十种的中成药，这种中成药往往给人一种组方杂乱、作用分散的感觉，人称"万金油"。张仲景《伤寒论》的 113 个方剂中，组方药味在 8 味以下者有 107 个（占 95%），组成药味在 8 味以上者仅有 6 个（占 5%）。这种组方少而精、作用专而好的特点，受到了后世人的赞赏，值得学习并发扬光大。

临床选择使用组方药味精少，药物配伍合理，作用方向明确，治疗疾病相对专一的中成药，应当是医生和患者的明智选择。

## 三、掌握中成药功能

中成药功能，是指中成药的治疗作用。每一种中成药都有其特定的功能，不同的中成药由于其药物组成不同，功能是不同的。

中成药功能是中成药临床治病用药的重要内容，医生必须熟练掌握，而患者对于中成药特别是非处方中成药的功能也应尽可能地了解或熟悉。

中成药功能和临床主治病证密切相关。从临床用药角度考虑，中成药功能决定临床主治病证，而临床主治病证则是功能的具体体现。只有准确而熟练地掌握了中成药的功能，才能更好地用于临床主治病证，从而做到辨证施治。如桑菊感冒颗粒，具有疏风清热、宣肺止咳的功能，故适用于治疗风热感冒。

目前，一些患者反映中成药疗效不如中药汤剂，其中一个重要原因就是没有认识和掌握中成药的功能，没有根据功能进行辨证施治，并以此用于治疗适宜的病证。

## 四、重视中成药用量

中成药用量，是指成人每次服用的分量。中成药用量严格来讲应以克为计量单位，但也有以丸、片、包等来计算用量的。

中成药的用量与疗效关系非常密切，并直接影响疗效。因为在一定的范围内，中成药的用量大小与作用强度呈正相关，即用量小作用弱，用量大作用强。但药物的作用强度不能单靠加大用量来实现。如果无限制地加大用量，药力太猛，不但会损伤患者正气，还可能会产生毒副作用。

目前，中成药的常用量有一个大致规律，一般说来，水丸每次用量15~30粒（约6克）；蜜丸每次用量1粒（约6~9克）；胶囊每次用量1~2粒（约0.5~1.0克）；片剂每次用量2~5片（约1~2.5克）；颗粒剂每次用量1包（约6~8克）；口服液每次用量1支（约10~20毫升）。严格地讲，这种以丸、片、包来计算用量的方法具有不规范性，而应以克为单位标明使用剂量，同时最好加注其剂量相当于原药材的克数剂量，因为这样书写用药剂量，既规范，也可以和汤剂用量相互对应参照。

有些人认为，中成药的疗效不及汤剂的疗效，其中中成药用量偏小是其重要原因之一。以银翘解毒丸（蜜丸）为例分析，该药每次用量1丸（9克），每日2次，共18克，其实真正的用药量仅为9克，因为每丸约含1/2的炼蜜，而同样的银翘解毒丸汤剂用量约为47克，相差甚多。

目前研究中成药剂量的学者，大多认为中成药的剂量较同样的汤剂偏小，并且认为，蜜丸的用药量仅为汤剂的1/4；片剂、胶囊、口服液的用药量约为汤剂的1/3；冲剂的用药量约为汤剂的1/2。基于这些考虑，临床中成药的用量可根据病情，在医生的指导下适当加大一些。

## 五、注意中成药剂型

中成药剂型，是指根据治病需要，按照制剂工艺，将中药加工制成不同的用药形式。

剂型是发挥药物疗效的客观载体，也是发挥药物疗效的最终形式。中成药的剂型对药物疗效影响很大。不同剂型由于使用之后，药物在血液中的浓度不同会而影响药物的作用强弱，而且不同剂型由于使用之后，药物在体内的利用度不同还会影响药物的作用快慢。一般来说，注射剂显效最快，其余剂型显效由快到慢依次为口服液、颗粒剂、散剂、胶囊剂、丸剂、片剂、糖衣片剂。

中成药剂型繁多，除汤剂外，其他均为中成药剂型，据不完全统计，大约已经有50余种剂型。目前常见的中成药剂型主要有膏剂、丹剂、丸剂、散剂、糖浆剂、片剂、胶囊剂、颗粒剂、口服液以及注射剂等。前四种剂型（"膏丹丸散"）为中医传统剂型，片剂、胶囊剂、颗粒剂、口服液以及注射剂是后来发展起来的新型剂型。

中成药的每种剂型，各有特点优势，也各有不足。注射剂型见效快，胶囊剂型便于携带，口服液口感较好。

临床使用中成药，一定要注意中成药剂型，需要根据不同病情以及治疗的需要，选择适宜的剂型。速效、高效、安全应成为选择中成药剂型的基本原则。目前，比较受医生和患者欢迎的剂型有口服液、颗粒剂、胶囊剂和片剂。

当前，虽然中成药剂型已经不少，但和西药相比较，尚有很大差距。如许多病证尚缺乏相应的中成药，同时具有速效、高效的中成药剂型和西药比较也相形见绌。

## 六、辨证应用中成药

辨证论治是中医的显著基本特征，也是中医临床诊断和治疗疾病的一个基本原则。

辨证论治贯穿于中医治病的全过程以及各个方面，临床使用中成药治病也必须辨证，辨证应用中成药是保证和提高临床疗效的关键所在。如用中成药治疗感冒，要辨风寒和风热；治疗痰证，要辨寒痰和热痰等。辨证应用中成药应成为医生临床用药的规范要求，也应当引起广大患者的共鸣。

现在，由于使用中成药不辨证而出现疗效不好或无效，甚至医疗事故的情况时有发生。针对当前在使用中成药中出现的缺乏辨证用药的弊端，由卫生和计划生育委员会颁布实施的《全国中医医院分级管理标准》中明确提出了"辨证使用中成药率"这一概念和要求。这一规定对于正确合理地使用中成药起到非常重要的积极作用，具有深远的历史意义，有利于推动中成药辨证施治的进程和普及率。

## 七、合理使用中成药

### 1. 认真阅读中成药说明书

通常中成药的外包装和包装里面都附有使用说明书。说明书内容一般包括中成药的成分、功能、主治、规格、用法、用量、禁忌、不良反应、注意事项、规格等。患者在使用之前，一定要认真阅读和理解使用说明书，并按照说明书使用中成药，医生也应熟悉中成药说明书。只有医患共同努力，才能促成中成药使用的规范化和合理化。

### 2. 避免不合理中西药合用

医生给患者看病开药时，经常中西药合用。然而中西药合用，有其合理性，但也要避免不合理的中西药合用。

中成药和西药合用，首先要避免配伍禁忌。因为有些西药和中成药在化学成分方面属于配伍禁忌，故应禁止合用。如山楂丸不宜与磺胺类西药合用，容易导致血尿，出现毒副反应；山楂丸也不宜和碱性的西药合用，会发生中和反应，降低药效；地榆丸等含有鞣质的中成药，不宜与一些抗生素类西药同用，可产生鞣酸盐沉淀物，降低药物生物利用度和疗效等。

其次，要避免重复合用中西药物。所谓重复合用，即中成药和西药同时服用，而且都针对某一种疾病而起共同作用。问题的关键是这种合用是有害的重复，不但不好掌握西药的用量，使药物的疗效难以判定，而且还容易产生毒副作用。如治疗冠状动脉粥样硬化性心脏病（冠心病）心绞痛在口服西药心痛定时，又同时服用中成药速效救心丸；治疗糖尿病在口服西药苯乙双胍（降糖灵）时，又同时服用中成药消渴丸等。

### 3.正确使用处方药和非处方药

所谓处方药，是指借助医学诊断手段确诊疾病后，由医师开出处方，并指导监督用药，才能提供给患者使用的药物。非处方药，是指经过国家批准，不需要凭医师处方，患者只要依据自己掌握的医学知识，并按照药品使用说明书的规定就可以进行自我判断、购买和使用的药品。

大量的统计资料分析表明，处方药的不良反应要明显大于非处方药，非处方药安全性较好，不良反应较小或没有不良反应，长期使用无潜在毒性，不会发生致癌、致畸、致突变，即"三致"作用。

美国在1951年立法并开始实行药品分类管理，是世界第一个实行处方药和非处方药分类管理的国家。我国药品分类管理是从1999年10月开始的，如国家中医药管理局从3500多种中成药中，遴选出160种中成药，作为第一批中成药非处方药，已于2000年1月1日开始使用。

正确的认识和使用中成药处方药和非处方药，对于医生和患者来说都十分重要，医生要带头执行有关处方药的规定。对于广大群众来讲，可以根据自己身体状况，自行购买非处方药物，进行"自我药疗"，从而达到"人人享有卫生保健"的目标。

## 八、防止中成药不良反应

中成药的不良反应，和中药一样，是指该药物在质量合格，正常用法用量的情况下，药物产生的与原定治疗目的无关的有害反应。

中成药是有不良反应的，包括由于配伍、炮制不当等引起的有害反应，广义上都属于不良反应的范畴。中成药不良反应的种类和其他药物一样，主要是副作用、毒性反应以及过敏反应。防止中成药的不良反应，涉及生产厂家、医生和患者三方面。

首先，中成药生产厂家应当制定严格的质量标准，药品生产应该不折不扣地按照国家药典执行，对毒性药物成分的含量必须进行严格控制，以确保药品质量及用药安全。

医生应当严格按照中成药的临床用药指征应用中成药，认真做到辨证施治，并仔细告诉患者服用中成药的用量、用法及注意事项等。

患者服用中成药时，应当时刻注意和警惕各种不良反应，仔细观察服药后的各种反应。如果服用中成药后出现不良反应，首先应当立刻停药，并采取相应的应急措施，必要时及时送医院救治。

以上分别从八个方面对中医用中成药治疗疾病的情况作了比较详细的介绍，其中辨认中成药标识是用药安全的必要前提，熟悉中成药处方是保证疗效的重点内容，掌握中成药功效是辨证施治的先决条件，重视中成药用量是决定疗效的必然要素，注意中成药剂型是影响疗效的重要因素，辨证应用中成药是提高疗效的关键环节，合理使用中成药是保障疗效的正确选择，防止中成药不良反应是用药安全的根本措施。不难看到，中医用中成药治疗疾病，具有完备的用药理论和使用方法，自成体系，并具有明显的治病用药特色和优势。

## 九、中成药治疗疾病的特色及优势

中成药是在中药方剂汤药的基础上发展起来的，但又不同于方剂汤药，其治疗疾病除了具有中药治病特色之外，还有其自身的一些特色和优势。

### 1. 可靠稳定的疗效特色及优势

中成药在获准生产、临床应用之前，都要组织专家审查鉴定，且在鉴定之前必须按照科研设计方案进行严格系统的药理实验和大量的临床观察，故其疗效可靠。一旦中成药通过鉴定并获准生产之后，该药的组成、应用、用量、用法及剂型和西药一样就不能随意更改，并以此形成了中成药可靠稳定的疗效特色。

中成药可靠稳定的疗效特色，优势在于有较好的临床疗效的可重复性，疗效的干扰因素较少，给医生临床用药操作提供了便利。同时，也有利于患者自行选择非处方中成药进行自我治疗。

### 2. 速效高效的作用特色及优势

目前，中成药中已经有相当数量的注射液剂型，有的可以肌内注射，有的还可以静脉注射。中成药的注射液剂型具有明显的见效快、疗效高的特色，即具有速效高效的作用特色。当然中成药速效高效的作用特色和西药相比较尚有很大差距，但这种差距正在逐渐缩小。

中成药速效高效的作用特色，最大优势在于临床可以用于治疗急性病，满足中医对急诊疾病的治疗用药。

### 3. 简捷便利的用法特色及优势

中成药和中药汤剂相比较，在临床用于治疗疾病时更便于携带和服用，并且非处方中成药更便于购买和使用，从而形成了中成药简捷便利的用法特色。

中成药简捷便利的用法特色，最大的优势在于省时、省事。在当今社会快节奏生活的大背景下，其优势显得更加明显，越来越受到医生和患者的欢迎。

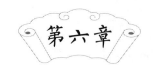

# 中医是怎样用针灸治病的

两千多年来，针灸医学和中医药学为中华民族的繁衍昌盛和人民的医疗保健做出了巨大的贡献。1987年，世界针灸联合会在北京正式成立，针灸作为世界通行医学的地位在世界医学中得以确立和认可。目前，针灸在国内早已成为家喻户晓的一种医学体系和治病方法。

针灸是中华民族的一项重大发明，最初只是古代人们用于治疗疾病的一种医疗手段，后来逐渐发展成为一门专业学科，现在已经发展成为针灸医学，成为与中医中药并驾齐驱的一种医学体系。

针法和灸法总称为针灸。针法，又称刺法，是指在中医理论指导下，采用各种不同的针具，运用各种针刺手法以刺激体表经络腧穴部位的一种治病方法。灸法，常称艾灸，是指在中医理论指导下，采用点燃的艾绒或其他燃烧材料，烧灼熏熨以刺激体表经络腧穴部位的一种治病方法。

针法和灸法均属于中医外治法范畴。针法是以机械性刺激为主，而灸法是以温热性刺激为主，两种治疗方法各有特点，治疗疾病作用机制大同小异，两者既可单独使用，也可配合使用。

针灸治疗疾病有一套完整的理论体系，并依此构成了针灸治病的理论基础和依据。那么，针灸为什么能给人治病？中医又是怎样用针灸治病的？

## 一、针灸基本作用及原理

针灸的基本作用，核心在于调整阴阳，这是针灸的一种基本功能。

至于针灸的作用原理，一般认为是通过刺激经络上的腧穴以及施行各种手法，并以此疏通某一经络乃至全身经络，使机体气血运行通畅从而达到治疗疾病的目的。简言之，以通疏堵，促进经络气血运行，最终达到调整阴阳、恢复人体阴阳动态平衡之目的，这就是针灸作用的基本原理，也是针灸为什么能治病的原因所在。

近代，特别是新中国成立以后，人们对针灸的基本作用及其原理进行了深入研究，但至今为止，经络的实质尚未明确。根据现有的大量研究资料表明，针灸对机体各个系统特别是神经系统及许多器官组织，具有显著的良性调节及激发作用，并认为这种良性调节及激发作用可能是针灸治疗各种疾病的基本作用及作用原理的基础，这种认识有望从现代科学的角度阐明针灸的基本作用及其原理。

## 二、熟悉经络走向

经络是经脉和络脉的总称，经脉是经络系统的主干，络脉是经脉的分支。中医所谓的经络，是指联络人体脏腑肢节、沟通上下内外、运行气血的通道。简单地说，经络就是经气运行的通道。

经络学说是中医理论体系的重要组成部分，贯穿于中医学的生理、病理、诊断以及治疗等方面，与针灸学科关系最为密切。《医学入门》指出："医而不知经络，犹人夜行无烛，业者不可不熟。"

十二经脉加上奇经八脉中的任脉和督脉共十四条，是人体最为重要的经脉，称为十四正经。熟悉这十四条经脉的走向及其络属脏腑器官，对于掌握针灸腧穴和针灸治病具有非常重要的意义。

### 1. 十二经脉走向

人体经络系统由经脉和络脉系统组成。经脉包括十二经脉和奇经八脉，以及附属于十二经脉的十二经别、十二经筋、十二皮部。络脉有十五络、孙络、浮络等。

十二经脉分别是手太阴肺经、手厥阴心包经、手少阴心经、手阳明大肠经、手少阳三焦经、手太阳小肠经、足阳明胃经、足少阳胆经、足太阳膀胱经、足太阴脾经、足厥阴肝经、足少阴肾经。

十二经脉左右对称地分布于头面、躯干和四肢。凡属六脏的经脉称为阴经，依次分布于四肢内侧和胸腹部。上肢内侧为手三阴经，下肢为足三阴经。凡属六腑的经脉称为阳经，分布于四肢外侧、头面及躯干部。上肢外侧为手三阳经，下肢外侧为足三阳经。

十二经脉的循行走向为手三阴经从胸走手，手三阳经从手走头，足三阳经从头走足，足三阴经从足走腹（胸）。十二经脉的衔接规律为阴经与阳经（表里经）在手足衔接，阳经与阳经在头面部衔接，阴经与阴经在胸部衔接。

### 2.督脉、任脉走向

督脉和任脉属于奇经八脉。奇经八脉是任脉、督脉、冲脉、带脉、阴维脉、阳维脉、阴跷脉、阳跷脉的总称，其中任脉和督脉是人体很重要的经脉。

任、督二脉皆起于胞中，同出于会阴，然后别道而行。任脉行于胸腹正中，上抵颏部；督脉行于脊背正中，上至头面。

## 三、掌握经络作用

### 1.经络的基本作用

经络是人体非常重要的调控系统，必然有其相应的功能效应。归纳起来，经络主要具有以下三个基本作用。

（1）网络全身：机体的脏腑器官和四肢百骸等，通过经络系统的交互联络和传输才能构成一个有机的统一整体。

（2）运行气血：人体的气血，通过经络系统的传注运行和输布才能到达全身脏腑器官组织而维持机体正常的生理活动。

（3）传导感应：针灸的行气和得气，通过经络系统的传导、传递和感应才能得以实现并以此而产生临床治疗作用。

### 2.经络的临床应用

经络在临床上的应用主要表现在诊断和治疗两个方面。

（1）诊断疾病：由于经络有一定的循行部位和脏腑属络，并能反映所属脏腑病理状态，因此在临床上就可以根据疾病所出现的症状来判断某一经络及其关联的脏腑发生何种病变并做出诊断。

（2）治疗疾病：若某一经络或脏腑有病，针灸治疗时就可以选用该经或该脏腑所属经络的腧穴予以治疗。

### 3. 关于经络的实质

很多学者认为，经络就是神经，试图用解剖学说来理解中医的经络学说，并依此想用解剖上的神经来解释经络及其穴位，但结果表明，这种方法很难做到。因为中医学的经络与西医学人体解剖的概念内涵完全不同，更为重要的是，许多经络及其穴位问题并不能完全用神经予以解释。有的学者则对经络提出了体液论、能量论等不同的学说。近年来，也有学者认为，经络可能就是一个遍布全身的充满流体的间质组织。经络的实质到底是什么，目前尚不完全清楚，有待今后继续深入研究。

## 四、牢记经络腧穴

腧穴，习称穴位，是人体脏腑经络气血输注出入体表相对集中而又比较敏感的特殊部位。

腧穴是针灸治病施术并发挥疗效的部位。因此，针灸是否得当、治疗是否有效，关键在于取穴是否准确。熟悉并记住腧穴部位及其作用是针灸治病的必要和首要条件。

### 1. 临床常用腧穴

人体腧穴很多，据不完全统计，大约有 1000 多个。众多腧穴一般分为十四经穴、经外奇穴和阿是穴三类。十四经穴是指归属于十二经脉和任、督二脉的腧穴，简称"经穴"。经外奇穴是指尚未归入十四经系统中的经验有效穴位，简称"奇穴"。阿是穴是指将病灶的压痛点或反应点临时作为针灸部位的腧穴。临床上腧穴多指十四经穴（表 11），根据 2006 年颁布的国家标准经穴部位，经穴总数一共有 362 个，其中常用的约为 150 个。

表 11　十四经常用腧穴

| 经名 | 常用腧穴 |
| --- | --- |
| 手太阴肺经 | 中府、尺泽、孔最、列缺、太渊、鱼际、少商 |
| 手厥阴心包经 | 天池、曲泽、间使、内关、大陵、劳宫、中冲 |
| 手少阴心经 | 极泉、少海、通里、阴郄、神门、少冲 |

| 经名 | 常用腧穴 |
|---|---|
| 手阳明大肠经 | 商阳、三间、合谷、阳溪、偏历、温溜、下廉、上廉、手三里、曲池、臂臑、肩髃、扶突、迎香 |
| 手少阳三焦经 | 关冲、中渚、阳池、外关、支沟、肩髎、翳风 |
| 手太阳小肠经 | 少泽、后溪、腕骨、支正、天宗、颧髎、听宫 |
| 足阳明胃经 | 承泣、四白、地仓、颊车、下关、梁门、天枢、归来、伏兔、梁丘、足三里、上巨虚、下巨虚、丰隆、解溪、内庭、厉兑 |
| 足少阳胆经 | 瞳子髎、听会、阳白、头临泣、风池、肩井、日月、带脉、环跳、风市、阳陵泉、光明、悬钟（绝骨）、丘墟、足临泣、侠溪、足窍阴 |
| 足太阳膀胱经 | 睛明、攒竹、天柱、风门、肺俞、心俞、膈俞、肝俞、胆俞、脾俞、胃俞、肾俞、大肠俞、膀胱俞、次髎、委阳、委中、膏肓、志室、秩边、承山、飞扬、昆仑、申脉、束骨、至阴 |
| 足太阴脾经 | 隐白、太白、公孙、三阴交、地机、血海、大横 |
| 足厥阴肝经 | 大敦、行间、太冲、曲泉、章门、期门 |
| 足少阴肾经 | 涌泉、然谷、太溪、大钟、照海、复溜、俞府。 |
| 督脉 | 长强、腰俞、命门、至阳、大椎、哑门、风府、百会、素髎、水沟（人中） |
| 任脉 | 中极、关元、气海、神阙、下脘、中脘、膻中、天突、廉泉、承浆 |

## 2.腧穴定位方法

人体所有腧穴都有固定的位置（图 1~图 3），腧穴的定位准确与否直接影响治疗效果。常用的腧穴定位方法有体表解剖标志定位法、指寸定位法以及骨度折量定位法三种。其中以体表解剖标志定位法和指寸定位法比较常用。

（1）体表解剖标志定位法：也称自然标志定位法，是指以解剖学的各种体表标志为依据来确定腧穴位置的方法。如在胫骨内侧缘后方定三阴交穴位等。

（2）手指比量定位法：又称手指同身寸定位法，是指依据患者本人手指所规定的分寸来量取腧穴位置的方法。如将患者食指、中指、无名指和小指并拢，其四指的宽度作为三寸来确定腧穴的位置等。

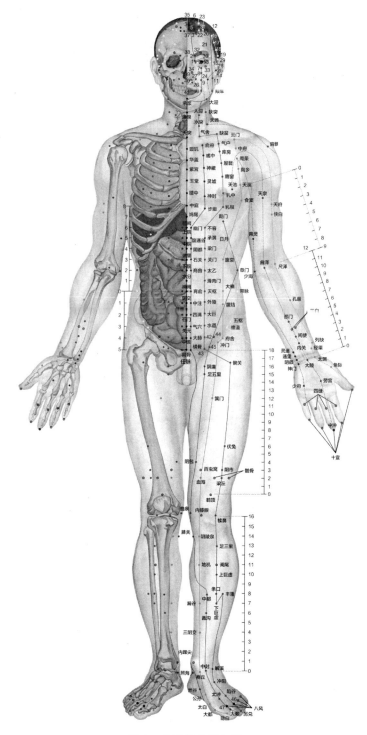

图1 正面部位经穴图

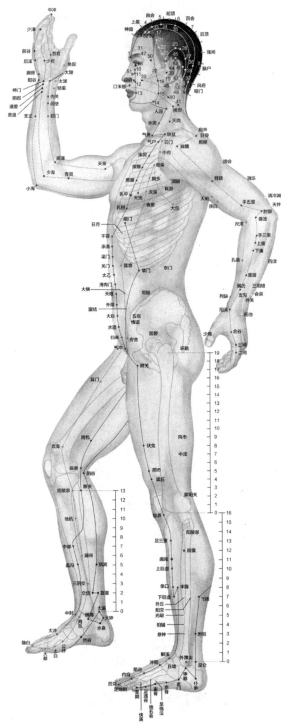

图2  侧面部位经穴图

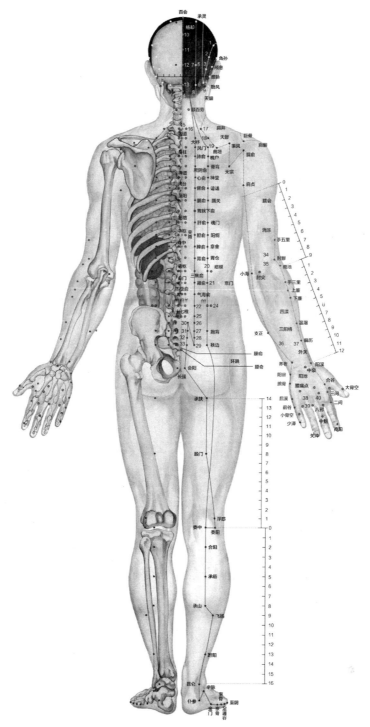

图 3 背面部位经穴图

### 3. 腧穴基本作用

腧穴因其所处的部位以及归属的经脉不同，其治疗作用也各不相同，而且非常广泛。但腧穴的作用尚有一定的规律，归纳起来主要有三方面的基本作用。

（1）近治作用：是指腧穴能治疗其所在部位及其邻近组织器官的病症，即"腧穴所在，主治所能"。腧穴的近治作用是所有腧穴作用的共同特点。

（2）远治作用：是指肘膝以下的腧穴不仅能治疗其局部病症，还能治疗本经循行所及的远端部位的组织器官病症，即"经脉所过，主治所及"。腧穴的远治作用是十四经脉，尤其是十二经脉腧穴作用的共同特点。

（3）特殊作用：是指有些腧穴除了共性作用（即近治和远治作用）之外，还有其他作用，统称为腧穴的特殊作用。

### 4. 腧穴实质揭秘

针灸腧穴（穴位）的实质究竟是什么？为什么针刺穴位就可以治疗疾病？有人研究了穴位与神经的关系，发现许多穴位都与神经相关联，某一穴位与某一脏器的神经往往同属于一个脊髓节段；也有人从穴位的电学特性探讨，发现皮肤上的某些地方存在导电量特别高的"良导点"；还有人发现穴位与血管、淋巴管关系密切，穴位处的皮肤温度比其他地方偏高。可能正是因为这一系列复杂的而又充满悬念的说法形成了穴位的奥秘，这个奥秘就像没有解密的魔术一样，等待人们进一步探索。

## 五、精通针灸方法

针灸方法，是针灸治病的基本技能，也是提高疗效的关键环节。医生一定要熟练掌握并精通各种针灸方法。

### 1. 针法

（1）常用针具：有毫针、电针、三棱针、皮肤针、皮内针等，其中毫针是针刺治病的主要针具。所谓毫针，即指长而细尖的针具。毫针多由不锈钢材料制成，其规格是以针身的长短和粗细来区分，临床上一般以长度为 1~3 寸（25~75mm）、粗细为 28~30 号针（直径为 0.32~0.38mm）的毫针最为常用。

（2）针刺方法：是通过针刺的手法实现的。常用的针刺手法包括进针手法、运针手法、补泻手法以及留针出针。

**进针手法**　针刺进针方法主要有指切进针法、夹持进针法、舒张进针法和提捏进针法四种。进针的角度主要有 90 度的直刺、45 度的斜刺和小于 15 度的平刺三种。针刺的深度一般为头面颈项部腧穴宜斜刺或平刺 0.3~0.5 寸；胸背部腧穴宜斜刺或平刺 0.3~0.5 寸；腰部腧穴宜斜刺或直刺 0.5~1.0 寸；腹部腧穴可直刺 0.8~1.5 寸，四肢腧穴可直刺 1.0~2.0 寸。

**运针手法**　毫针进针之后，就要行针，也叫运针。运针的基本手法有提插法和捻转法。提插法是指针刺入腧穴一定深度后，将针在穴内进行上下进退的操作方法。捻转法是指针刺入腧穴一定深度后，捻动针柄而使针在穴内左右来回旋转的操作方法。

运针手法是针刺得气的先决条件，运针的目的是为了得气和行气。只要运针手法得当，就能得气。所谓针刺得气，就是针刺腧穴使针刺部位获得经气感应，亦称针感。得气时医者感觉针下有沉紧感觉，患者感觉针下有酸、胀、麻、重等感觉，这种感觉常沿着一定部位或一定方向扩散传导。得气是判断疗效的重要依据，一般说来，得气迅速疗效就好，得气较慢疗效就差，若不得气，就可能治疗无效。实践表明，针刺得气一般都需要施以适当的提插或捻转等基本行针手法方可实现，必要时还需要辅以其他辅助手法如刮法、弹法、摇法等激发经气，以加强针感得气。

**补泻手法**　即通过针刺腧穴，并采用适当的方式激发经气以补益正气或疏散病邪的针刺手法。这和中药补虚泻实的方法不同，中药是通过使用补虚或祛邪的药物来达到补虚泻实的，而针刺是通过不同的针刺手法来实现补虚泻实的。前人在长期的临床实践中总结出了不少针刺补泻手法，目前常用的补泻手法有五种（表 12）。

表 12　针刺补泻手法简表

| 名称 | 补虚手法 | 泻实手法 |
|---|---|---|
| 捻转补泻 | 捻转角度小，用力轻，频率慢，时间短，大指向前，食指向后 | 捻转角度大，用力重，频率快，时间长，大指向后，食指向前 |
| 提插补泻 | 先浅后深，重插轻提，幅度小，频率慢，时间短，下插为主 | 先深后浅，轻插重提，幅度大，频率快，时间长，上提为主 |

| 名称 | 补虚手法 | 泻实手法 |
|------|---------|---------|
| 疾徐补泻 | 进针慢，出针快 | 进针快，出针慢 |
| 迎随补泻 | 顺经而刺 | 逆经而刺 |
| 呼吸补泻 | 呼气时进针，吸气时出针 | 呼气时出针，吸气时进针 |

针刺手法是一个耐人寻味的医疗技巧，得气靠手法，补泻也靠手法。掌握并精通针刺手法是临床疗效的关键，其需要医生有敏锐的悟性和长期的实践。

**留针出针**　留针是指行针之后将针留于穴内的过程。留针的目的是候气、调气。临床上留针与否或留针时间长短需根据具体病情而定，不能一概而论，一般慢性病留针时间为20分钟左右，急性病留针时间短或不留针。

出针是指行针或留针之后将针拔出的操作方法。当医生感觉穴内针下轻松，没有沉紧感觉时即可拔针。拔针时一般先以左手拇指和食指固定被刺腧穴周围皮肤，右手持针轻微捻转退至皮下，然后迅速拔出。

### 2.灸法

（1）灸法种类：根据燃烧材料不同分为艾灸和非艾灸法两大类，临床以艾灸较为常用。艾灸，即以艾绒为燃烧材料，烧灼、熏熨或刺激体表经络腧穴部位用于防病治病的一种治疗方法。根据艾绒使用方式不同，艾灸又可分为艾卷灸、艾炷灸、温器灸和温针灸四种。

**艾卷灸**　也叫艾条灸，是将艾绒用桑皮纸包裹卷成圆筒形的艾卷，将其一端点燃，对准穴位施灸的一种方法。

**艾炷灸**　是将艾绒制成大小不等的圆锥状艾炷，点燃艾柱顶端，放置于穴位施灸的一种方法。

**温器灸**　是将艾绒点燃后放入温灸器具里面或上面，然后再将其放于穴位施灸的一种方法。

**温针灸**　是在针刺得气之后，在针柄或针尾部位穿置艾卷，然后点燃施灸的一种方法。此法实际是一种针灸并用的方法。

（2）艾灸方法：上述四种灸法中，临床以艾卷灸和艾炷灸比较常用，使用方法也比较简便。

**艾卷灸**　也叫艾条灸，一般分为悬空灸和实按灸。悬空灸是将艾卷点燃，对准腧穴部位并保持2~3厘米距离进行施灸。实按灸是先在施灸腧穴部位或患处垫上纱布，然后将艾卷的一端点燃趁热按到施灸腧穴部位进行施灸。由于实按灸容易灼伤皮肤，故目前临床以悬空灸常用。艾卷灸每穴施灸的时间需要根据患者病情及施灸部位而定，一般为5~10分钟。

**艾炷灸**　一般分为直接灸和间接灸。直接灸，也叫着肤灸，是将艾炷直接放在皮肤上施灸。间接灸，也叫隔物灸，是在艾炷与皮肤之间垫上某种物品如姜片等施灸。由于直接灸容易灼伤皮肤，故目前临床以隔物灸常用。艾炷灸每次每穴施灸的时间和剂量也需要根据患者病情及施灸部位而定，时间一般为5~10分钟，剂量一般为3~5状。

（3）艾灸作用：艾灸除具有经络及腧穴的基本作用之外，尚有其自身的一些治疗作用，主要有以下几点。

**温经散寒**　艾灸产生的热力具有直接温通经络、祛风散寒作用。临床上可用于治疗寒邪阻络、风湿痹证等。

**助阳益气**　艾灸产生的热力能够达到扶助阳气、升阳举陷作用。临床可用于治疗阳气不足、中气下陷等。

**活血行气**　艾灸产生的热力具有通畅气血、消肿散结作用。临床可用于治疗气滞血瘀、癥瘕痞块等。

现代研究表明，艾灸的作用与其燃烧后产生的热辐射对经络穴位的刺激有关，同时也与燃烧物质所具有的药理作用相关。如艾灸所用的艾叶就具有多种药理作用，可提高机体免疫功能，有较好的止咳平喘作用，还可扩张血管并加速血液流速等。

需要说明的是，艾灸和平时所说的"烤电"（一种热磁疗仪）以及热水袋等热疗的作用是完全不同的。以上热疗方法在使用时虽都有较大范围的热感，但是热感渗透力不够，更没有经络腧穴的感传效应，故其实际疗效与艾灸差异明显。日本学者曾经做过相关实验，结果发现各种热疗仪器和艾灸所发出的热辐射的频率是完全不同的。

## 六、把握腧穴主治

针灸腧穴主治，是指腧穴的主要适宜病证。每个腧穴都有其相应的主治，不同腧穴由于其所处经络部位不同，主治也各不相同。

就大多数腧穴而言，由于其作用一般是双向的，或由于操作不同而显示不同的作用，以及至今经络腧穴的实质尚未明确，结果造成针灸腧穴作用的特异性难以定论，故目前腧穴一般未有明确的作用表述记载，只写主治。于是，针灸腧穴的主治就成为针灸临床治病的重要内容和主要依据，医生应该熟练掌握，以便更好地把握腧穴的临床适宜病证。

由于针灸腧穴的主治，不像中药那样明确和规范，给学习者带来一定的难度，但是一些重要的、典型的主治以及具有辨证意义的特异性症状，或特定的治疗病证部位还是值得了解的。如足三里穴主治脾胃病证，水沟（人中）穴主治急证，合谷穴主治五官病证等。

## 七、重视腧穴处方

针灸处方是治病的依据，也是疗效的基本保证。临床需要在针灸理论指导下，根据患者病情选择合适的穴位，并进行有效合理的配穴，配穴后所用的穴位组合就是临床腧穴处方。好的腧穴处方，再加上好的针灸手法，一定会有好的临床疗效。

1. 选穴原则

（1）近部选穴：也叫局部取穴，是指根据"腧穴所在，主治所能"的规律，在患者病变局部或邻近部位取其经络穴位。如面瘫取颊车穴，胃痛取中脘穴等。阿是穴实际上也属于近取方法。临床上，一般躯体器官病证多选用病变局部腧穴，如鼻病取迎香穴等；而五脏六腑病证多选用患病脏腑邻近部位的腧穴，如胃病取胃俞穴等。

（2）远部选穴：也叫循经取穴，是指根据"经脉所过，主治所及"的规律，脏腑、头面或躯干病证选取有属络关系的四肢肘膝关节以下的经络穴位。如胃病取足三里穴等。

（3）辨证选穴：是指根据某些病症经过辨证，在其所属脏腑经络选取相应治疗作用的腧穴。如心肾不交的失眠，辨证属心肾两经，选取心、肾两经的神门、太溪等穴位治疗。

（4）对症选穴：也叫随症取穴，是指根据某些腧穴的特殊作用，针对某些病症选取具有相应治疗作用的腧穴。如发热取大椎、曲池等穴位。

## 2. 配穴方法

配穴方法，是指根据不同病证，选择具有协同作用的两个或两个以上腧穴同时配合应用的方法。配穴是选穴原则的具体应用，也是选穴原则的进一步深化。配穴是否得当，直接影响临床治疗效果。

（1）本经配穴：是指当某一脏腑及经络发生病变时，选取同属于某一脏腑或经络的腧穴并配伍成处方的一种配穴方法。此法多用于治疗单一的脏腑经络病证。

（2）表里配穴：是指当某一脏腑经络发生病变时，选取属于表里关系的经络腧穴并配伍成处方的一种配穴方法。此法既可单选其表经或里经腧穴，也可表里两经同时选用。此法多用于治疗相表里的脏腑经络病证。

（3）前后配穴：又称腹背阴阳配穴法，是指当某一脏腑及经络发生病变时，同时选取前面胸腹腧穴和后面腰背腧穴并配伍成处方的一种配穴方法。此法多用于治疗脏腑病证。

（4）左右配穴：是指左病右取腧穴，右病左取腧穴，或左右同时选取并配伍成处方的一种配穴方法。此法多用于治疗头面及四肢病证。

（5）上下配穴：是指病变时上肢和下肢的腧穴，或腰部以上和腰部以下的腧穴同时选取并配伍成处方的一种配穴方法。此法应用广泛，头面、四肢、躯干和脏腑病证均可应用。

（6）远近配穴：是指在病变的近部和远部同时取穴并配伍成处方的一种配穴方法。此法应用也非常广泛，头面、四肢、躯干和脏腑病证均可应用。

# 八、注意针灸禁忌

针灸禁忌是针灸治疗疾病的安全保障，临床应予以严格遵守，做到规范、安全操作。

## 1. 针法禁忌

（1）针法治病禁忌：主要包括部位禁忌、病证禁忌和生理禁忌。

**部位禁忌**　是指人体有些部位不宜或者不能施行针刺。如头颈部、胸腹部和胸背部的腧穴应当谨慎针刺，以免损伤心、肝、肺、肾及脑脏器；大血管经过的腧穴应当谨慎针刺，以免引起大的出血；重要关节部位的腧穴也应当谨慎针刺，以免影响关节活动功能。

**病证禁忌**　是指某些病证不能施行针刺，或不能施行某种针刺手法。如凡脉证不符的危重患者，不宜针刺；虚证患者不宜施行针刺泻法；实证患者不宜施行针刺补法等。

**生理禁忌**　是指有些腧穴由于干扰人体正常生理功能不能施行针刺。如妊娠妇女不能针刺合谷、三阴交穴以及腹部所在腧穴等，以免发生意外；育龄妇女不能针刺石门穴，以免影响生育功能。另外，针刺晕针，也属于生理禁忌范围，应当尽量避免。

（2）针法异常情况处理：针刺治病虽然比较安全，但是如果操作不慎，或手法不当，或对人体解剖部位缺乏深入了解，有时也会出现一些异常情况。针刺一旦发生异常情况，应及时妥善处理并注意加以预防，以确保针刺治病安全。

**晕针**　是指在针刺过程中患者突然出现头晕目眩，面色苍白，心慌气短，恶心呕吐，汗出，甚至四肢厥冷、脉微欲绝等，表明患者发生晕针。晕针多因患者体质虚弱，或精神紧张、过度劳累、体位不当所致。此时应立即停止针刺治疗，将针全部取出，同时让患者平卧片刻，可适量饮用开水或糖水，一般即可恢复正常，必要时可轻刺内关穴。

**滞针**　是指在行针时或留针后医生感觉针下涩滞，针体在体内捻转、提插、出针均感困难，患者疼痛难忍。滞针多因患者紧张、肌肉痉挛，或手法不当所致。若因患者紧张或肌肉痉挛所致，可稍延长留针时间，并在滞针周围按摩，或在附近再刺一针，以缓解滞针肌肉痉挛；若因针身缠绕肌纤维所致，则须靠小幅度捻转，慢慢退出。

**弯针**　是指针刺进入腧穴之后，针身在体内出现弯曲现象，并伴有提插、捻转和出针困难。弯针多因手法不当，或体位改变，或针下碰到坚硬组织所致。此时不得再进行提插捻转手法，如系轻微弯曲，可按一般出针方法慢慢退出。若针身弯曲过大，应顺着弯曲方向将针退出。若因移动体位所致，则应让患者恢复原来体位，再将针慢慢退出。

**出血或血肿**　是指出针时或出针后针孔部位出现流血，或针刺部位的皮下出现青紫血肿。出血或出现血肿多因刺伤血管所致。若仅见少量出血，即可压迫局部片刻以止血。对于血肿者，可先行冷敷止血，24小时后再行热敷处理。

### 2.灸法禁忌

（1）灸法治病禁忌：主要包括部位禁忌、病证禁忌和生理禁忌。

**部位禁忌**　面部穴位、大血管部位不宜直接灸，以免烫伤形成瘢痕或出现意外；关节活动部位也不宜直接灸，以免烫伤出现化脓影响关节活动功能。

**病证禁忌**　大量吐血、急性中风及肝阳头痛等病证，一般不适宜施灸，以免加重病情。

**生理禁忌**　孕妇的腹部和腰骶部不宜施灸，以免发生意外。晕灸或对艾叶过敏者也属于生理禁忌范围。

（2）灸法异常情况处理：灸法治病虽然比较安全，但是如果操作不慎或使用不当，有时也会出现一些异常情况。灸后一旦发生异常情况，应及时妥善处理并注意加以预防，以确保灸法治病安全。

**晕灸**　应立即停止施灸，并按照晕针处理方法及时处理。

**出现水疱**　施灸过量出现较小水疱时，可让其自然吸收；如果水疱较大，可用消毒毫针刺破放出水疱内水液，再涂以甲紫（龙胆紫）药水。

以上分别从八个方面对中医用针灸治疗疾病的情况作了比较全面的介绍，其中了解针灸的基本作用及原理是针灸治病的必备知识，熟悉经络走向是针灸治病的理论基础，掌握经络作用是针灸治病的基本要求，牢记经络腧穴是针灸治病的先决条件，精通针灸方法是针灸治病的关键环节，把握腧穴主治是针灸治病的主要依据，重视腧穴处方是针灸治病的重要保证，注意针灸禁忌是针灸治病的安全保障。不难看到，中医用针灸治疗疾病，具有完备的针灸理论、针灸方法和治疗要求，自然形成了一种医学体系，并具有其明显的治病特色和优势。

## 九、针灸治疗疾病的特色及优势

从中医用针灸治病中可以看出，针灸疗法具有不同于其他疗法的治病特色和优势，主要表现在以下几个方面。

### 1.内病外疗的外治特色及优势

针灸属于外治法范畴，其最明显的特色表现在通过对体表腧穴的刺激就可用于治疗许多内科、儿科、妇科、外科等体内疾病，而且疗效显著，从而形成了针灸明显的内病外疗的外治特色。

针灸内病外疗的外治特色，最大的优势在于从根本上杜绝及免除了内服药物在治疗疾病的同时对肝肾等脏器组织的毒副作用，即不会产生药源性疾病。因为针灸的治疗方法没有药物在体内分解吸收及代谢排泄等过程，自然也就不存在对机体肝肾等脏器伤害的情况。

2. 起效较快的速效特色及优势

所谓速效特色，是指针灸治疗疾病从进针到发挥疗效的时间比较短暂，即起效快、见效快、疗程短。这是针灸疗法的又一个明显特色。

针灸起效时短的速效特色，最大的优势在于能够很快缓解患者的病痛，当遇到急诊患者，在没有现代急救设备的情况下，能起到救急的作用。尽管它的急救作用和西医比较有明显不足，但在紧急情况下仍不失为一种有效的急救措施。另外，针灸的速效特色的优势，还表现在对于有些疾病的治疗可以明显缩短疗程。

3. 简便易行的实用特色及优势

所谓实用特色，是指针灸疗法不需要复杂的医疗设备，不受场地和时间的限制，甚至可以在家里随时接受治疗，是一种非常方便有效的治疗方法。

针灸简便易行的实用特色，最大的优势在于这种治疗方法易于学习掌握，实际操作简便，便于普及推广，这和西医相比较具有一定的优势。同时还可以降低患者的医疗成本。

4. 回归自然的绿色特色及优势

所谓绿色特色，是指针灸疗法是一种完全天然的治病方法。针灸只是对体表某一部位施行一种物理刺激，没有化学药物对人体生理过程的干扰与伤害。针灸治病是真正意义上的绿色疗法。

针灸回归自然的绿色特色，最大优势在于治疗疾病过程中，很少产生毒副作用及不良反应，而且节省自然资源，不污染环境，是一种很有发展前景的绿色治疗方法，这也是西药所不具备的优势。

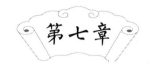

# 中医是怎样预防疾病的

预防疾病，是指采取一定的保护措施防止疾病的发生及发展，中医称之为"治未病"。

预防为主，是我国卫生工作大政方针之一。世界卫生组织在《迎接21世纪的挑战》报告中指出："21世纪的医学，不应继续以疾病为主要研究对象，而应以人类健康作为医学研究的主要方向。"20世纪30年代，美籍著名公共卫生学家兰安生博士曾说："一盎司的预防，胜过一磅的治疗。"中医"治未病"的思想，正好顺应了历史潮流和世界医学的发展方向。

当前，发扬光大中医"治未病"的思想，已经逐渐成为各级政府和每位医生的历史使命和责任。医生履行"治未病"的理念，可以有效帮助人们从亚健康状态及时调理到健康状态，提高人们的健康水平，而患者实践"治未病"的具体行动，则有助于让自己少生病，迟生病。

中医"治未病"的预防思想，是在长期的医疗实践和发展过程中形成的，具有比较完整的理论体系。其中"治未病"是中医对疾病预防思想的高度概括，而未病先防、已病防传、病愈防犯以及五运六气预知疾病则是中医对疾病预防的主要内容和方法。

## 一、未病先防

未病先防，即预防疾病，就是在疾病尚未发生之前，做好各种预防工作以防止疾病的发生。未病先防是最理想也是最积极的防病措施。其实，早在《黄帝内经》时期，中医就有"圣人不治已病治未病，不治已乱治未乱"和"上工治未病"的论述。

"未病"有三层含义：一是为无病，即机体尚未产生病理信息，也就是人体处于没有任何疾病的健康状态；二是病未发，即机体尚未出现明显的病理变化，也就是还没有出现临床症状；三是出现"亚健康"，即人体处于健康和疾病之间的一种低质状态，表现为活力降低，功能和适应能力减退，但又不符合现有疾病分类中的疾病诊断标准。亚健康是"未病"的一种常见的表现形式。

未病先防，从中医的角度出发，主要是考虑正邪两方面的因素。正气不足是疾病发生的内在因素，邪气是导致疾病发生的外来因素，因此既要培植正气，也要预防病邪，而中医更加注重培植正气。培植正气并预防病邪可以从根本上预防疾病的发生。

### 1. 培植正气

所谓培植正气，其实就是"修炼内功"，是防病的基础。《素问·刺法论》曰："正气存内，邪不可干。""修炼内功"需要持之以恒地做到以下五点。

（1）重视精神调养：人的七情六欲与疾病的发生有着密切的联系。七情不仅可以导致内伤，也可以使正气内虚。因此，平时要重视精神调养，做到保持心情舒畅，思想清静。正如《素问·上古天真论》所说："恬惔虚无，真气从之，精神内守，病安从来？"

（2）注意合理饮食：民以食为天，饮食是人体营养物质的源泉，也是维持正气、保证人体生长发育及完成各种生理活动不可缺少的条件。不过，膳食种类需均衡，饮食搭配要合理。不求吃好但求吃对，已经成为现代人们对饮食需求的一种共识。

（3）做到劳逸结合：工作是为了更好地生存和生活，但不能过劳。过劳不但会损伤人的正气，使抗病能力下降，还会造成未老先衰，甚至危及生命。

（4）坚持体育运动：生命在于运动，经常锻炼身体，可以促使血脉流通，有助于关节灵活，从而达到培植正气、增强体质的目的。

（5）施行人工免疫：我国预防医学上的一项伟大发明，就是施行种痘法以预防天花。这种人工免疫方法为后世免疫医学的发展开辟了思路，成为预防疾病的一项重要措施。其实，人工免疫即属于培植正气的一种方法，通过免疫方法可以提高机体对某些疾病的预防能力。

现在，不少人都在谈论养生，其实，养生与中医的未病先防密切相关。养生即保养生命，养生的内涵就是延长生命的时限，养生的实质就是协调平衡机体的状态，养生的过程就是未病先防的过程。中医养生是人类防病和保健最基本的认知空间和修炼手段，是"治未病"的基石。

说到未病先防，不能不提到中医的穴位伏贴疗法。穴位伏贴疗法是在特定的时间段内，即在中国农历夏至、头伏、中伏、末伏的时令期间，实施穴位贴敷中药制剂。这种方法可通过药物对人体穴位的刺激，激发经络功能，改善血液循环，调整和提高机体的抗病功能，从而达到内病外治、冬病夏治的目的，其实质也是一种未病先防的预防措施。该法主要适用于抗病能力低下的易感人群，对咳喘、过敏性鼻炎、胃痛、慢性腹泻、风湿痛、颈肩腰腿痛等病证，以及因脾、肺、肾虚引起的各种慢性疾病，具有一定的预防作用。

2. 预防病邪

未病先防除了要培植正气之外，还要采取各种方法以预防外来病邪对人体的侵害。消除病邪需要坚持做到以下三点。

（1）天人相应：就是人体要主动适应自然界的气候变化，防止气候变化对人体的伤害。顺应天时地利，做到天人相应，人就不易生病；反之，则容易患病。

（2）消灭害虫：世间有许多益虫，也有不少害虫。有些害虫能够传播病菌使人致病，如蚊子、苍蝇等，因此要设法消除对人体有害的害虫，以防止疾病的侵入与传播。

（3）讲究卫生：包括饮食卫生和环境卫生。病从口入，饮食卫生是预防疾病的第一道关口。饮食卫生要做到食品绿色而无公害。同时，人们不能脱离环境而生存，环境卫生对人体的健康也十分重要。环境卫生要做到空气清洁而无污染。

## 二、已病防传

已病防传，就是得病之后，及时采取各种措施防止患者的疾病继续加重或者传变扩散。

清代著名医籍《医学源流论》明确指出："病之始生浅，则易治；久而深入，则难治。"这是对已病防传的形象描述。

已病防传有两层含义：一是有病早期治疗，防止病情加重；二是有病及时控制，防止疾病出现传变与扩散。

### 1. 早期治疗防止病情加重

早期治疗是已病防传的一项重要措施。一般而言，疾病在早期病情大多轻而浅，对人体正气的损伤也不甚严重，故易治且易于恢复健康。但若不及时治疗，病邪就有可能逐渐加重，治疗也就愈加困难。因此，一旦有了疾病，就要及时尽早治疗，这样才能防止疾病不断加重。

### 2. 及时控制防止疾病传变

及时控制病情防止疾病传变扩散是已病防传的一种非常重要的方法。一般说来，疾病的传变是有一定规律的，外感病有六经传变和卫气营血传变规律，内伤病有五脏传变规律等。疾病传变的结果，使得病情越来越深入，愈来愈复杂，也越来越难治。因此，掌握疾病的发展传变规律，及时采取治疗措施，可以防止病情进一步发展或者恶化。如《难经·七十七难》说："所谓治未病者，见肝之病，则知肝当传之于脾，故先实其脾气。"

防病传变，对患者的病情能起到一种遏制作用，对医生来说则是一种医术的考验。既能治疗已病，更能防治传变之病的医生才是高明的医生。

## 三、病愈防犯

病愈防犯，是指疾病初愈之后，采用适当的治疗方法巩固疗效，或采取适当的调养方法以善其后，防止疾病复发。

病愈防犯有三层含义：一是根治疾病，防止疾病复发；二是防止旧病复发；三是防止复感新邪。

### 1. 根治疾病

根治疾病，是防止疾病复发的一个基本原则。中医治病求本的治疗原则即含有根治疾病的理念。有些疾病从临床表现来看，似乎已经痊愈，实际尚未完全痊愈。如淋证，经过治疗后小便涩痛不利的临床表现已经消失，但如果化验尿液，可能还有少量白细胞，表明尚未完全根治，此时则需要继续治疗，以防止病情出现反复。

### 2. 防止旧病复发

防止旧病复发，是预防疾病的一项重要内容。有些疾病由于疾病本身的特点容易复发，有些则是病愈之后由于调养失当导致疾病再次复发。如慢性气管炎、慢性胃炎等疾病，经治疗病情缓解之后，常常因为保养失当而反复发作。因此，采取积极的预防措施具有重要意义。

为了防止旧病复发，应当重点注意以下三点：一是防止情绪或气候的不良刺激。疾病初愈，抗病能力尚差，不良情绪或气候的刺激容易引起气机紊乱而使旧病复发。二是防止饮食失宜。疾病初愈，脾胃尚弱，不节制饮食易致脾胃损伤，常可引起旧病复发。三是防止过度劳累。疾病初愈，精力刚刚恢复但非常有限，工作应量力而行，心身过劳容易导致疾病再次复发。

### 3. 防止复感新邪

防止复感新邪是病愈防犯的一项重要工作。患者在患病期间，正气多有损伤，疾病初愈，正气尚未完全恢复，抗病能力较差，这时极容易感受新的病邪，其结果一方面可能诱发旧病复发，另一方面还有可能产生新的疾病，导致旧病未好，又添新疾。因此，防止复感新邪对于预防疾病具有非常重要的意义。

防止复感病邪，最主要的是注意两点：一是适当用药调补，二是适度用食调养，使其尽快恢复正气，以提高抗病能力，早日实现完全康复。

## 四、五运六气预知疾病

五运六气，是我国古代研究天体运行引起气候变化及其对人体生理病理和疾病防治影响的一门学说，简称运气学说。

### 1. 五运六气预知疾病的理论依据

运气学说用于中医学领域，其理论依据是以阴阳五行相生相克理论为基础，在整体观、天人相应观及运动观的思想指导下，以十天干、十二地支等符号作为演绎工具，来推导预测各个年份气候变化及疾病流行等情况，并依此提前采取相应的预防措施，防止疾病的发生与流行。

运气学说现已逐渐发展成为一种专门的学说，是中医基础理论的一个组成部分，并成为中医预知疾病的一种演绎推测理论。

### 2. 五运六气预知疾病的内容

运气学说可以在某些方面预测疾病的发生和流行。如根据五运六气推算，若逢木太过之年，因肝属木，可以预知当年人体疾病是以肝脏及其所胜之脾脏的病变为多见，故在疾病防治上应注意调节情志，防止肝气太过，并同时注意保养或健运脾胃。又如若本年为火偏胜之年，火为热之极，故在防治疾病上宜采用咸寒清热之品以治之。

运气学说，虽有助于疾病的预知与防治，但也还存在一定的局限性，甚至还有一些争议，尚需进一步进行现代化和更加科学性的研究。

以上从四个方面论述了中医"治未病"的基本内容及其在预防疾病中的具体应用，其中未病先防、已病防传、病愈防犯是"治未病"的核心内容，对疾病的预防具有非常积极的意义。未病先防是基础，已病防传是关键，病愈防犯是保障。总之，"治未病"能提高人们的保健意识和整体健康水平。

## 五、中医预防疾病的特色及优势

从以上四方面论述可以看出，中医预防疾病不但具有丰富的内容和方法，而且具有明显的特色及优势，主要表现在以下三个方面。

### 1. 前瞻预知的特色及优势

前瞻预知的特色，是指中医预防疾病具有高瞻远瞩的防病理念。这一理念强调的是疾病应以预防为主的思想。如未病先防即具有远见的前瞻性特色，已病防传则具有科学的预知性特色。中医前瞻预知的特色要求对于健康人群，应积极贯彻"预防第一"的思想，未病先防。一旦疾病发生，则应按照中医理论，并遵循疾病发展规律，采取有效措施防止疾病的传变与加重。

前瞻预知的特色，最大的优势在于突出防患于未然在疾病预防过程中的主导思想。这一特色顺应了当今的历史潮流，适应了现代医学研究的新方向，非常符合现代预防医学发展的新动向，即防重于治，预防前移，让健康人不要变成亚健康人，让亚健康人不要变成患者，让小病不要变成大病。

### 2. 形神合一的特色及优势

形神合一的特色，是指中医预防疾病具有人体精神与形体统一的防病理念。这一理念强调的是心理健康对疾病预防的作用。如培植正气中的重视精神调养以及中医的养生观念即具有明显的形神合一特色。中医学认为，精神因素是疾病产生的重要因素，许多疾病是由于精神原因所造成的，如"七情"致病，既可使人易感外邪，又可内伤脏腑，即所谓的"神伤则形伤，神亡则形亡"。

形神合一的特色，最大的优势在于强调心理健康在预防疾病过程中的重要性。因此，保持心理健康，注意精神调养，做到形神合一，乐观对待人生，有助于延年益寿。

### 3.天人相应的特色及优势

天人相应的特色，是指中医预防疾病具有人与自然和谐统一的防病理念。这一理念强调的是顺应自然界气候和环境对疾病的预防作用。如预防病邪中的天人相应，即明显地体现了天人相应的特色。中医学认为，人和自然界是一个有机的整体，而自然界又是人类赖以生存的基础。事实告诉我们，许多疾病的产生是由于人类对自然界气候或环境的破坏，以及人体不能主动顺应自然界的规律所造成的。

天人相应的特色，最大的优势在于主张人和自然界和谐统一在预防疾病过程中的必要性。因此，人们应当主动适应和顺从自然界气候的变化，同时还要时时处处保护自然环境，必要时主动改善自然环境，这样才能预防疾病，安然生息。

人的一生，其实是伴随着疾病走过来的。每个人都会生病，生病是绝对的，不生病是相对的。有病治病，这是天经地义的，也是人之常情。但是治病往往让人伤神费脑，是找西医看还是找中医看？是采用中药方法治疗还是采用针灸方法治疗？这些都是患者在看病时需要选择和面临的实际问题。从本篇开始，本书将分别就中药、中成药和针灸适宜治疗的常见疾病的疾病介绍、治疗方法、治疗经验及其治疗优势予以全面而通俗的阐述，相信大家阅读之后一定会有收获。

这里需要强调的是，中医和西医对疾病的治疗，没有谁对谁错、谁能谁不能之说，只有谁适宜谁不适宜。

患者如果选择应用中医方法治疗疾病，那么首先需要明确中医治病的优势以及中医治疗的优势病种。中医治病的优势，是个非常复杂的问题，从理论层面来看，尚未形成一个权威性的共识。至于优势病种，每个医生或专家都可能有自己的见解和答案，在医学界也没有完全定论。尽管如此，中医治病具有的优势是客观存在的，这已是一个不争的事实，同时，一些已经比较明朗的中医优势病种已经或正在被大家认可。了解和掌握中医这些优势及其病种，对医生是必需的，对患者也是需要的。

下篇

哪些疾病适宜应用中医治疗

本书遴选优势病种以常见病、多发病为基础，并采用以下五条原则：一是西医目前尚无好的治法或疗效，而中医具有较好疗效的病种；二是西医也有确切疗效，但中医临床疗效或中西医结合疗效好于西医的病种；三是西医治疗主张手术，而使用中医或中西医结合方法治疗可以免除手术并且具有一定疗效的病种；四是西医目前尚无理想治疗方法的一些疑难病或重大疾病，而中医药在某些方面或在某个治疗环节显示出一定优势的病种；五是西医和中医疗效相当，但采用西医治法或应用西药治疗毒副作用较大，容易诱发医源性或药源性疾病，而中医治疗较少出现上述弊端的病种。

这里需要强调的是，中医的优势病种是一个相对的概念，一方面是因为中医治疗的优势病种还在不断地变化，另一方面被认为是中医临床治疗优势的病种，并非都能达到百分之百的治愈率，而是与其他非中医治疗方法相比较而言的。

客观地讲，一些疾病即自限性疾病不需要治疗确有自愈的可能性，比如普通感冒、口腔溃疡等。但必须清醒地看到，疾病自愈的基础是身体要有足够的自愈能力，或有较强的免疫功能，对于体质较差或年纪较大、免疫功能低下的人来说，即使患有别人不需要治疗可以自愈的疾病，进行治疗也是具有积极意义的，因为通过治疗既可以缩短病程，又可以减轻病痛，还可以避免由此而引发的其他疾病或加重原来的疾病。

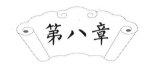

# 哪些疾病适宜应用中药治疗

中医不同的治疗方法，各有其不同的适宜疾病和优势病种。根据目前对中药临床治疗疾病的观察与分析，大致可以将适宜应用中药治疗疾病的情况分为五种不同类型：一是部分疾病适宜优先应用中药治疗；二是部分疾病适宜久用中药治疗；三是部分疾病不同阶段适宜应用中药治疗；四是所有病毒性疾病均可应用中药治疗；五是所有癌症患者中药治疗均可介入。

## 第一节　25 种适宜优先应用中药治疗的疾病

25 种适宜优先应用中药治疗的疾病，是指当患者被临床确诊为这 25 种疾病中的某一种疾病时，应当考虑优先选择应用中药治疗，而且临床疗效较好。这 25 种疾病分别是功能性消化不良、胃食管反流、功能性腹胀、肠易激综合征、功能性便秘、慢性腹泻、胃肠功能紊乱、慢性胆囊炎、普通感冒、感冒后咳嗽、心脏神经官能症、原发性低血压、缺铁性贫血、过敏性紫癜、尿道综合征、原发性多汗症、小儿厌食症、围绝经期综合征、原发性痛经、功能性子宫出血、湿疹、过敏性鼻炎、鼻窦炎、慢性咽炎、复发性口腔溃疡等。

### 功能性消化不良

#### 疾病介绍

功能性消化不良，简称消化不良，是指由多种原因导致胃动力障碍并排除器质性病变的一种消化道疾病。

本病临床症状比较复杂，以持续性反复发作的上腹部疼痛、饱胀、食欲不振、嗳气，甚至恶心呕吐为主要表现，且病程持续超过 4 周以上，或在 1 年内累计超过 12 周以上。患者常伴有焦虑或抑郁等精神症状。

**中药治疗方法**

本病属于中医"胃痛""痞满"等范畴。中医学认为，脾虚是本病发病的基础，肝郁是本病发病的诱因。脾胃虚弱可使胃肠消化功能降低，肝气郁结可致胃肠消化功能紊乱，故中药治疗功能性消化不良多从肝脾论治。

近年来，中医药治疗功能性消化不良临床研究及报道较多，且取得了较好的临床疗效，故本病是中医治疗消化系统疾病的主要优势病种。

中医一般将功能性消化不良，辨证分为痰湿中阻、肝胃不和、脾胃虚寒以及胃阴不足四个证型。痰湿中阻宜除湿化痰，理气和胃，常用二陈平胃汤加减；肝胃不和治疗宜疏肝解郁，和胃消痞，常用越鞠保和丸加减；脾胃虚寒宜温中健脾，常用附子理中丸加减；胃阴不足治疗宜养阴益胃，和中下气，常用益胃汤加减。

**名医验方**

国医大师李寿山采用补中消痞、理气导滞的方法，用自拟的补中消痞汤治疗功能性消化不良出现的胃脘痞满、饱胀不舒等，疗效显著。处方：党参 15 克，黄芪 30 克，白术 15 克，枳实 15 克，白芍 15 克，莪术 15 克，桂枝 6 克，良姜 5 克，柴胡 10 克，佛手 15 克，炙甘草 6 克，姜枣为引。

**中药治疗经验**

中药治疗功能性消化不良应重点掌握三点：一是注重健运脾胃。脾主运化，健运脾胃是治疗本病的关键，既有助于消化食物以消除胀满症状，又有利于增进食欲以解除食欲不振的表现。二是注意巩固疗效。本病有反复发作的特点，因此即使病情好转也应继续巩固治疗一段时间，以免复发。三是注意调理饮食习惯。告诫患者要注意改善不良饮食习惯，不要暴食暴饮，并要保持良好的精神状态。

中药治疗功能性消化不良具有明显的优势：一是疗效显著。据有关临床报道，采用中医辨证施治治疗本病，有效率一般可达 90% 以上。二是能够治本。由于中药治疗重在健运脾胃，调理后天之本，因此能够治本，而且疗效比较稳固。三是能因人制宜。同是消化不良，但临床表现往往不尽相同，由于中药治疗时对不同证型的患者采取了不同的治疗方法，体现了个体化治疗原则，因而更具有针对性，疗效更好。

中药治疗优势

## 胃食管反流

### 疾病介绍

胃食管反流，系指由于胃液或十二指肠内容物反流进入食管而引起的一种消化道疾病。

临床以反复出现的胸骨后和剑突下烧心（胃灼热）、反酸为主要表现特征，平卧或弯腰时容易发作。常伴有反胃、吞咽不适或疼痛等表现。

胃食管反流，根据内镜检查结果可分为两种类型：食管黏膜无明显病变者称非糜烂性胃食管反流病，即所谓的"病症性反流"；食管有明显糜烂和溃疡等炎症病变者，称反流性食管炎，即所谓的"病理性反流"。临床上习称的"胃食管反流"多指前者。

胃食管反流，属于中医"嘈杂""吞酸""反胃"等范畴。中医学认为，本病的病变主要在胃，病机是由于多种原因导致胃失和降，浊气上逆，故临床治疗重在和胃降逆。

近年来，由于胃食管反流逐渐地被人们认识，而且由于本病具有反复发作、部分患者对西药不敏感等特点，中医对胃食管反流的研究和治疗逐渐成为热点，并总结出了许多宝贵的治疗经验。

中医临床一般将胃食管反流辨证分为肝胃郁热、湿热中阻、脾胃不和以及胃阴不足四个证型，前两个类型属实证，后两个类型属虚证。肝胃郁热治疗宜清肝和胃，常用化肝煎加减；湿热中阻治疗宜清热化湿，和胃降逆，常用芩连温胆汤加减；脾胃不和治疗宜补脾和胃，常用四君子汤合平胃散加减；胃阴不足治疗宜养阴益胃，常用益胃汤加减。

名老中医卢化平，采用理气和胃、清热化痰方法，用自拟的调胃清热

中药治疗方法

名医验方

饮治疗反流性食管炎，取得了良好效果。处方：藿香 10 克，紫苏梗 12 克，黄连 10 克，山栀 6 克，吴茱萸 6 克，丹参 12 克，香附 12 克，瓜蒌 15 克，枳实 10 克，浙贝母 12 克，槟榔 12 克，炙甘草 10 克。

**中药治疗经验**

中药治疗胃食管反流需要重点掌握三个基本原则：一是辨清虚实。本病实证湿多夹热，治疗宜清热化湿；虚证则寒热错杂，治疗宜寒热并用。二是治疗宜降不宜升。本病系胃失和降，浊气上逆所致，故治疗应以降为顺。三是重视健脾治本。反流物的产生与脾失健运有直接的关系，因此需要健脾除湿，以彻底消除反流物，从而达到根治疾病的目的。

**中药治疗优势**

中药治疗胃食管反流具有较好的优势：一是改善症状明显。胃食管反流患者在服用中药之后，吞酸、反胃、胸痛等症状一般均有比较明显的改善。二是疗效稳定。由于中药治疗时注重健脾养胃治本，因此疗效比较稳定，复发率较低。三是多途径发挥作用。中药治疗本病，既能除湿邪、降胃气以治标，又能补脾气、益胃阴以治本，标本同治，具有综合治疗效应的特点。

## 功能性腹胀

### 疾病介绍

功能性腹胀，是指患者反复出现腹部膨胀并排除其他胃肠病及器质性病变的一种消化道疾病。

临床主要表现为长时间的腹胀，白天腹胀逐渐加重，尤其是在进食后，晚上有所减轻，且病程持续 3 个月以上。有时伴有上腹部疼痛、早饱纳呆（消化不良），食物在胃内滞留聚集现象等。

功能性腹胀，属于中医"痞满""腹胀"范畴。中医学认为，饮食不节、寒湿内阻或情志失调等导致脾胃气滞，均可引起腹胀。临床治疗以行气消胀为其基本治疗方法。

近些年来，用中医中药方法治疗功能性腹胀的临床报道较多，而且取得了较好的疗效。

中药治疗功能性腹胀，临床一般辨证分为寒湿困脾、肝气犯胃、肝脾不和及脾虚气滞四个证型。寒湿困脾治疗宜燥湿健脾，行气消胀，常用香砂养胃丸加减；肝气犯胃治疗宜疏肝和胃，常用木香顺气丸加减；肝脾不和治疗宜疏肝健脾，常用逍遥丸加减；脾虚气滞治疗宜行气健脾，常用香砂六君汤加减。

名老中医岳沛芬，采用抑肝和胃的方法，用自拟的抑肝和胃汤治疗功能性腹胀，疗效显著。处方：柴胡 10 克，半夏 10 克，陈皮 10 克，枳壳 10 克，厚朴 10 克，茯苓 10 克，竹茹 20 克，黄连 5 克，甘草 10 克。

中药治疗功能性腹胀应重点掌握三点：一是行气不忘健补脾胃。行气消胀是治疗腹胀的主要方法，但治疗期间要始终不忘健补脾胃，因为健补脾胃有助于对食积湿阻的运化作用，同时脾气充盈又有助于食积之气的疏散。二是重视疏肝解郁。不少患者的腹胀是由于肝气郁结所致，而肝主疏泄，又有助于脾的运化功能。三是行气不可耗气。行气健脾药多为温燥之品，注意用量不可过大，以免耗气或者伤阴。

中药治疗功能性腹胀具有明显的优势：一是疗效显著。有人对国内 5 家医院 91 例功能性腹胀患者进行临床观察和统计分析，结果表明治疗总有效率可达 90% 以上。二是标本同治。中药治疗腹胀不是单纯行气，而且重视健补脾胃以及疏肝解郁，故标本同治，疗效稳定，不易复发。三是多途径发挥治疗作用。由于中药治疗本病多以复方入药，故能多途径发挥治疗作用，这对于多因素致病的腹胀来说具有明显的治疗优势。

## 肠易激综合征

### 疾病介绍

肠易激综合征，是指患者持续或间歇性肠道蠕动障碍并排除器质性病变的一种消化系统疾病。

临床以反复发作的腹部疼痛，并伴有排便改变为主要表现特征。患者一般腹痛部位不定，但以下腹和左下腹多见。排便改变包括排便习惯或粪便性状的改变，或腹泻或便秘，以腹泻多见，多伴有腹胀，常有排便不尽感。

**中药治疗方法**

本病属于中医"腹痛""泄泻""便秘"等范畴。中医学认为，本病主要由情志失调、饮食不节所致。肝郁脾虚，大肠传导失常是本病的主要病理改变，故临床常以疏肝解郁、养血健脾为基本治疗方法。

目前，中医临床一般将肠易激综合征辨证分为肝气郁结、脾虚湿盛、血虚阴亏三个证型。肝气郁结治疗宜疏肝解郁，行气止痛，常用柴胡疏肝散加减；脾虚湿盛治疗宜健脾益气，除湿止泻，常用参苓白术散加减；血虚阴亏治疗宜养血滋阴，润肠通便，常用润肠丸加减。

**名医验方**

名老中医李寿山，采用疏肝理气、健脾渗湿方法治疗痛泻（西医诊断为肠易激综合征），疗效显著。处方：柴胡 7.5 克，炒白芍 15 克，白术 15 克，炒枳壳 7.5 克，木瓜 10 克，木香 6 克，酒军炭 1.5 克，乌梅 7.5 克，橘核 15 克，炙甘草 6 克。

**中药治疗经验**

中药治疗肠易激综合征，多数学者认为用药贵在调理。一是重视调理气机，即疏肝解郁，行气理脾。本病致病因素与情志关系密切，病变部位在脾胃，故治疗要注重疏肝解郁，行气理脾。二是对于腹胀患者不可使用破气之药，以免伤脾。三是对便秘患者尽量少用性猛峻下药，如生大黄、元明粉等，因其虽能取一时之快，若长期滥用，反而会扰乱肠胃正常功能，加重大肠传导失常，使便秘加重。四是对于腹泻的患者不宜过早应用收敛止泻药，慎防留邪。另外，大热大寒药物亦非本病所宜。

**中药治疗优势**

中药治疗肠易激综合征的优势主要有三方面：一是疗效稳定。由于中药治疗本病既治标又治本，故疗效稳定，不易复发。二是能够调理机体脏腑功能。中药治疗肠易激综合征不是便稀就止泻，便秘就导泻，而是重在调理机体的脏腑功能，从而达到健运或恢复其自身的正常生理功能。三是用药温和。中医治疗本病的药物多为疏肝药，或健脾药，或理气药，或润肠药，作用轻柔，不伤害人体正气，副作用较小。

## 功能性便秘

### 疾病介绍

功能性便秘，又称习惯性便秘、单纯性便秘，是指患者肠蠕动功能异常而排便延迟并排除器质性病变的一种疾病。

临床主要表现为粪便干结，排便困难，或大便干燥，排便间隔时间延长，每周少于2~3次，且在1年内持续累计超过12周。

**中药治疗方法**

功能性便秘，属于中医"便秘"范畴。中医学认为，便秘是由于热盛、气滞、气虚或血虚等多种原因，导致大肠传导失常所致，故临床以润肠通便为基本治疗方法。

中医一般将便秘分为热结便秘、气滞便秘、血虚便秘、阳虚便秘四个证型。热结便秘治疗宜清泄热邪，润肠通便，常用麻子仁丸加减；气滞便秘治疗宜行气导滞，泻下通便，常用六磨汤加减；血虚便秘治疗宜补血养阴，润肠通便，常用润肠丸加减；阳虚便秘治疗宜温阳益气，润肠通便，常用济川煎加减。

**名医验方**

国医大师王绵之，采用益气温肾、滋阴润肠，兼以行气活血的方法治疗气阴两虚型便秘，有良好的疗效。处方：炙黄芪18克，党参18克，炒白术12克，肉苁蓉12克，生地黄15克，熟地黄15克，麦冬12克，广木香5克，炒枳实9克，大腹皮12克，当归20克，生白芍18克，桃仁9克，红花9克，火麻仁12克。

**中药治疗经验**

中药在治疗功能性便秘时应重点掌握三个基本原则：一是首辨虚实。便秘有虚实之别，治法不同，用药有别，故临床对于便秘应首先辨清虚实。二是润肠方法贯穿始终。这是基于大便干燥的基本事实，同时考虑到患者多为中老年人，阴津多有亏损。三是重视行气方法。气有推动作用，行气有助于通腑排便。

中医治疗本病的优势主要有三方面：一是标本同治。中药治疗便秘往往既通便又兼清热，或行气、补虚，标本同治，因此复发率较低。二是兼能补养扶正。中药在通便的同时，由于不少药物兼有养阴生津润肠功能，因而对患者具有一定的补养扶正作用。三是副作用较少。中药治疗便秘很少产生毒副作用，也不易耐药，可以长期服用，特别是润肠通便的药物。

## 慢性腹泻

### 疾病介绍

慢性腹泻，是指患者肠道蠕动增快或肠道粪便水分增加而引起的排便次数增多的一种肠道疾病。

临床主要表现为反复出现大便溏稀，或不成形，次数增多，且病程超过2个月以上。患者还常伴有腹部不适或腹痛等症状。

慢性腹泻，属于中医"泄泻"范畴。中医学认为，本病与脾的关系最为密切，各种原因导致脾失健运，不能运化水湿，均可形成腹泻。因此，用中药治疗慢性腹泻，一般多着眼于脾胃，以健脾止泻为基本治疗方法。

中医治疗慢性腹泻目前临床报道很多，积累了丰富的经验，也取得了较好的临床疗效。

目前，中医一般将慢性腹泻辨证分为寒湿内盛、肝脾不和、脾胃虚弱、脾肾阳虚四个证型。寒湿内盛治疗宜散寒除湿止泻，常用藿香正气散加减；肝脾不和治疗宜疏肝健脾止泻，常用痛泻要方加减；脾胃虚弱治疗宜益气健脾止泻，常用参苓白术散加减；脾肾阳虚治疗宜温肾健脾，涩肠止泻，常用四神丸加减。

国医大师颜德馨，采用脾肾双调的方法治疗脾肾两虚型慢性泄泻，疗效显著。处方：淡附片4.5克，党参10克，白芍10克，吴茱萸2.4克，白术9克，苍术9克，葛根9克，木香4.5克，升麻9克，醋炒柴胡9克，防风 9 克，陈皮 6 克，泽泻 9 克，丹参 15 克，川芎 9 克，檀香 1.5 克，生麦芽 30 克，炙甘草 4.5 克。

中药治疗慢性腹泻应重点掌握三个原则：一是辨清虚实。慢性腹泻多为虚证，但也有一些患者为实证，临床应仔细辨证。二是以补脾扶正为主，或标本同治。一般不宜采用单纯涩肠止泻的方法治疗慢性腹泻。三是注意养阴生津。由于长期腹泻，患者一般会出现阴伤津亏之表现，养阴生津有助于补充亏损的津液。

中药治疗慢性腹泻具有明显的优势：一是治本。尽管腹泻原因复杂，但由于采用了健运脾胃的治疗方法，因此可以达到治本的目的。二是个体化治疗作用显著。慢性腹泻病因复杂，症状多变，中药治疗本病因人制宜，辨证施治，针对性较强，因此疗效显著。三是具有明显的综合效应特点。中医治疗慢性腹泻，一方面重在健运脾胃，同时往往还会采用除湿，或者兼以补气、温肾等方法和药物，这就使治疗能够多方位、多途径发挥疗效，使治疗更加符合疾病需要以及病因复杂的实际情况。

## ❧ 胃肠功能紊乱 ❧

### 疾病介绍

胃肠功能紊乱，又称胃肠神经官能症，是指以胃肠运动和分泌功能紊乱为特征而无器质性病变的一种消化系统疾病。

本病临床表现复杂，常常因人而异，主要表现有厌食、反胃、呕恶、饭后饱胀、上腹部不适、腹痛、腹泻或便秘、咽喉有异物感、焦虑、健忘、抑郁、心悸、胸闷、情绪容易波动等。

胃肠功能紊乱，属于中医"痞满""腹痛""反胃"等范畴。中医学认为，胃肠功能紊乱尽管病变部位在胃肠，但其表现除了有胃肠道症状外，还常常出现情志异常的表现，最终形成肝脾不和的病理改变，故临床治疗以调和肝脾为基本治疗方法。

中医一般将本病临床辨证分为肝气郁结、肝胃不和、肠胃不和、脾胃不和、肝脾不和五个证型。肝气郁结治疗宜疏肝解郁，常用柴胡疏肝散加减；肝胃不和治疗宜疏肝和胃，常用舒肝和胃丸加减；肠胃不和治疗宜调和肠胃，常用半夏泻心汤加减；脾胃不和治疗宜调和脾胃，常用四君子汤合平胃散加减；肝脾不和治疗宜疏肝健脾，常用逍遥散加减。

**名医验方**

著名中医赵冠英，采用益气健脾、理气平肝的方法治疗胃肠功能紊乱属脾胃气虚型者，疗效显著。处方：党参15克，白术15克，茯苓15克，甘草6克，砂仁6克，乌药15克，炒枳壳15克，白芍15克，蒲公英15克，天麻10克，丹参15克，佛手10克，柴胡10克，郁金10克。

**中药治疗经验**

中药治疗胃肠功能紊乱应重点掌握三个原则：一是疏肝解郁不可缺。由于本病常因情志诱发，临床又多见肝气郁结表现，故治疗期间不忘疏肝解郁。二是重视和解调理方法。本病治疗应始终注重调理相关脏腑功能，具体方法为调和肝胃，或调和肠胃，或调和脾胃，或调和肝脾。三是用药不可大寒大热，也不可攻伐太过。大寒败胃，大热耗津，攻伐太过伤气，故在治疗期间均应慎用或不用。

**中药治疗优势**

中医治疗胃肠功能紊乱具有独特的优势：一是能够有效消除致病因素。精神因素是胃肠功能紊乱疾病发生的重要原因，疏肝解郁药物的使用能够使患者情志得以舒畅，从而有效缓解和治疗本病。二是整体调节作用明显。中医治疗本病从整体考虑，既调和肠胃，又调和肝脾，有时还需交通心肾，充分体现了整体调节的治疗优势。三是具有调整自主神经的功能。现代药理研究表明，治疗胃肠功能紊乱的一些中药具有较好的调整全身自主神经功能，特别是胃肠神经功能的作用，故疗效较好。

## 慢性胆囊炎

**疾病介绍**

慢性胆囊炎，是指患者胆囊持续或反复发生慢性迁延性炎症的一种消化系统疾病。

临床主要表现为反复出现不同程度的右上腹或中上腹部疼痛或不适，胆囊区可有轻度压痛。常伴恶心、呕吐，少数患者还出现发热、黄疸等症状。并于进油腻食物后加重。

根据胆囊内是否存在结石，临床一般分为结石性胆囊炎与非结石性胆囊炎两种，临床上以结石性胆囊炎多见。

**中药治疗方法**

慢性胆囊炎属于中医"胁痛""黄疸"范畴。中医学认为，凡由于各种原因导致胆管不通，胆汁疏泄受阻，均可引发本病，故慢性胆囊炎临床治疗以行气利胆为基本治疗方法。

中医一般将慢性胆囊炎辨证分为肝胆湿热、肝胆瘀滞、肝郁脾虚、肝阴不足四个证型。肝胆湿热治疗宜清利肝胆湿热，常用龙胆泻肝汤加减；肝胆瘀滞治疗宜活血祛瘀，行气止痛，常用膈下逐瘀汤加减；肝郁脾虚治疗宜疏肝健脾，常用逍遥散加减；肝阴不足治疗宜养阴柔肝，常用一贯煎加减。

**名医验方**

近代名医蒲辅周认为，慢性胆囊炎多为胆火上逆，胃气受阻，以致胆胃不和所致，治疗常采用清疏肝胆、和胃降逆的方法。蒲老经常应用四逆散、左金丸加味治疗，效果非常显著。

**中药治疗经验**

中药治疗慢性胆囊炎应重点掌握三点：一是应以通利降气为要，最忌郁滞。治疗要始终贯穿疏肝利胆、通腑泄热的原则，这是中医治疗胆囊炎的基本方法。二是注意活血药的应用。活血有助于消散瘀滞和止痛。三是肝胆同治。从中医角度来看，肝与胆相表里，疏肝可以达到利胆之目的，故在治疗慢性胆囊炎时疏肝方法不容忽视。另外还需注意，慢性胆囊炎有结石和无结石的区别，治疗方法也应有所不同。

**中药治疗优势**

中医治疗慢性胆囊炎有一定的优势：一是能有效缓解症状。使用中药治疗之后，能有效减轻患者的腹痛、恶心、呕吐等症状。二是综合效应明显。所用药物既能清热，又能利胆，有的兼能排石。现代药理研究表明，治疗胆囊炎的中药大多具有较好的广谱抗菌和利胆作用，部分药物尚有排石作用。第三，用药毒副作用小。中药治慢性胆囊炎对肝肾无伤害，不良反应较少，有的患者甚至可以免除手术。

## 普通感冒

### 疾病介绍

普通感冒，简称"感冒"，又称"伤风"，是指由于机体感染病毒而引起的一种急性上呼吸道传染性疾病。

临床主要表现为恶寒、发热、鼻塞、流涕、喷嚏，并常伴有头痛、咽痛或咳嗽等症状。

普通感冒常以鼻病毒为主要致病病毒。鼻病毒主要从呼吸道的分泌物（如唾液）中排出并进行传播，当人体抵抗力下降，或受凉淋雨、过度疲劳、烟酒过度、鼻部患有慢性疾病等影响呼吸道畅通时，容易诱发感染而发病。

### 中药治疗方法

普通感冒，属于中医"伤风""感冒"的范畴。中医学认为，本病系人体外感风、寒、暑、湿、燥、火，即"六淫"表邪所致，故临床以发散表邪为基本治疗方法。

中医治疗感冒历史悠久，积累了丰富的经验。如《明医指掌·伤风证》曰："因外感者，以辛凉、辛温之剂散之。"近些年来，中药治疗感冒包括流行性感冒的临床研究及报道很多，且取得了很好的临床疗效。本病是中医治疗呼吸系统疾病的主要优势病种。

中医临床一般将感冒辨证分为风寒感冒、风热感冒和暑湿感冒三个证型。风寒感冒治疗宜辛温解表，常用荆防达表汤加减；风热感冒治疗宜辛凉解表，常用银翘散加减；暑湿感冒治疗宜清暑祛湿解表，常用新加香薷饮加减。

### 名医验方

国医大师周仲瑛，用辛凉解表、轻宣肺气的方法治疗风热感冒，疗效显著。处方：淡豆豉12克，薄荷3克，冬桑叶6克，菊花6克，炒牛蒡子12克，金银花12克，连翘6克，前胡6克，桔梗3克，杏仁6克，甘草3克，枇杷叶9克，芦根30克。

中药治疗经验

中药治疗普通感冒时需重点掌握四点：一是首辨风寒风热。中医治疗感冒必须首先分清是风寒感冒还是风热感冒，两者治法不同，用药也有区别，即使风寒风热错杂，也应分清主次。二是治疗宜发表不能收敛。这是治疗感冒的一条基本原则。感冒系外感表邪所致，治疗皆应发散表邪，不能使用收敛类药物，以免表邪入里加重病情。三是不可过早使用补益药物。即使是体虚感冒，也不能过早使用补虚药物，否则容易出现恋邪而加重病情。四是切记不可发汗太过。治疗感冒发汗太过会损阴伤阳，伤害人体正气。

中药治疗优势

中药治疗普通感冒优势明显：一是疗效确切显著。大量临床治疗观察表明，凡普通感冒者，服用中药治疗后病情都会明显好转或提早痊愈。二是能有效抗感冒病毒。现代药理研究表明，不少治疗感冒的中药，既能有效抗感冒病毒，许多药物还能提高患者机体的免疫功能，这也是中药治疗感冒疗效确切的药理基础。三是副作用较小。中药治疗感冒很少出现不良反应。

## 感冒后咳嗽

### 疾病介绍

感冒后咳嗽，是指患者感冒症状消失超过2周后咳嗽仍然持续不愈，而化验、胸部X光片等检查又未发现任何异常的一种呼吸道疾病。

本病临床主要表现为干咳，无痰或少痰，尤其是说话时或吸入冷风后更容易引发咳嗽，常伴咽痒，一般咳嗽病程在2周以上，甚则长达数月。

中药治疗方法

本病属于中医“咳嗽、风咳”范畴。中医很早就有单纯风邪导致咳嗽的论述。如《诸病源候论·咳嗽候》曰：“风咳，欲语因咳，言不得竟是也。”据此，中医一般将祛风宣肺止咳作为治疗感冒后咳嗽的主要方法。

根据临床表现，中医一般将感冒后咳嗽辨证分为风热郁肺、燥热伤肺、阴虚肺燥三个证型。风热郁肺治疗宜疏散风热，宣肺止咳，常用桑菊饮加减；燥热伤肺治疗宜疏风清肺，润燥止咳，常用桑杏汤加减；阴虚肺燥治疗宜滋阴润肺，宣肺止咳，常用沙参麦冬汤加减。

笔者认为，感冒后咳嗽发病的病因病机，主要是由于感冒后余邪未尽，燥热伤肺，肺失宣降所致。故临床治疗本病，经常采用宣肺透邪、润肺止咳之法，每获良效。方用止嗽散合桑杏汤加减，处方：桑叶 12 克，杏仁 12 克，桔梗 15 克，前胡 12 克，炙麻黄 6 克，荆芥 12 克，柴胡 9 克，薄荷 9 克，枇杷叶 10 克，冬花 12 克，桑白皮 9 克，黄芩 10 克。干咳甚者，加百部；咽痒者，加牛蒡子；有痰者，加半夏或浙贝母等。

**中药治疗经验**

中药治疗感冒后咳嗽应重点掌握三点：一是不忘祛邪。尽管本病感冒的临床症状消失了，但其实尚有残留表邪郁滞存在，因此一定要注意祛邪。二是不忘宣肺。即使是在使用养阴润肺治疗方法时，也不要忘记宣肺。三是宜用润肺药而慎用补肺药。感冒后咳嗽应当使用轻宣甘凉的润肺药，最好不要使用大量滋腻的补肺药，以免恋邪。

**中药治疗优势**

临床实践证明，中医治疗感冒后咳嗽优势明显：一是疗效显著。中药治疗感冒后咳嗽，既能明显缓解或消除咳嗽症状，又能有效防止病情进一步发展。二是既治标又治本。中医治疗感冒后咳嗽所用的药物，大多既能透邪又能宣肺，这样既考虑到了咳嗽是由感冒引发的事实，又考虑到了咳嗽是因为肺失宣降所致。三是疗效稳定，不易复发。中药治疗本病不是仅着眼于单纯止咳，同时还考虑到润肺，调理肺部功能，具有整体治疗的理念，故疗效稳定，不会迁延病情或使病情出现反复。

## 心脏神经官能症

### 疾病介绍

心脏神经官能症，又称功能性心脏不适，是指多种原因导致心脏功能障碍并排除器质性心脏病的一种心血管疾病。

本病临床症状表现多种多样，常见有心悸、心前区疼痛、胸闷、气短，以及头晕、心烦、失眠、多梦等。

心脏神经官能症，属于中医"惊悸""不寐"等范畴。中医学认为，本病病变部位在心，多由肝气郁结而发，久病则常累及脾肾，故治疗方法重在疏肝安神，兼顾脾肾。

中药治疗心脏神经官能症临床辨证主要分为肝气郁结、痰火扰心、心脾两虚和阴虚火旺四个证型。肝气郁结治疗宜疏肝解郁，常用柴胡疏肝散加减，痰火扰心治疗宜化痰泄热，清心安神，常用黄连温胆汤加减；心脾两虚治疗宜益气补血，养心安神，常用归脾汤加减；阴虚火旺治疗宜养阴清热，养心安神，常用天王补心丹加减。

中医专家李应东教授，采用理气活血的方法治疗心脏神经官能症，有较好的疗效。其临床常用逍遥散合血府逐瘀汤加减，处方：柴胡12克，白芍12克，枳壳12克，川芎12克，当归10克，川牛膝12克，桃仁10克，红花10克，丹参15克，酸枣仁15克，夜交藤15克，合欢皮15克，炙甘草6克。

中药治疗心脏神经官能症应当重点掌握三点：一是治疗重在疏肝解郁，养心安神。由于本病多由情志不畅，或焦虑紧张所致，故治疗需要重视对心、肝两脏的治疗而采用疏肝解郁、养心安神的方法。二是因人制宜，因病施治。本病病因复杂，临床表现各异，故治疗需要因人制宜而采取不同的治疗方法。三是消除患者顾虑，保持心情舒畅。治疗期间，应注意多与患者沟通，并指导患者注意精神调养，以消除焦虑、恐惧、紧张等不良情绪对疾病的影响，帮助患者树立战胜疾病的信心。

中药治疗心脏神经官能症具有比较明显的优势：一是标本同治，疗效稳定。本病久病多为本虚标实之证，中药治疗往往既疏肝又养心，既清心又安神，标本同治，故疗效稳定。二是具有调节自主神经功能。现代药理研究表明，用于治疗心脏神经官能症的中药中，许多具有调节自主神经的功能，或具有镇静、催眠的作用，如五味子、酸枣仁等。三是不良反应少。

# 原发性低血压

## 疾病介绍

原发性低血压，又称体质性低血压，是指患者排除其他疾病造成而出现的肢体动脉血压低于 90/60mmHg 的一种心血管疾病。

患者出现经常性的头晕、乏力为该病的主要临床表现，并常伴有心悸、心慌、气短、记忆力减退等表现。

**中药治疗方法**

原发性低血压，属于中医"眩晕"范畴。中医学认为，本病病位主要在心，多由心气或心阳不足所致，故治疗以补气升阳为基本治疗方法。

中医一般将原发性低血压临床辨证分为心脾气虚、心阳不振、气血亏虚和心肾阳虚四个证型。心脾气虚治疗宜补中益气，常用补中益气丸加减；心阳不振治疗宜益气助阳，温经通脉，常用黄芪桂枝五物汤加减；气血亏虚治疗宜补益气血，常用归脾汤加减；心肾阳虚治疗宜回阳益气，常用四逆加人参汤加减。

**名医验方**

著名中医陈运明，采用温肾健脾、养心益肺、补气生血、滋阴回阳的方法，用自拟的升压颗粒治疗原发性低血压，疗效显著。处方：附子 18克，炙黄芪 20 克，红参 10 克，麦冬 30 克，五味子 6 克，肉桂 6 克，干姜 9 克，当归 10 克，熟地黄 10 克，炙甘草 9 克，柴胡 12 克，升麻 12 克。

**中药治疗经验**

中药治疗原发性低血压应重点遵循三个原则：一是注重补气，特别是补益心气。因为气有推动作用，气有生血作用。二是治心兼顾肺脏。心主血脉，血压低病变主要在心，但中医学认为与肺也有关系，因为肺朝百脉。三是宜补不宜泻。临床治疗低血压用药一般宜采用补益方法，诸如补心气、助心阳以及养心血等，均能够达到提升气血之目的。

**中药治疗优势**

中医治疗本病有较好优势：一是疗效肯定，只要辨证准确，均有较好疗效，并能明显改善症状。二是升压作用稳定。中药作用起效缓慢，但作用维持时间较长，故升压疗效比较稳定。三是副作用小。中药治疗低血压一般不会出现"反跳"现象。

## 缺铁性贫血

### 疾病介绍

缺铁性贫血，是指患者由于体内贮存铁剂量不足或缺乏而影响血红蛋白合成的一种血液疾病。

临床主要表现为乏力、疲倦、头晕、头痛、眼花、耳鸣、心悸、气短、纳差（食欲减退）、面色苍白、心率增快等。

本病为体内缺铁所致。铁摄入不足，或铁丢失过多或铁吸收障碍，均可造成铁的缺少。最常见的原因如婴幼儿或青春期快速发育期，妊娠或哺乳期妇女，各种急慢性出血，消化系统吸收功能障碍等，都可以造成铁的缺失而引发贫血。

**中药治疗方法**

缺铁性贫血，属中医"虚劳""萎黄"等范畴。中医学认为本病多由饮食失调、妊娠失养、长期失血、劳累过度以及脾胃虚弱等所致。病位主要在中焦脾胃，病性为虚，故治疗以健脾益气补血为其基本治疗方法。

中药治疗缺铁性贫血，临床一般辨证分为脾胃虚弱、心脾两虚、脾肾阳虚三个证型。脾胃虚弱治疗宜益气健脾生血，常用六君子汤加减；心脾两虚治疗宜益气养心补血，常用归脾汤加减；脾肾阳虚治疗宜温补脾肾，常用八珍汤合无比山药丸加减。

**名医验方**

著名中医马凤友，用自拟补铁调红汤治疗本病，疗效较好。处方：当归 20g，川芎 20g，党参 20g，白术 20g，熟地黄 15g，甘草 15g，阿胶、鹿角胶、黄芪各 30g，枸杞子、女贞子、鸡血藤各 25g，首乌、陈皮各 15g。

**中药治疗经验**

中药治疗缺铁性贫血应重点掌握三点：一是重点调节脏腑功能。中药治疗贫血，不是缺铁补铁，而是要重点调节脏腑功能，充分调动脏腑的自我修复和造血功能，从而达到治疗贫血的目的。二是处理好补血与补气的关系。贫血要补血，但仅补血不够，还应注意补气，气为血帅，气能生血而助生化之源，还能活血而促进血液循环。三是注重健脾益气方法。中医理论认为，贫血与人体五脏皆有关系，脾主统血，肝主藏血，心主血脉，肺朝百脉，肾主骨髓，其中与脾关系最为密切。《灵枢·决气》曰："中焦受气取汁，变化而赤是谓血。"《明医指掌》又说："血者，水谷之精也，生化于脾。"由此可见，临床治疗贫血，应把健脾益气之法放在重要位置。

中药治疗缺铁性贫血优势比较明显：一是疗效显著。据有关临床资料报道，中药治疗缺铁性贫血有效率一般都可达到90%以上，疗效可靠稳定。二是能够治本。中药治疗缺铁性贫血，由于重在调节脏腑功能，健脾益气，注重血液生成，即对造血功能具有良好的治疗作用，故能够治本。三是副作用较小。本病西医用铁剂治疗有肯定疗效，但口服铁剂后消化系统副作用（如胃部有烧灼感、恶心、腹痛等）较为多见，部分患者尚不能耐受，而中药治疗副作用较小。

中药治疗优势

# 过敏性紫癜

## 疾病介绍

过敏性紫癜，也称过敏性血管炎，是指由于各种原因引起血管炎症反应而使血液渗入皮肤或其他器官的一种毛细血管疾病。

临床主要表现为皮肤青紫，有瘀点或瘀块，关节痛，腹痛，肾损害，但血小板不减少。患者开始可有发热、头痛、全身不适等表现。

根据发生的部位及临床表现，过敏性紫癜一般可分为单纯性紫癜、关节型紫癜、胃肠型紫癜和肾型紫癜四种类型。临床以单纯性紫癜较为多见。

过敏性紫癜，属于中医"紫癜"范畴。中医学认为，紫癜是由于感受外邪，热毒内蕴，损伤血络；或气虚失摄，血不归经；或瘀血阻络，血液不循常道而溢于脉外所致，故临床以止血活络为基本治疗方法。

本病中医辨证一般分为风热伤络、血热妄行、瘀血阻络、阴虚火旺、气不摄血五个证型。风热伤络治疗宜疏风清热，凉血安络，常用银翘散合消风散加减；血热妄行治疗宜清热解毒，凉血止血，常用清营汤加减；瘀

中药治疗方法

血阻络治疗宜活血止血，常用桃红四物汤合失笑散加减；阴虚火旺治疗宜养阴清热，凉血止血，常用茜根散合二至丸加减；气不摄血治疗宜益气健脾，摄血养血，常用归脾汤加减。

**名医验方**

名医赵健雄教授，采用祛风凉血、活血止痛方法，用自拟的过敏性紫癜经验方治疗过敏性紫癜，疗效显著。处方：蝉蜕 10 克，地肤子 15 克，紫草 15 克，茜草 15 克，生地黄 15 克，牡丹皮 10 克，白茅根 15 克，小蓟 15 克，墨旱莲 15 克，藕节 15 克，威灵仙 15 克，青风藤 15 克，白芍 10 克。

**中药治疗经验**

中药治疗过敏性紫癜应重点掌握三点：一是首辨虚实。过敏性紫癜患儿，初期以实证多见，随着病情的逐渐发展，久则耗伤阴血，渐见虚象，故初起治疗应以清热解毒凉血治实为主，到后期（恢复期）则用滋阴清热、益气健脾等方法以调补气血治虚为主。若兼见瘀血之证，则佐以活血化瘀。二是治病求本。治疗本病不可见血止血，应针对出血的原因予以针对性的治疗，中医一般多采用益气健脾方法。三是准确把握补虚药物使用时机。补虚药不宜过早或过量使用，特别是滋腻的养阴补血药，以免恋邪或伤及脾胃。

**中药治疗优势**

中药治疗过敏性紫癜有较好的优势：一是疗效较好。据大量临床报道，中药治疗本病能有效缓解病情并防止病情的进一步发展。二是标本同治。中药对本病的治疗，既能有效止血治标，又益气健脾治本，故标本同治。三是疗效稳定。中药治疗本病，由于重视益气健脾治本，能够充分调动机体自身的摄血功能，故疗效比较稳定，不易复发。

## 尿道综合征

**疾病介绍**

尿道综合征，又称无菌性尿频，是指以下尿路刺激症状为基本特征，并排除尿路感染及器质性病变的一组非特异性症候群。

尿道综合征的临床症状和体征表现复杂多样，主要表现为尿频，尿急，小便滴沥不尽，排尿不畅、不适或尿痛，常伴有腰膝酸软、神疲乏力、情志不舒等。

**中药治疗方法**

本病属于中医"淋证"范畴。中医学认为，本病主要是由于肝气失于疏泄，或脾肾化生不足，导致膀胱气化不利，水道失约所致。病位在膀胱，与脾肾密切相关，故治疗以利尿通淋及补益脾肾为基本治疗方法。

尿道综合征，中医辨证一般分为肝气郁结、中气下陷、肾气亏虚等三个证型。肝气郁结治疗宜疏肝解郁，利尿通淋，常用逍遥散合八正散加减；中气下陷治疗宜补气升阳，常用补中益气汤加减；肾气亏虚治疗宜补益肾气，缩泉止遗，常用缩泉丸合五子衍宗丸加减。

**名医验方**

著名中医聂莉芳，用补中益气汤合生脉饮、小柴胡汤加减，治疗尿道综合征证属心脾气虚、肝气郁结者，疗效显著。处方：生黄芪20克，白术10克，太子参15克，升麻3克，柴胡6克，当归12克，白芍15克，麦冬15克，五味子10克，黄芩6克，川、怀牛膝各15克，麻子仁30克，炒枣仁20克。

**中药治疗经验**

中药治疗尿道综合征应重点掌握四点：一是尽量明确致病原因并注意与相关疾病的鉴别。对于因尿道外口解剖异常或尿道膀胱颈部梗阻所致本病者，应对症采取其他相应的治疗措施。另外，本病也要和膀胱炎和肾盂肾炎加以鉴别。膀胱炎属于尿道感染性疾病，肾盂肾炎则见腰痛、纳呆等全身症状。二是辨清淋证类型及虚实。中医淋证有热淋、气淋、血淋、膏淋、劳淋五淋之分，其中以气淋、劳淋多见，气淋多属实证，劳淋多为虚证。三是利尿通淋和补肾贯穿始终。本病临床以排尿不畅为表现特征，故治疗期间应注重利尿通淋，以修复或恢复膀胱正常的排尿功能。肾与膀胱相表里，有主水功能，补肾有助于膀胱的气化功能。四是注意巩固疗效。本病具有反复发作的特点，故服药缓解症状之后，仍应继续坚持用药一段时间，以巩固疗效。

中药治疗尿道综合征具有较好的优势：一是疗效较好。据临床报道，中药治疗本病能有效改善尿频、尿急等症状，一般治疗总有效率可达85%以上。二是多途径发挥作用。本病病因复杂，临床往往难以确定具体病因，中药治疗本病多为复方入药，能多途径、多方位发挥疗效。二是疗效稳定。由于中药治疗本病能多靶点发挥综合治疗效应，且标本同治，故疗效比较稳定，不易复发。

# 原发性多汗症

## 疾病介绍

原发性多汗症，是指患者由于交感神经过度兴奋而引起汗腺过多分泌的一种神经系统疾病。

出汗多为原发性多汗症临床表现的基本特征。多汗最常发生的部位是手掌、足底和腋窝，也有发生于头面部、颈项部、躯干部和小腿部。

原发性多汗症，属中医"自汗""盗汗"范畴。对于自汗和盗汗的病因病机，《丹溪心法》曰："自汗属气虚、血虚、湿、阳虚、痰"，"盗汗属血虚、阴虚"。朱丹溪对自汗、盗汗病因病机属性的概括，对后世影响极大，逐渐形成了自汗补气、盗汗养阴的基本治疗方法。

目前，中医一般将原发性多汗症辨证分为脾胃积热、营卫不和、肺卫不固、阴虚火旺等四个证型。脾胃积热治疗宜消积清热，常用枳实导滞丸加减；营卫不和治疗宜调和营卫，常用黄芪桂枝五物汤加减；肺卫不固治疗宜益气固表，常用玉屏风散加减；阴虚火旺治疗宜滋阴降火，常用当归六黄汤加减。

笔者常用养阴清热敛汗的方法，治疗阴虚盗汗患者，疗效显著。处方：生地黄12克，麦冬15克，北沙参12克，石斛12克，白芍15克，知母15克，黄柏12克，地骨皮12克，泽泻12克，浮小麦30克，五味子15克，山茱萸12克，酸枣仁30克。

中药治疗原发多汗症应重点掌握三点：一是要辨虚实。一般来说，属

103

虚者为多。虚汗还要辨清气虚和阴虚，两者的治疗方法和使用药物是完全不同的。二是宜标本兼治。虚汗病本为虚，尽管中医强调治病求本，但对于虚汗而言，由于虚汗多日患者津液已伤，如不及时止汗治标，恐生他疾，标本同治实乃上策。三是慎用温燥药物。因其久用容易耗气伤阴故应慎用。

中药治疗原发性多汗症具有明显的优势：第一，疗效显著。只要辨证准确，一般都会很快见效。第二，能够治本。由于本病中医主要采用的是补虚的方法治疗，如补气或者养阴，因此能够达到根治的目的，很少复发。第三，既止汗又补益阴津。中医在治疗虚汗时，一般都会使用一些养阴生津的药物，如生地黄、麦冬、北沙参等，这对于患者由于长时间出汗导致的津液亏损具有良好的补益作用。

## ❀ 小儿厌食症 ❀

### 疾病介绍

小儿厌食症，是指小儿消化功能紊乱并经化验检查排除其他病变的一种小儿消化道疾病。

本病临床表现为小儿较长时间食欲不振、饮食减少，甚则拒食，并常伴有消瘦、乏力等症状。

小儿厌食症属于中医"纳呆""厌食"范畴。中医学认为，本病系小儿饮食喂养不当或不良饮食习惯，导致脾胃不和，受纳运化失其健运所致，病变部位主要在脾胃，故临床治疗以健运脾胃为基本治疗方法。

目前关于中医治疗本病的临床报道较多，已经积累了一些宝贵的治疗经验，是中医治疗儿科疾病的主要优势病种。

临床一般将本病辨证分为脾失健运、脾胃气虚和胃阴不足等三个证型。脾失健运治疗宜健脾和胃，常用曲麦枳术丸加减；脾胃气虚治疗宜补脾益气，常用参苓白术散加减；胃阴不足治疗宜养阴益胃，常用养阴增液汤加减。

名医验方

著名中医许小洲，采用健脾益气佐以消导方法，治疗小儿厌食症食欲不振，疗效显著。处方：党参 10 克，白术 10 克，茯苓 10 克，甘草 5 克，制半夏 10 克，陈皮 5 克，青皮 5 克，鸡内金 3 克。

中药治疗经验

中药治疗小儿厌食症应重点掌握三点：一是治疗用药应重在健运脾胃。通过健运脾胃药的使用，使小儿脾主运化、胃主受纳的功能得以恢复和健全。二是不宜大量使用克伐之品。小儿脏器娇嫩，易受损伤，故不能大量或长期使用克伐攻邪之品，即使使用消导药物也不能过量，否则不但容易损伤脾胃，也会伤及小儿娇嫩之体。三是引导小儿养成良好的饮食习惯。通过教育引导小儿不要偏食、挑食，并注意对小儿饮食的合理搭配。

中药治疗优势

中药治疗小儿厌食症疗效显著，具有明显的优势：一是疗效显著。实验研究结果表明，许多健脾中药不仅能增加小肠的吸收能力，增加胃液的分泌，还可以提高机体的免疫功能，这充分显示了中药治疗小儿厌食症的有效性和合理性。二是疗效稳定。中药治疗小儿厌食症，不是单纯消化食物，而重在健运脾胃，修复或调动机体整体的消化功能，故疗效稳定，不易复发。三是副作用较小。治疗小儿厌食症的中药，大多为健补脾胃或消食开胃药物，作用和缓，副作用较小，故很受患儿家长欢迎。

## 围绝经期综合征

### 疾病介绍

围绝经期综合征，是指妇女绝经前后所出现的一系列卵巢、躯体及心理症状的一种妇科疾病。围绝经期综合征以往称为更年期综合征，1994 年世界卫生组织推荐命名为"围绝经期综合征"。

本病临床主要表现为月经周期紊乱、潮热出汗等，并常伴有激动易怒、焦虑多疑等精神和心理症状。

现代医学研究表明，围绝经期综合征是由于女性卵巢功能衰退，雌激素水平波动或减少所致。

围绝经期综合征属于中医的"经断前后诸证"。中医学认为，围绝经综合征的发生，以肾精亏虚，天癸衰竭，冲任不通为根本原因，肝郁火旺则是发病的常见诱因，其本在肾、标在肝，故治疗以补肾为治本，以泻肝为治标，常标本同治。

中药治疗围绝经期综合征历史悠久，并有较好的临床疗效。目前国内还有报道，采用中药加情志疗法，用于治疗本病疗效较好。中药治疗围绝经综合征是中医治疗妇科疾病的主要优势病种。

中医一般将围绝经期综合征辨证分为气郁化火、肝肾阴虚、心脾两虚和脾肾阳虚四个证型。气郁化火治疗宜疏肝清热，常用丹栀逍遥丸加减；肝肾阴虚治疗宜滋阴清热，常用知柏地黄丸加减；心脾两虚治疗宜补益心脾，常用归脾丸加减。脾肾阳虚治疗宜温补脾肾，常用金匮肾气丸加减。

著名中医陈泽霖，治疗围绝经期综合征常采用补肾气、调冲任的方法，应用二仙汤加减施治，有较好疗效。二仙汤原方：仙茅9克，淫羊藿9克，巴戟天9克，知母9克，黄柏9克，当归9克。偏阴虚者加生地黄、百合；偏阳虚者加鹿角霜、菟丝子、锁阳。

中药治疗围绝经期综合征应重点掌握三点：第一，早发现，早治疗。围绝经期综合征是女性生理的一个必然过程，在接近其发病的年龄段应密切观察，做到早发现、早治疗，从而达到更好的疗效，而且能缩短其病程。第二，注重调理肝肾功能。因为肾主藏精，具有主生长发育的作用。第三，用药不可过寒过热。清热不宜过于苦寒，祛寒不宜过于辛热，过寒过热均能伤及肝肾，更不要随便使用性猛攻伐之品。

中药治疗围绝经期综合征具有较好的优势：一是疗效较好。据临床报道，只要辨证准确，中药治疗本病有效率一般可达90%以上。另据报道显示，应用中药治疗本病的疗效与雌激素相近，而且疗效稳定。二是不干预人体自然生理过程。中药治疗围绝经综合征重在调理和恢复患者自身的肝肾等脏器功能，并不直接干预患者月经及其他生理过程。三是具有延缓衰老作用。据实验研究表明，补肾方法能使"垂死"的卵泡复苏，延缓卵巢老化。四是副作用较小，并能防治骨质疏松。因此，越来越多的围绝经综合征患者乐意接受中药治疗。

## 原发性痛经

### 疾病介绍

原发性痛经，也称功能性痛经，是指妇女在月经前后或行经期间出现的腹痛，并经检查未发现盆腔有器质性病变的一种妇科月经病。

原发性痛经以腹痛为其临床表现特征，腹痛常呈痉挛性，主要集中在下腹部，常伴有腰酸、下腹不适等症状。

本病病因复杂，精神因素、体质因素、过敏反应，或腹部受凉使子宫肌肉痉挛性收缩均可引起痛经。另外，子宫发育不良、子宫过度屈曲等使经血流出不畅也可引起痛经。

**中药治疗方法**

原发性痛经，属于中医"经行腹痛"范畴。本病病因复杂，病机多变，一般认为，多由于邪气内伏或精血素亏，正值经期前后冲任二脉气血急骤变化，导致胞宫气血运行不畅所致，故临床治疗以行气活血止痛为基本治疗方法。

中医一般将原发性痛经辨证分为气滞血瘀、寒凝血瘀以及气血虚弱三个证型。气滞血瘀治疗宜行气活血止痛，常用膈下逐瘀汤加减；寒凝血瘀治疗宜采用温经散寒，活血止痛，常用艾附暖宫丸或温经汤加减；气血虚弱治疗宜补气养血止痛，常用黄芪建中汤加减。

**名医验方**

著名中医孙宁铨，用温通化瘀、行气活血方法治疗痛经，取得较好疗效。常用处方：肉桂6克，红花10克，丹参10克，当归10克，葛根12克，延胡索10克，香附10克，乌药6克，木香6克，枳壳10克，桂枝10克，小茴香3克，吴茱萸3克，山楂10克，五灵脂10克，川牛膝10克，陈皮6克，泽泻10克。

中药治疗原发性痛经需要重点掌握三点：一是要辨虚实。一般经前或经期疼痛者多为实证，经后作痛者多为虚证；痛而拒按者为实证，按之痛减者为虚证。二是以"通"为用。不通则痛，在治疗过程中一定要促使经血通畅。三是掌握用药时机。一般应于月经来潮前3~5天开始服药，方可取得理想效果，而且一般治疗须持续2~3个周期才能取得满意疗效。

中药治疗原发性痛经有较好的优势：一是疗效可靠。只要辨证准确，一般都会有较好的止痛效果。二是不干预卵巢和子宫正常生理功能。中药治疗痛经，在止痛的同时一般不会影响和干扰正常月经周期。三是副作用较小。

# 功能性子宫出血

## 疾病介绍

功能性子宫出血，全称为功能失调性子宫出血，简称功血，是指无生殖器官的器质性病变而出现异常性子宫出血的一种妇科疾病。

本病临床主要表现为月经周期不规律，经量过多，经期延长达2周以上或不规则出血，并常伴有面色苍白、头晕乏力症状等。

功能性子宫出血，临床一般分为无排卵性功血和排卵性功血两类。无排卵性功血是因卵巢功能不足所致，而排卵性功血则是由于黄体功能不足或子宫内膜脱落所致。临床上以无排卵性功血最为常见，占70%~80%左右，多见于青春期和绝经期。排卵性功血占20%~30%，多见于育龄期妇女。

功能失调性子宫出血，属于中医"崩漏"的范畴。中医学认为，崩漏的发生是由于血热妄行、脾不统血、肾虚不能固摄等多种原因，致使冲任虚损，不能制约经血，导致经血妄行所致，故临床治疗以固经止血为基本治疗方法。

中医一般将本病辨证分为血瘀、血热、脾虚、肝肾阴虚、脾肾阳虚等五个证型。血瘀治疗宜活血祛瘀，固经止血，常用逐瘀止崩汤加减；血热治疗宜清热凉血，固经止血，常用清热固经汤加减；脾虚治疗宜益气健脾，固经止血，常用固冲汤加减；肝肾阴虚治疗宜补益肝肾，固经止血，常用左归丸加减；脾肾阳虚治疗宜温补脾肾，固经止血，常用大补元煎加减。

也有人提出，对于功能性子宫出血患者，先行止血，血止后再按照妇女月经周期的生理变化用药调理，以期达到调整月经周期的目的。

名医验方

著名中医韩百灵，采用育阴潜阳，固冲止血方法，治疗肝肾阴虚型功血者，疗效显著。处方：熟地黄 20 克，山茱萸 20 克，杜仲 20 克，海螵蛸 25 克，白芍 25 克，牡蛎 25 克，川续断 20 克，桑寄生 20 克，阿胶 15 克，蒲黄炭 20 克，炒地榆 50 克，山药 15 克。

中药治疗经验

中药治疗功血应重点掌握三点：一是辨清虚实。功血有虚证，也有实证，虚实不同，治法和使用药物也不同。二是急则治其标，缓则治其本。治疗本病一定要注意掌握"急则治其标，缓则治其本"的治疗原则。对于功血之"崩"者，应先止血治标，具体治法包括凉血止血、化瘀止血、益气止血或温经止血等；对于功血之"漏"者，则施以补虚治本，或补脾，或补肾。临床应视具体病情灵活掌握。三是注意止血不可恋邪。特别是在使用性主寒凝的凉血止血药时尤其要注意，不要大量或单纯使用凉血止血药，以免恋邪留瘀。

中药治疗优势

中医治疗功血具有较好的优势：第一，疗效确切。中药治疗功血止血作用明显，大量药理实验表明，治疗功血的许多中药具有不同程度的收缩血管，降低血管通透性，促进凝血因子生成，增加血小板数量等药理作用。第二，不干扰正常月经过程。中药治疗功血完全是一种自然疗法，不会人为地干扰正常月经生理过程。第三，标本兼治。中药治疗功血，既止血治标，又能补益肝脾肾，调整子宫功能而治本，故疗效稳定。第四，安全无创伤。中药治疗功血不会对子宫造成损伤，副作用很小。

## 湿　疹

### 疾病介绍

湿疹，是指由于内外多种因素而引起的过敏性、炎症性、瘙痒性的一种皮肤疾病。

本病临床症状变化多端，主要表现为皮肤出现对称性、多形性及反复性的红斑、丘疹、水疱、糜烂、渗出，以及剧烈的瘙痒等症状。

根据湿疹发病过程中皮损表现的不同，西医一般分为急性、亚急性和慢性三种类型。急性湿疹患处炎症反应通常较明显，损害为多形性，先期为红斑，自觉灼热、瘙痒，继之在红斑上出现散在或密集的丘疹或小水疱，搔抓或摩擦后溃破而形成糜烂和渗液面。湿疹日久或治疗后急性炎症减轻，出现皮损干燥、结痂、鳞屑而进入亚急性期。慢性湿疹是由急性或亚急性反复发作不愈演变而来，或是开始时即呈现慢性炎症，皮损常是局限型，表现为皮肤逐渐增厚，皮纹加深、浸润，色素沉着及剧烈瘙痒等。

湿疹还可根据发生部位不同而以患处命名，如乳房湿疹、阴囊湿疹、肛门湿疹等。

### 中药治疗方法

湿疹属于中医"湿毒疮""血风疮""湿疮"等范畴。中医学认为，湿疹是由于素体脾虚湿盛，加之饮食失调，湿热内蕴，或外感"六淫"诸邪相搏于皮肤所致。其病变在表皮，与内脏血液运行密切相关，故临床治疗方法以除湿止痒为主，兼以活血养血。

中医治疗湿疹积累了丰富的经验，并取得了较好的临床疗效，是中药治疗皮肤病的主要优势病种。

目前中医一般将湿疹辨证分为风热、湿热和血虚风燥三个证型。风热治疗宜疏风清热止痒，常用消风散加减；湿热治疗宜清热利湿，祛风止痒，常用萆薢渗湿汤加减；血虚风燥治疗宜养血祛风止痒，常用当归饮子加减。

### 名医验方

著名皮肤病专家赵炳南，采用清热利湿凉血方法，治疗急性湿疹证属湿热证热重于湿型，疗效卓著。基本处方：龙胆草9克，黄芩9克，生地黄15克，生石膏30克（先煎），大青叶（或板蓝根）15克，白茅根30克，茯苓 10 克，车前草 12 克，六一散 15 克（包煎）。

中药治疗经验

中药治疗湿疹应当重点掌握四点：一是注意辨证。一般急性湿疹多见湿热证，慢性湿疹多为虚实火杂证。二是重视整体调节。湿疹病变在皮肤，但与内在脏腑关系密切，特别是与脾肺二脏关系密切，脾主肌肉、主统血，肺朝百脉、主皮毛，故湿疹的治疗应重视对脾肺二脏的整体调节治疗。三是内服和外用药物相结合。内服治本，外用治标，标本同治则疗效更好。四是注意巩固疗效。本病有反复发作的特点，初愈后应及时巩固疗效，并注意避免诱发因素。

中药治疗优势

中药治疗湿疹有较好的优势：一是缓解症状明显。临床报道表明，不少患者服用中药后临床症状缓解明显，特别是瘙痒症状，减轻了患者的病痛。二是重在治本。中药治疗湿疹不仅仅是着眼于皮肤局部，而是针对病因以求治本，并重视对机体整体的调节治疗，所以大部分患者可以达到根治的目的。三是复发率较低。由于中药治疗湿疹标本同治，内服外用结合，故疗效较好且比较稳定，复发率较低。

## ❧ 过敏性鼻炎 ❧

### 疾 病 介 绍

过敏性鼻炎，是指特异性个体接触变应原（过敏原）后，引发鼻黏膜非感染性炎性的一种鼻科疾病。

本病临床以反复发作的阵发性鼻痒、喷嚏、清水样鼻涕、鼻塞为主要表现，一般病程较长，常伴有嗅觉减退，或眼睛发痒等表现。

过敏性鼻炎的病因比较复杂，一般认为是由基因与环境相互作用而诱发的多因素疾病。现在研究认为，吸入性变应原是过敏性鼻炎的主要原因，常见的吸入性变应原主要有螨虫、花粉、霉菌、动物皮屑等。

本病属于中医"鼻鼽""鼽嚏"等范畴。中医学认为，本病系禀质特异，邪犯鼻窍所致。病变部位虽在鼻部，但与肺、脾、肾皆有关系，故过敏性鼻炎的治疗，重在宣肺通窍，兼以调补肺脾肾功能。

中药治疗方法

近些年来，中医中药治疗过敏性鼻炎报道较多，探索出了许多宝贵的经验和方法，并取得了较好的临床疗效。

中医一般将过敏性鼻炎辨证分为风邪蕴肺、肺卫不固、脾气虚弱和肾阳不足四个证型。风邪蕴肺治疗宜清宣肺气，通利鼻窍，常用辛夷清肺饮加减；肺卫不固治疗宜补益肺气，益卫固表，常用玉屏风散加减；脾气虚弱治疗宜补中益气，常用补中益气汤加减；肾阳不足治疗宜补益肾阳，常用金匮肾气丸加减。

名医验方

国医大师干祖望，采用清肺凉金，佐以脱敏的方法，治疗过敏性鼻炎证属禀质过敏，肺金偏热者，疗效显著。处方：桑白皮、地龙、墨旱莲、茜草、紫草、诃子肉、石榴皮各10克，黄芩、蝉蜕各3克。

中药治疗经验

中药治疗过敏性鼻炎应重点掌握三点：一是补益肺气贯穿始终。肺开窍于鼻，补肺即可扶正益表固卫，又有助于宣肺通利鼻窍。二是标本兼顾。本病病位在鼻在表，但与肺、脾、肾不足密切相关，故治疗应标本兼顾。三是少用温燥之品。即使清水样鼻涕较甚者也不宜使用大量温燥药物，以免耗伤津液正气。

中药治疗优势

中药治疗过敏性鼻炎有较好的优势：一是能够治本。过敏性鼻炎的发作，除了与过敏原有关外，与患者体质也有密切关系。中药治疗过敏性鼻炎，既补肺益卫，也补后天之本的脾脏和先天之本的肾脏，通过补益调理肺、脾、肾功能，能有效改善患者过敏性体质，因而具有较好的治本作用。二是疗效稳定。由于重视治本，或标本同治，因此疗效稳定，病情不易反复。三是无毒副作用。中药治疗过敏性鼻炎，不会出现抗组胺药和激素类药物的副作用，对肝肾也无伤害。

## 鼻 窦 炎

### 疾病介绍

鼻窦炎，是指鼻窦黏膜发生非特异性炎症性的一种鼻科疾病。上颌窦、筛窦、额窦和蝶窦的黏膜发炎统称为鼻窦炎。

本病临床主要表现为头前额部疼痛，鼻塞，流绿黄色有臭味的脓涕，有嗅觉障碍，或伴畏寒、发热、食欲不振等。

**中药治疗方法**

鼻窦炎，属中医"鼻渊""脑漏"范畴。中医学认为，鼻窦炎多由气虚不固，外邪侵袭，郁久化热，灼腐生脓，滞留鼻窍，导致鼻窍闭塞所致。在此病理机制中，痰浊脓液既是病理产物，又可成为新的病因，如此互为因果，反复发作，故临床治疗以宣肺通窍、健脾化湿为其基本治疗方法。

中医一般将鼻窦炎辨证分为肺经风热、肝胆湿热、脾肺气虚以及阳虚寒凝等四个证型。肺经风热治疗宜疏风清热，宣肺通窍，常用苍耳子散加减；肝胆湿热治疗宜清利肝胆湿热，宣通鼻窍，常用龙胆泻肝汤加减；脾肺气虚治疗宜补脾益肺，常用补中益气汤加减；阳虚寒凝治疗宜温肾助阳，散寒通窍，常用麻黄附子细辛汤加减。

**名医验方**

熊大经教授采用清胆泄热，芳香通窍方法，治疗急性鼻窦炎疗效显著。处方：柴胡、黄芩、白芷、川芎、法夏、瓜蒌、白蔻、藿香、枳壳各10克，黄芪30克。

**中药治疗经验**

中药治疗鼻窦炎需要重点掌握三点：一是注重宣肺。肺开窍于鼻，宣肺有助于通鼻窍，改善鼻塞症状。二是不忘活血化湿。活血能止痛，并有助于消散瘀滞；化湿能除脓涕，并有助于通窍。三是注意口腔清洁。口腔器官感染扩散常能引发或加重鼻窦炎，保持口腔清洁既有利于鼻窦炎的治疗，又能达到预防鼻窦炎的目的。

**中药治疗优势**

中药治疗鼻窦炎具有较好的优势：一是能做到个体化治疗。由于鼻窦炎具体病变部位不同，又有急性、慢性之分，故临床表现因人而异。中医辨证施治由于因人因证用药，能做到个体化治疗，因而疗效较好。二是能提高机体免疫功能。现代中药药理研究表明，治疗鼻窦炎的许多中药具有提高机体免疫功能的作用，可增强机体的抗病能力，达到扶正以祛邪之目的。三是毒副作用较小。

## ❁ 慢性咽炎 ❁

### 疾病介绍

慢性咽炎，是指咽部黏膜或黏膜下及淋巴组织反复发作慢性炎症的一种咽喉疾病。

本病临床以咽部不适、发干、有异物感或轻度疼痛，干咳，恶心，咽部充血，咽后壁可见淋巴滤泡等为主要表现，一般病程较长。

慢性咽炎的发病原因复杂。急性咽炎反复发作，邻近器官疾病如慢性扁桃体炎、牙龈炎、慢性鼻炎、慢性鼻窦炎等都可以引起慢性咽炎。气候寒冷干燥，工作、生活环境的空气被粉尘和化学气体污染，烟酒和辛辣饮食的长期刺激，以及由于职业因素而用嗓子过多的人易患本病。

中药治疗方法

慢性咽炎，属于中医的"喉痹"范畴。中医学认为，本病多由痰气郁久化热，或肺肾阴虚，虚火上炎，导致咽喉失于润养所致，故临床治疗以清热生津利咽为基本治疗方法。

中医治疗本病一般临床辨证分为痰气郁结、阴虚火旺、阴虚津亏等三个证型。痰气郁结治疗宜行气散结，降逆化痰，常用半夏厚朴汤加减；阴虚火旺治疗宜养阴清热利咽，常用二至丸加减；阴虚津亏治疗宜养阴生津利咽，常用养阴清肺汤加减。

近些年来，有人研究提出了慢性咽炎是多种原因创伤所致之理论，主张用"活血化瘀疗伤"的方法治疗慢性咽炎。临床观察表明，该法确能改善咽部微循环，软化瘢痕组织，并能使创伤的炎症得到修复。

许多患者有泡服中药当茶饮用以防治咽炎的习惯，以下两种方法可供选用。

（1）冬凌草5克，菊花3克，金银花3克，冰糖30克，茶适量。上药共置于热水瓶中，沸水冲泡半瓶，盖闷15分钟左右，不拘次数代茶饮之。此法对于虚火夹有风热实邪之慢性咽炎最为适宜。

（2）橄榄3克，胖大海3枚，绿茶3克，蜂蜜1匙。先将橄榄放入清水中煮沸片刻，然后冲泡胖大海及绿茶，盖闷片刻，入蜂蜜调匀，徐徐饮之。此法适用于慢性咽炎属阴虚燥热伤津者。

国医大师干祖望，采用补脾益气降火方法，治疗证属脾虚阴火证之慢性咽炎，有显著疗效。常用药物：太子参（或党参）、白术、甘草、陈皮、甘草、白扁豆、山药、升麻、桔梗、知母、黄柏、百合、沙参。

中药治疗慢性咽炎需要重点掌握三点：第一，用药宜润宜养。慢性咽炎多虚多燥，因此治疗用药宜润喉利咽，养阴生津，这是治疗慢性咽炎的关键。第二，慎用苦寒药物。慢性咽炎确有"上火"之表现，但多为虚火。因此，不宜大量使用大苦大寒药物，以免伤阴，加重病情。第三，慎用抗生素。因为慢性咽炎并非细菌感染，且抗生素也无法进入黏膜深层，反而会将有益菌群破坏，导致免疫力下降。

中医中药治疗慢性咽炎具有较好的优势：一是能有效改善患者自觉症状。许多患者使用消肿利咽和养阴生津药物之后，咽痛、咽干等自觉症状明显改善。二是能够增强机体免疫功能。现在研究表明，治疗慢性咽炎的许多中药如养阴清热药等，具有较好的增强机体免疫力作用，有利于提高患者抗病能力。三是能够明显改善咽部环境。化痰利咽药以及活血化瘀药的使用，能够净化或修补咽部黏膜，从而达到改善咽部环境的目的。

## 复发性口腔溃疡

### 疾病介绍

复发性口腔溃疡，也称复发性阿弗他口炎，习称"口疮"，是指以周期性反复发作为特点的口腔黏膜溃疡性损伤的一种口腔疾病。

本病出现的溃疡大小，可从米粒至黄豆大小不等、呈圆形或卵圆形，溃疡表面覆盖黄色或灰白色假膜，周围充血红肿，中央四陷，局部灼痛，即具有"黄、红、凹、痛"的临床表现特征。

复发性口腔溃疡临床一般分为轻型、重型和疱疹样溃疡三种类型。轻型患者约占80%，溃疡较少、较小、较浅，愈合后不留瘢痕。重型，亦称复发性坏死性黏膜腺周炎或腺周口疮，约占8%，溃疡大而深，愈合后可形成瘢痕或组织缺损，故也称复发性瘢痕性口疮。疱疹样溃疡，亦称口炎型口疮及疱疹样口疮，约占10%，溃疡数目多，可达十几个或几十个，似"满天星"，疼痛严重，愈后不留瘢痕。

## 中药治疗方法

复发性口腔溃疡，属于中医的"口疮""口糜""口疳"等范畴。中医学认为，外感六淫燥热之邪，内伤脏腑热盛是引起口腔溃疡的主要原因。此外，正气不足也是引发本病的重要因素。其病变在口腔，与心、胃、脾和肾关系密切。临床治疗以清热消肿止痛为基本治疗方法。

中医一般将本病辨证分为胃火上炎、心脾积热、脾虚湿困、阴虚火旺等四个证型。胃火上炎治疗宜清胃泻火，常用清胃散加减；心脾积热治疗宜清心泻火，常用导赤散加减；脾虚湿困治疗宜健脾祛湿，常用五苓散加减；阴虚火旺治疗宜滋阴降火，常用知柏地黄丸加减。

## 名医验方

李佩洲等人，用自制的口疮宁颗粒，治疗阴虚火旺型复发性口腔溃疡，疗效显著。方药组成药物有玄参、生地黄、桔梗、赤芍、黄连、黄芩、黄柏、知母、生晒参、枳壳等。

## 中药治疗经验

中药治疗复发性口腔溃疡需要重点掌握三点：一是要注意分清虚实。口腔溃疡多为热证，但一定要分清虚热和实热，因为虚热、实热的治疗方法及用药完全不同。二是要注意辨清脏腑。口疮之病，不独责之于心脾二脏，与胃、肾等脏腑也有联系。口腔两颊及齿龈属胃与大肠经，肾脉连咽系舌本，故口疮的发生与心、脾、胃、肾及大肠等脏腑均有关系。三是重视对机体整体的调节治疗。口腔溃疡尽管病变在口腔局部，但中医学认为其与机体整体功能紊乱或低下有关，故治疗不能仅着眼于口腔局部，应重视对机体整体功能进行调节治疗，密切联系相关脏腑予以彻底治疗。

中药治疗复发性口腔溃疡有一定的优势：一是缓解症状明显。据临床报道，不少患者服用中药之后，疼痛等临床症状缓解比较明显。二是复发率较低。由于中药治疗采用整体调节方法，标本兼治，故复发率较低，远期疗效也比较满意。三是毒副作用小。

# 第二节　25 种适宜久用中药治疗的疾病

25 种适宜久用中药治疗的疾病，是指当患者被临床确诊为这 25 种疾病的某一种疾病时，应当长时间坚持应用中药治疗，有比较明显的疗效。这 25 种疾病分别是慢性胃炎、慢性消化性溃疡、慢性溃疡性结肠炎、慢性病毒性肝炎、非酒精性脂肪性肝病、慢性支气管炎、支气管扩张、慢性肾小球肾炎、慢性肾盂肾炎、慢性前列腺炎、前列腺增生、阿尔茨海默病、抑郁症、慢性疲劳综合征、原发性干燥综合征、原发性痛风、原发性骨质疏松症、类风湿关节炎、风湿性关节炎、慢性盆腔炎、乳腺增生、血栓闭塞性脉管炎、寻常性痤疮、老年黄斑变性、慢性鼻炎等。

## 慢性胃炎

### 疾病介绍

慢性胃炎，是指由多种致病因素而引起的胃黏膜慢性炎症的一种消化系统疾病。

慢性胃炎缺乏特异性症状，临床主要表现为上腹部不适，食欲减退，餐后饱胀、嗳气反酸或有隐痛等。

慢性胃炎是一种慢性进行性病变，先有浅表性炎症，最后可演变为不可逆的萎缩性炎症，据此，临床一般将慢性胃炎分为浅表性胃炎和萎缩性胃炎。后者胃黏膜上皮细胞有的可被肠型上皮细胞所代替，出现肠上皮化生的病理改变。

慢性胃炎，属于中医"胃脘痛""痞满"范畴。中医学认为，慢性胃炎主要是由于饮食不节，或过食生冷，损伤脾胃而发病，日久则见瘀血阻滞之病理变化，故临床以健脾益胃为基本治疗方法，或兼以行气活血。

中医治疗慢性胃炎的临床报道很多，已经积累了丰富的经验，也取得了较好的临床疗效，是中药治疗消化系统疾病的主要优势病种。

目前，中医一般将慢性胃炎辨证分为肝胃不和、气滞血瘀、脾胃虚寒、胃阴不足等四个证型。肝胃不和治疗宜疏肝理气，和胃止痛，常用柴胡疏肝散加减；气滞血瘀治疗宜活血化瘀，理气和胃，常用丹参饮加减；脾胃虚寒治疗宜温中健脾，常用黄芪建中汤合理中丸加减；胃阴不足治疗宜养阴益胃，常用益胃汤加减。

国医大师方和谦，对慢性胃炎采用疏肝和胃方法治疗，疗效显著。常用处方：当归9克，白芍9克，党参9克，北柴胡5克，茯苓9克，陈皮10克，香附6克，炒白术9克，法半夏6克，焦神曲6克，苏梗6克，大枣4枚，佛手6克，砂仁5克，白豆蔻3克，炙甘草6克，薄荷5克（后下）。

中药治疗慢性胃炎需要重点掌握以下三点：第一，处理好脾和胃的关系。慢性胃炎的病位在胃，但中医学认为与脾的关系极为密切。脾与胃以膜相连，互为表里，生理上常互相配合，病理上常脾胃同病。因此，在治疗时除对胃腑治疗之外，还需注重对脾脏功能的调治。胃主收纳，脾主健运，故既要重视"纳"，又不可忽视"运"。第二，注意化验检查与临床症状的统一。有些慢性胃炎患者经过治疗之后，尽管幽门螺杆菌检查转阴性，胃镜复查胃黏膜也已基本恢复，但仍可能存在饱胀、嗳气、食欲不振，甚至脘腹痛等症状，此时一定要再继续治疗，以防止疾病反复。第三，保证足够疗程。慢性胃炎，特别是慢性萎缩性胃炎病程较长，不可能在很短的时间内见效，只有坚持较长时间的服药，方有显著疗效。

中医治疗慢性胃炎具有较好的优势：一是疗效较好。据临床报道，中药治疗慢性胃炎总有效率一般可达90%以上。二是重在治本。中药在

**中药治疗优势**

治疗慢性胃炎的过程中，始终在于顾护脾胃，这种治法既治疗疾病之本，又治疗人体后天之本，因此具有深刻的治本意义。三是疗效稳固。由于中药治疗慢性胃炎重在健脾治本，因此疗效比较稳固，不易复发。

## 慢性消化性溃疡

### 疾病介绍

慢性消化性溃疡，一般包括胃溃疡和十二指肠溃疡，是指胃和十二指肠黏膜被胃酸或胃蛋白酶消化了自身的胃壁和十二指肠壁而造成慢性溃疡的一种消化道疾病。

本病临床表现主要是经常出现上腹部（胃脘部）反复发作性疼痛、泛酸、嗳气、烧心、饱胀等症状，严重时可出现呕血与黑便。

**中药治疗方法**

慢性消化性溃疡，属于中医的"胃痛""吞酸""嘈杂"等范畴。中医学认为，本病系忧思恼怒，横犯胃腑；或饮食失节，损伤肠胃所致。临床治疗以疏肝健脾，兼以活血止痛为基本治疗方法，

中医临床一般将慢性消化性溃疡分为肝胃不和、脾胃虚寒、脾虚血瘀、胃阴不足等四个证型。肝胃不和治疗宜疏肝理气，和中止痛，常用柴胡疏肝散加减；脾胃虚寒治疗宜温中健脾，和胃止痛，常用附子理中丸加减；脾虚血瘀治疗宜益气活血，常用四君子汤合丹参饮加减；胃阴不足治疗宜养阴益胃，和胃止痛，常用一贯煎合芍药甘草汤加减。

**名医验方**

著名中医张羹梅，认为慢性消化性溃疡病久必虚，主张采用补虚为主的治疗方法，疗效显著。常用处方：党参12克，白术10克，茯苓12克，白芍15克，甘草4.5克，姜川连3克，吴茱萸1.5克，瓦楞子30克。

**中药治疗经验**

中药治疗慢性消化性溃疡需要重点掌握三点：一是注意兼顾肝脾。中医学认为，本病病位虽在肠胃，但与肝、脾也有关系，故在治疗时应注意兼顾肝脾，以调理肝脾之气，同时还应兼顾养肝血和益胃阴。二是重视活血药的应用。消化性溃疡用活血药既可以止痛，又有助于对溃疡

病变的修复。三是注意疾病复发。本病有反复发作之特点，故病愈后仍需及时巩固疗效，并应告诫患者戒除不良生活习惯，减少刺激性食物的摄入等。

中药治疗慢性消化性溃疡具有较好的优势：一是能有效缓解症状。大量临床报道，本病经中药治疗后，胃痛症状都有明显的好转或缓解，而且还可以有效促使胃肠黏膜再生。二是复发率较低。中药治疗慢性消化性溃疡标本同治，故疗效比较稳定，不易复发。三是可以免除手术。慢性消化性溃疡若早期并坚持应用中药治疗，有的患者可以免除手术切除之痛。

## 慢性溃疡性结肠炎

### 疾病介绍

慢性溃疡性结肠炎，是指直肠和结肠出现慢性非特异性炎症性溃疡的一种肠道疾病。

本病临床以持续反复出现腹泻，排出含有黏液、脓和血的粪便，以黏液脓血便为主要临床表现，常伴有阵发性、痉挛性腹痛，有时大便出现里急后重，排便后可缓解。

本病属于中医"泄泻""痢疾"等范畴。本病原因复杂，但中医学认为其与湿邪及脾、肾关系最为密切。基本病理变化为湿困脾土，致脾失健运，日久则见脾肾不足，故临床以燥湿止泻、健脾益肾为基本治疗方法。

中医临床一般将慢性溃疡性结肠炎分为大肠湿热、肝脾不和、寒热错杂、脾胃虚弱、脾肾阳虚等五个证型。大肠湿热治疗宜清热燥湿，常用葛根黄芩黄连汤加减；肝脾不和治疗宜调和肝脾，常用痛泻要方加减；寒热错杂治疗宜调和寒热，常用半夏泻心汤加减；脾胃虚弱治疗宜健脾益气，常用参苓白术散加减；脾肾阳虚治疗宜温补脾肾，涩肠止泻，常用四神丸加减。

著名中医李寿山，采用温运脾湿，调和寒热，导滞化瘀方法，用自拟的温运益脾汤治疗慢性溃疡性结肠炎，取得了显著疗效。处方：党参15克，白术30克，干姜10克，乌梅10克，秦皮15克，酒军炭9克，黄连6克，炙甘草10克，木香7.5克。

中药治疗慢性溃疡性结肠炎需要重点掌握三点：一是处理好治标与治本的关系。一般认为，慢性溃疡性结肠炎发作期以标实为主，兼有本虚；缓解期以本虚为主，余邪未尽，兼有瘀血，故在不同时期治疗时，扶正与祛邪的治法应各有偏重。二是注意顾护脾胃。脾为后天之本，主运化水湿，故在治疗本病时，一定要注重固护和健运脾胃。三是注意对全身整体的调节治疗。本病病变部位虽在肠道，但与全身功能状况有很大的关系，特别是与脾、肾密切相关，因此，在对肠道局部病变治疗的同时，也应对全身功能特别是脾、肾功能调节治疗，从而有利于调节免疫功能。

中药治疗慢性溃疡性结肠炎具有一定的优势：一是多环节、多方位发挥治疗效应。具体表现在既治标又治本，既止泻又止痛等。二是疗效稳定持久。不少临床报道，中药治疗慢性溃疡性结肠炎和其他疗法相比较，疗效相对稳定，复发率较低。三是具有调节机体免疫功能。实验研究表明，治疗本病的许多药物能有效调节机体免疫功能，从而能充分调动机体的抗病和自愈能力。

## 慢性病毒性肝炎

### 疾病介绍

慢性病毒性肝炎，简称慢性肝炎，是指急性肝炎迁延不愈，病程超过半年以上，或肝炎表面抗原携带者出现肝炎症状、体征及肝功能异常，以及虽无肝炎病史但根据症状体征和化验检查符合慢性肝炎标准的一种消化道传染性疾病。

本病临床主要表现为疲乏、食欲不振、厌油、腹胀、肝大、肝区痛，部分患者可出现黄疸等症状。肝功能检查大多出现异常。

目前慢性肝炎主要有七种类型，即甲型、乙型、丙型、丁型、戊型、己型、庚型肝炎，并分别由甲型肝炎病毒（HAV）、乙型肝炎病毒（HBV）、丙型肝炎病毒（HCV）、丁型肝炎病毒（HDV）、戊型肝炎病毒（HEV）、己型肝炎病毒（HFV）、庚型肝炎病毒（HGV）引起。在我国以甲型和乙型肝炎为多见。各型病毒性肝炎临床表现大致相似。

根据慢性病毒性肝炎的症状、体征及肝脏的病理改变，临床一般分为慢性迁延性肝炎和慢性活动性肝炎两种。慢性迁延性肝炎的临床症状、体征及肝功能改变不太严重，一般预后较好；慢性活动性肝炎的临床症状、体征及肝功能改变较为严重，疾病过程常以病情反复加剧为特征，容易导致肝硬化。

## 中药治疗方法

慢性病毒性肝炎，属于中医的"胁痛""积聚""黄疸"等范畴。中医学认为，本病为外界湿热毒邪，于机体正气虚弱之时乘虚而入所致。病邪日久，蕴结中焦，可致脾失运化，肝失条达，或见瘀血阻滞，故临床治疗以疏肝理脾、益气活血为基本治疗方法。

中医临床一般将慢性病毒性肝炎辨证分为肝胆湿热、肝郁脾虚、瘀血阻滞、气阴两虚等四个证型。肝胆湿热者宜清利肝胆湿热，常用龙胆泻肝汤加减；肝郁脾虚者宜疏肝健脾，常用逍遥散加减；瘀血阻滞者宜活血化瘀，常用鳖甲煎丸加减；气阴两虚者宜气阴双补，常用人参养荣汤加减。

## 名医验方

国家名老中医钱英教授，用益气养阴，和血柔肝方法，治疗慢性乙型肝炎证属肝阴血不足者，疗效卓著。处方：生黄芪15克，北沙参15克，石斛12克，生谷芽20克，莪术6克，郁金10克，丹参15克，赤芍15克，白芍10克，生甘草6克，车前子15克，萆薢15克。

## 中药治疗经验

中药治疗慢性病毒性肝炎应当重点掌握以下五点：一是辨病与辨证相结合。慢性病毒性肝炎有七种类型，不同的类型治法和用药有所不同，故临床应先通过化验检查明确患者属于哪种肝炎，然后再辨证论治。二是重视活血药的应用。活血药有助于止痛、消散痞块。三是用药不要过多过杂。很多药物都要经过肝脏代谢，用药过多过杂会增加肝脏负担，反而对肝病不利。四是要重视肝纤维化检查指标。慢性肝炎治疗的最终目的不是各种病毒标志物转阴性，而是要阻止肝炎向纤维化发展。五是治疗要持之以恒。患者用中药治疗清除肝炎病毒是一个相当漫长的过程，即使应用当前公认为有效的干扰素治疗，一般也需要一年甚至更长时间。

中药治疗慢性病毒性肝炎有较好的优势：一是改善症状明显。临床报道表明，许多慢性病毒性肝炎患者服用中药后疲乏、食欲不振、腹胀等症状都有比较明显的改善。二是能有效保护和改善肝功能。临床研究表明，不少患者服用中药后肝功能都得到不同程度的改善，有的甚至趋于正常。三是具有良好的整体调节作用。中药治疗慢性病毒性肝炎，不仅仅是为了杀灭肝炎病毒，而是在于调节和调动机体的整体功能，以提高自身的免疫功能。四是具有一定的抗肝纤维化作用。据报道，中药抗肝纤维化的实验和临床研究已经出现了一些可喜结果，为慢性肝炎的治疗和防止肝硬化带来了新的希望。

## 非酒精性脂肪性肝病

### 疾病介绍

非酒精性脂肪性肝病，是指除酒精和其他明确的损肝因素外导致以肝细胞内脂肪过度沉积为主要特征的一种临床病理综合征。

本病患者一般无明显的自觉症状，部分患者可有乏力、消化不良、肝区隐痛、肝脾肿大等非特异性症状及体征，可伴有体重超重、空腹血糖增高、血脂异常等代谢综合征相关症状。

非酒精性脂肪性肝病按病因一般可分为原发性和继发性两大类。原发性与胰岛素抵抗和遗传易感性有关，继发性则与某些疾病或特殊原因有关。

按病理改变，非酒精性脂肪性肝病可分为单纯性脂肪肝、非酒精性脂肪性肝炎及肝硬化三类。单纯性脂肪肝一般仅出现肝细胞脂肪变性；非酒精性脂肪性肝炎是在肝细胞脂肪变性基础上发生肝细胞炎症病变；肝硬化则是肝小叶结构损害代之以假小叶形成和广泛性纤维化。

非酒精性脂肪肝病，属于中医"胁痛""湿阻""痰证""积聚"范畴。中医学认为，本病是由于过食肥甘厚味，食而不运，脂膏瘀积于肝，致使肝功能失调，疏泄不利，从而导致痰湿血瘀互结所致。病位在肝，与脾密切相关，故治疗以祛湿散瘀、疏肝健脾为基本治疗方法。

中医治疗本病辨证一般分为肝郁脾虚、湿热蕴结、痰浊内阻、痰瘀互结四个证型。肝郁脾虚治疗宜疏肝健脾，常用逍遥散加减；湿热蕴结治疗宜清热利湿，常用茵陈蒿汤加减；痰浊内阻治疗宜燥湿健脾，常用二陈汤加减；痰瘀互结治疗宜活血散瘀，化痰散结，常用膈下逐瘀汤合二陈汤加减。

著名中医李振华，用自拟的经验方健脾豁痰汤治疗非酒精性脂肪肝病证属脾虚痰阻夹瘀者，疗效显著。处方：白术 10 克，茯苓 20 克，泽泻 18 克，玉米须 30 克，桂枝 6 克，半夏 10 克，厚朴 10 克，砂仁 8 克，广木香 6 克，山楂 15 克，鸡内金 10 克，橘红 10 克，郁金 10 克，节菖蒲 10 克，川芎 10 克，丹参 10 克，莪术 15 克，甘草 3 克。

中药治疗本病需要重点掌握四点：一是早发现，早治疗。本病早期治疗效果明显，而且预后也好。一旦到了后期出现肝纤维化发生肝硬化，这时治疗由于肝组织学已经发生改变而无法再逆转。二是注重疏肝健脾。疏肝有助于修复或恢复肝主疏泄的功能，健脾有助于祛湿化痰。三是不忘祛湿化痰。中医学认为，脂肪肝是由于脂膏淤积于肝而成，湿聚为痰，痰积成膏，故治疗期间应始终不忘祛湿化痰。四是改变不良饮食习惯。过食肥甘厚味是本病发病的主要原因之一，故应嘱咐患者注意节制饮食，并适当控制体重。

中药治疗本病有较好的优势：一是能够治本。中药治疗本病，不是单纯降脂，而是寻求产生脂肪过度沉积的原因，重在调整肝脾的功能，充分发挥机体自身的代谢功能，故能达到治本的目的。二是抑制肝脏炎症和保肝作用显著。对于本病而言，降脂固然重要，但控制肝脏持续炎症以及保护肝脏功能也是治疗的重要环节，这有助于减少肝硬化和改善患者的预后。实验研究表明，抗炎保肝是中药作用的特长，如常用的五味子、垂盆草、甘草等。三是多靶点效应明显。中药治疗本病，多配伍组成复方使用，能多途径和多方位发挥治疗效果，具有明显的多靶点治疗效应，这对于致病原因复杂、临床表现多样的非酒精性脂肪性肝病来说优势更加明显。

# 慢性支气管炎

## 疾病介绍

慢性支气管炎，简称慢支，是指支气管黏膜及其周围组织的慢性非特异性炎症的一种呼吸道疾病。

本病临床以连续两年以上，每年持续 3 个月以上的咳嗽、咳痰，或伴有喘息为主要表现特征，起病缓慢，有时可急性发作。

慢性支气管炎的病因比较复杂，目前认为与吸烟、感染、大气污染、气候寒冷、免疫功能减低以及体质过敏等因素有关。吸烟者患病率远高于不吸烟者，北方气候寒冷患病率高于南方。

慢性支气管炎，属于中医"咳嗽""痰证"等范畴。中医学认为，本病原因复杂，既有外感病因，又有内伤病因，二者常交错为病。其病变部位重点在肺，与脾、肾二脏关系密切。肺为贮痰之器，在肺则咳嗽；脾为生痰之源，在脾则痰多；肾为气之根，在肾则气喘，故治疗以化痰止咳、健脾益肺为基本治疗方法。

中医药治疗慢性气管炎的临床报道很多，积累了丰富的治疗经验，也取得了较好的临床疗效。

目前，中医临床一般将慢性气管炎辨证分为风寒袭肺、痰湿壅肺、痰热壅肺、脾肺两虚、肺肾气虚五个证型。风寒袭肺治疗宜疏风散寒，宣肺止咳，常用止嗽散加减；痰湿壅肺治疗宜健脾燥湿，化痰止咳，常用二陈平胃散加减；痰热壅肺治疗宜清肺化痰止咳，常用清金化痰汤加减；脾肺两虚治疗宜补益脾肺，常用六君子汤加减；肺肾气虚治疗宜补肺益肾，常用参麦地黄汤加减。

也有学者将气管炎分为急性发作期、慢性迁延期和临床缓解期三个病期，根据不同病期采用不同的治疗方法。急性发作期常以邪实为主，治

中药治疗方法

疗以宣肺祛痰，畅通呼吸道为主。慢性迁延期由于正虚邪恋，故在这个阶段扶正与祛邪兼顾。临床缓解期主要以正虚为主，治疗以扶正为主，兼以祛邪。

**名医验方**

近代名医蒲辅周，采用清燥化痰，宣通肺气方法，治疗气管炎证属痰湿化燥者，疗效显著。处方：冬瓜仁10克，杏仁6克，苡仁12克，苇根15克，茯苓皮6克，法半夏6克，橘红3克，浙贝母4.5克，桑白皮4.5克，炒苏子3克，炒莱菔子3克，炒白芥子3克，炙枇杷叶6克。

**中药治疗经验**

中药治疗慢性支气管炎应当重点掌握以下五点：一是化痰贯穿始终。痰为病祸，有痰则肺气不得宣降，导致咳喘，故治疗期间，要始终不忘化痰，通过化痰最大限度地保持肺气通畅。二是标本同治。本病临床往往表现为虚实夹杂，故治疗应标本同治。其中温补脾肺肾以治本，燥湿化痰以治标。三是多用温药。本病多发于冬季，遇寒加重，所以多用温药而治之。寒遇温则散，痰遇温则消，肺遇温则宣，脾遇温则健，肾遇温则纳。四是注意巩固疗效。由于慢性支气管炎病程较长，有反复发作之特点，因此病情缓解后疗效的巩固是非常必要的。五是注意用药不可过于滋腻，以防助湿生痰。

**中药治疗优势**

中药治疗慢性支气管炎优势明显：一是标本同治。既能缓解临床症状，又能提高机体抗病能力。二是疗效稳定。用中药治疗慢性支气管炎由于重视对肺、脾、肾三脏的整体治疗，故一般疗效比较稳定，复发率也较低。三是副作用较小，很少产生耐药性。

## 支气管扩张

**疾病介绍**

支气管扩张，是指由于支气管及其周围组织慢性化脓性炎症和纤维化，使支气管肌肉组织和弹性被破坏而导致支气管变性及扩张的一种呼吸道疾病。

本病临床典型症状表现为长期慢性咳嗽，咳大量浓痰和反复咯血。咳痰在晨起或就寝时最多，80% 以上患者常有咯血，但程度不等。患者常伴有低热、盗汗、乏力、食欲减退及消瘦等表现。

本病病因复杂，主要致病因素有支气管感染、吸入异物、免疫缺陷，部分有先天遗传因素。患者多有支气管肺炎、百日咳、肺结核或麻疹等病史。

**中药治疗方法**

支气管扩张症，属于中医"咳嗽""肺痈""咳血"等范畴。中医学认为，本病的病因有内因和外因两方面，外因为感受六淫之邪，侵袭肺系，肺络受损所致；内因则由脏腑功能失调，痰浊壅肺，损伤肺络所致。基本病理变化表现为正虚邪恋。病位在肺，与肝和脾密切相关。临床以化痰止咳、清肺凉血为基本治疗方法。

中药治疗支气管扩张临床辨证一般分为燥热伤肺、肝火犯肺、痰热壅肺、阴虚肺热四个证型。燥热伤肺治疗宜清热润肺，凉血止血，常用桑杏汤加减；肝火犯肺治疗宜清肝泻肺，凉血止血，常用泻白散合黛蛤散加减；痰热壅肺治疗宜清热化痰，凉血止血，常用千金苇茎汤加减；阴虚肺热治疗宜养阴润肺，凉血止血，常用百合固金汤加减。

**名医验方**

著名中医周平安，采用凉血止血，清热化痰方法，治疗支气管扩张证属热伤血络者，疗效显著。处方：鲜芦根 30 克、鲜茅根 30 克、生薏苡仁 30 克、柴胡 10 克、黄芩 10 克、金荞麦 20 克、连翘 10 克、漏芦 10 克、仙鹤草 15 克、茜草炭 10 克、白及 10 克、浙贝 9 克、瓜蒌皮 15 克、三七粉 3 克（冲服）、阿胶珠 10 克。

**中药治疗经验**

中药治疗支气管扩张应当重点掌握四点：一是注意标本缓急。本病有急性期和缓解期之分，两者治疗方法不同。急性期浓痰多或咳血，应以清肺化痰或凉血止血治标为主；缓解期则以养阴润肺治本为主。二是祛痰方法贯穿治疗始终。祛痰能保持呼吸道通畅，并有利于消除肺部炎症。三是治疗宜用凉润药物，慎用温燥药物。本病临床以热证多见，又因为温燥药易伤血络，故临床治疗宜用凉润药物而慎用温燥药物。四是嘱咐患者务必戒烟。吸烟产生的有害物质吸入人体后，可直接刺激气管，引发呼吸道炎症及痉挛，而加重支气管扩张病情。

中药治疗支气管扩张具有一定的优势：一是缓解症状明显。据有关临床资料报道，患者应用中药治疗后，咳痰顺畅，咳嗽减缓，自觉症状明显改善。二是疗效稳定。由于中药治疗本病既化痰又清肺，既止咳又止血，多方位发挥治疗作用，标本兼治，故疗效相对稳定。三是毒副作用较小。

## 慢性肾小球肾炎

### 疾病介绍

慢性肾小球肾炎，简称慢性肾炎，是指由于各种病因引起的双侧肾小球弥漫性或局灶性炎症改变的一种泌尿系统疾病。

本病临床以蛋白尿、血尿、高血压和水肿为主要表现特征，患者可有不同程度的肾功能减退，常伴体倦乏力、腰膝酸痛等。由于本病的病理类型及病期不同，临床表现可不尽相同。

慢性肾炎，属于中医的"水肿""腰痛"范畴。中医学认为，慢性肾炎水肿的病机主要与肺、脾、肾三脏及三焦对水液代谢功能失调有关。风邪外袭，肺的肃降功能失司，不能通调水道，故出现水肿；脾虚不能运化水湿，水湿潴留则会出现水肿；肾虚不能化气主水，导致水湿潴留可发生水肿。三焦为水液运行的道路，三焦气化不行也可出现水肿。临床治疗以利尿消肿、温补脾肾为基本治疗方法。

关于蛋白尿，中医学认为，蛋白质是人体的精微物质，由脾化生，又由肾封藏，因此蛋白尿的形成与脾肾两脏虚损密切相关。脾虚不能升清，精微下注，或肾虚不能固精，精微下泄，均可出现蛋白尿。

目前，中医中药治疗慢性肾炎已受到了普遍的关注和广泛的应用，逐步积累了一些宝贵的经验，并取得了比较好的临床治疗效果。

中医一般将慢性肾炎辨证分为风水相搏、水湿浸渍、瘀水互结、脾肾阳虚等四个证型。风水相搏治疗宜疏风清热，宣肺行水，常用越婢加术汤加减；水湿浸渍治疗宜健脾化湿，通阳利水，常用五皮饮合胃苓汤加减；瘀水互结治疗宜活血祛瘀，化气利水，常用桃红四物汤合五苓散加减；脾

128

肾阳虚治疗宜温补脾肾，利水消肿，常用济生肾气丸合真武汤加减。

著名中医杳玉明，采用补肾益脾，温阳益气，化湿为主的方法，治疗慢性肾炎出现的水肿，疗效显著。处方：黄芪50克，西洋参7.5克，当归15克，枸杞子15克，金樱子15克，莲肉25克，补骨脂10克，芡实20克，茯苓25克，老头草30克，金银花50克，连翘25克，杜仲25克，怀牛膝25克，甘草10克。

中药治疗慢性肾炎需要重点掌握以下三点：第一，处理好补虚与泻实的关系。慢性肾炎病程冗长，病情缠绵，反复发作，在疾病的各个阶段往往以虚实兼存，交互错杂为其病证特点。治疗时一定要处理好补虚与泻实的关系，补虚不忘其实，泻实不使其虚。第二，注重活血化瘀药的应用。现代研究发现，凝血是肾炎病变形成的重要因素，纤维蛋白沉积是血凝的后果，也是肾小球纤维化、萎缩的前奏，活血化瘀药的应用不仅能改善瘀血所产生的诸多临床表现，而且对促进疾病的逆转具有重要的意义。第三，注意巩固疗效。这里需要强调的是，多数慢性肾炎患者临床症状的改善或消失，并不代表疾病真实意义的好转或痊愈，患者可能还有蛋白尿、隐形血尿以及肾脏病理改变的持续存在或潜在发展。因此在后期治疗期间，一方面需要及时进行必要的化验检查，同时还要继续进行治疗，以巩固疗效。

中医药治疗慢性肾炎优势明显：一是疗效较好。中药治疗慢性肾炎在缓解症状如消除水肿、减轻腰痛等方面，效果非常明显。另据资料报道，中药治疗慢性肾炎一般临床治疗有效率可达80%以上。二是部分患者可以达到根治目的。现代研究表明，治疗慢性肾炎所用的活血药以及补肾药物中，能提供肾脏修复所需要的氨基酸、蛋白质等物质，从而使受损的肾脏得到恢复或修复，逐渐恢复肾脏的代谢功能，最终使受损的肾脏得到不同程度的逆转。三是疗效稳固，不易复发。中药治疗本病疗效稳固是建立在补肾治本基础之上的，其重建了肾脏的自身功能。四是毒副作用较小。

# 慢性肾盂肾炎

## 疾病介绍

慢性肾盂肾炎，是指由细菌感染引起肾间质、肾盂和肾盏慢性炎症的一种泌尿系统疾病。

本病临床主要表现为腰部酸痛，尿频，尿急，排尿不适，或伴有乏力、低热等，且病程持续超过半年或 1 年以上。有些慢性肾盂肾炎的病程经过很隐蔽，仅表现为间歇性无症状细菌尿，或间歇性尿频、尿急以及间歇性低热等。

## 中药治疗方法

慢性肾盂肾炎，属于中医"淋证""腰痛"范畴。中医学认为，慢性肾盂肾炎的病位在膀胱与肾，其病因主要是湿热邪毒。当湿热邪毒蕴结膀胱，或迁延久病致膀胱与肾之气化不利，即可发为本病，故临床治疗以利尿通淋、补脾益肾，或兼以活血为基本治疗方法。

中医一般将慢性肾盂肾炎辨证分为膀胱湿热、气滞血瘀、阴虚内热、脾肾两虚等四个证型。膀胱湿热治疗宜清利湿热，常用八正散加减；气滞血瘀治疗宜利气活血，常用沉香散加减；阴虚内热治疗宜养阴清热，常用知柏地黄丸合二至丸加减；脾肾两虚治疗宜补益脾肾，常用无比山药丸加减。

也有人将慢性肾盂肾炎分为发作期、缓解期、迁延期三个病期。发作期以标实为主，湿热多见，治疗以清利湿热为主；缓解期以本虚为主，治疗宜补虚培本；迁延期则标本兼顾，扶正又祛邪。

## 名医验方

著名中医吴康衡，采用清热利湿，活血解毒，调理脾胃方法，治疗慢性肾盂肾炎证属湿热蕴肾者，疗效显著。处方：党参 30 克，黄精 30 克，桃仁 15 克，丹参 15 克，红花 12 克，苦参 20 克，秦皮 20 克，鱼腥草 30 克，瞿麦 15 克，萹蓄 15 克，苘麻子 15 克，车前草 20 克。

中药治疗慢性肾盂肾炎应重点把握三个原则和三个环节。三个原则分别是：扶植正气补脾益肾治本；利尿通淋保持尿路通畅；治疗用药保证足够疗程。三个环节分别是：消除细菌病邪；抑制细菌黏附；提高机体免疫功能。三个原则体现了标本同治。三个环节体现了在治疗疾病过程中，既要重视对外来病因细菌的治疗，又要重视对内在自身免疫功能的治疗。此外，还要注意活血化瘀药物的应用。有学者认为，慢性肾盂肾炎久病必致血瘀，由于血瘀的长期存在，故主张活血化瘀方法贯穿治疗始终。

中药治疗慢性肾盂肾炎有较好的优势：一是疗效稳定，不易复发。中药治疗慢性肾盂肾炎不是单纯的抗菌，既祛病邪又扶正气，且不会造成体内菌群失调，因此疗效稳定，不易复发。二是不易产生耐药性。由于中药具有多成分的入药特色，故细菌不易产生耐药性。三是能增强机体抵抗病菌的能力。由于治疗慢性肾盂肾炎使用了大量的补益药物，有利于增强患者的正气，从而也就增强了机体自身的抗病菌能力。四是能改善肾脏功能。由于治疗期间使用了清热解毒和利尿药物，有利于控制泌尿系感染，从而能够有效保护和促进肾脏功能。活血化瘀药的使用，也有助于达到改善和恢复肾脏功能的目的。

## 慢性前列腺炎

### 疾病介绍

慢性前列腺炎，是指各种原因引起前列腺及其周围组织慢性炎症的一种生殖系统疾病。

慢性前列腺炎的症状变化多端，表现非常复杂，主要有尿频、尿急、尿道灼痛、尿液混浊，有时阴茎睾丸及腹股沟部疼痛，或伴有早泄、阳痿以及乏力、头晕、失眠、忧郁等症状。

慢性前列腺炎，属于中医"淋证""白浊""精浊"等范畴。中医学认为，该病是由于下焦湿热致膀胱气化失调所引起，而气滞血瘀是前列腺瘀积的主要病理变化，故临床以清利湿热、行气活血为基本治疗方法。

中医临床一般将慢性前列腺炎辨证分为虚实两大类。实证常见膀胱湿热、气滞血瘀；虚证常见脾肾阳虚。膀胱湿热治疗宜清利湿热，常用八正

左侧栏：中药治疗经验　中药治疗优势　中药治疗方法

散加减；气滞血瘀治疗宜行气活血，常用沉香散加减；脾肾阳虚治疗宜补益脾肾，常用无比山药丸加减。

临床资料报道，有人采用清热利湿，活血方法，治疗膀胱湿热型慢性前列腺炎，有较好疗效。处方：龙胆草 10 克，黄柏 10 克，车前子 10 克，木通 10 克，茯苓 10 克，川楝子 10 克，山栀子 10 克，赤芍 10 克，牡丹皮 10 克，生甘草 6 克。

中药治疗慢性前列腺炎需要重点掌握三点：一是因人制宜。本病表现非常复杂，临床表现因人而异，即个体化表现明显，故治疗应因人制宜，采取不同的治疗方法。二是要始终贯彻通利治疗原则。通利有助于消散瘀滞，使前列腺积液排出，这比抗菌治疗更为重要。三是治疗要持之以恒。慢性前列腺炎病程较长，并有反复发作的特点，必须坚持用药，保证足够的疗程才能见效。

中药治疗慢性前列腺炎有较好的优势：一是缓解症状明显。不少患者经用中药治疗后尿道刺激症状明显减轻，提高了生活质量。二是综合作用明显。中药治疗慢性前列腺炎既可以改善局部炎症状态而缓解尿道刺激症状，又可以促进血液循环而恢复前列腺功能，有的药物还具有增强机体免疫的功能。三是不易产生耐药性。

## 前列腺增生

### 疾病介绍

前列腺增生，全称为良性前列腺增生，是指由于各种原因使前列腺的实质细胞发生异常增殖并造成膀胱出口梗阻而出现排尿困难的一种生殖系统疾病。

本病临床主要表现为尿频、尿急、遗尿、夜尿增多，或排尿困难、排尿不尽、尿后滴沥等，也有的患者早期临床症状表现不明显。

前列腺增生，属于中医"癃闭""淋证"等范畴。中医学认为，年老体衰，肾气亏虚是其发病的基础因素，瘀血、痰浊是其发病的病理因素，劳累过度、情志刺激是其常见的发病诱因。尽管本病病因多端，但其基本病理变化为肾虚血瘀，故治疗以补肾利尿、化瘀散结为基本治疗方法。

中医一般将前列腺增生辨证分为膀胱湿热、下焦瘀阻、脾气不足、肾阳不足等四个证型。膀胱湿热治疗宜清利湿热，利尿通淋，常用八正散加减；下焦瘀阻治疗宜活血散瘀，常用代抵当丸加减；脾气不足治疗宜补中益气，常用补中益气汤加减；肾阳不足治疗宜温阳补肾利尿，常用济生肾气丸加减。

著名中医王晓春，采用补肾化瘀散结，利尿泄浊方法，用自拟的补肾化瘀散结汤治疗前列腺增生，有较好疗效。处方：淫羊藿 20 克，菟丝子 15 克，枸杞子 15 克，山茱萸 15 克，车前子 10 克，三棱 12 克，水蛭 10 克，青皮 10 克，穿山甲 10 克，泽泻 10 克，川楝子 15 克，海藻 30 克，白芷 15 克，川牛膝 20 克。

中药治疗前列腺增生需要重点把握三点：一是早发现，早治疗。本病越早期治疗疗效越好，并可延缓病程进展，预防并发症的发生。二是注重活血化瘀。中医学认为，前列腺增生主要是瘀浊内停所致，活血化瘀能消散瘀结，有助于利尿，改善其病理变化，故活血化瘀是治疗本病的关键所在，应贯穿始终。三是重视补肾利尿。本病为老年性退行性病变，病本为肾虚，故要注重补肾，即使在疾病初期，也要注意补肾。利尿则有助于前列腺腺管的通畅，从而有利于代谢物的排出。

在前列腺增生的保守治疗中，中医辨证治疗占有重要地位，具有较好的优势：一是疗效显著。中药对改善尿道梗阻症状治疗效果比较明显，同时可以减少并发症发生。二是多途径发挥治疗作用。许多动物实验表明，中药治疗前列腺增生的机制表现在多个环节起作用，可抑制前列腺细胞的生长，使前列腺重量及体积缩小，还可平衡调节机体性激素，使其逐步达到正常水平，并对 $\alpha_1$ 受体具有一定抑制作用等。三是耐受性较好。前列腺对中药有比较好的反应性，且作用持久，这也是中药治疗前列腺增生疗效较好的原因之一。四是长期应用毒副作用较小。

## 阿尔茨海默病

### 疾病介绍

阿尔茨海默病，也称老年性痴呆症，是指在老年以后出现的慢性退行性脑变性所引起的一种神经系统疾病。

本病临床表现为记忆能力、判断能力、运动功能、感觉功能、视觉空间能力、情感反应能力、言语表达能力、生活活动能力以及人际交流能力等普遍减退或丧失，起病缓慢，或为隐匿性进程。

中药治疗方法

老年性痴呆症，属于中医"健忘""痴呆""呆病""郁证"等范畴。中医学认为，本病是由于年老肾精亏损，脑失所养，或气、火、痰、瘀诸邪内阻，上扰清窍所致。故对本病的治疗多以补肾填髓为主，辅以豁痰化瘀的治疗方法，即采用以补为主、以通为用的治疗方法。

近些年来，由于我国已经开始步入老龄化时期，阿尔茨海默病逐渐成为中医药治疗的一种新的热点病种。经过一段时间的研究，目前已经取得了许多宝贵经验。

中医一般将阿尔茨海默病辨证分为痰浊蒙窍、瘀血内阻、心脾两虚、肝肾不足等四个证型。痰浊蒙窍治疗宜豁痰开窍，常用涤痰汤加减；瘀血内阻治疗宜活血化瘀，开窍醒脑，常用通窍活血汤加减；心脾两虚治疗宜补益心脾，常用归脾汤加减；肝肾不足治疗宜补肾益髓，常用七福饮加减。

名医验方

著名中医李辅仁，采用补益肝肾，填精健脑，兼柔肝潜阳方法，用于治疗肝肾亏虚，髓海不足型阿尔茨海默病，疗效显著。处方：当归10克，首乌20克，炒远志10克，珍珠母30克（先煎），桑椹10克，天麻10克，茺蔚子10克，菖蒲10克，钩藤10克，白蒺藜15克，炒枣仁20克，瓜蒌 30 克，川芎 10 克，菊花 10 克。

中药治疗经验

中药治疗阿尔茨海默病需要重点把握三点：一是早期治疗。本病一定要做到早期发现、早期治疗，治疗越早，疗效越好。二是注重补肾。本病多见于年迈之人，脏器功能日渐衰退，尤以肾之阴精亏虚多见，故补肾益精是治疗的重要环节。三是重视活血。活血有助于促进脑部血液循环，并可延迟血管硬化进程，从而有利于改善临床表现。

中药治疗优势

中药对阿尔茨海默病的治疗具有一定的优势：一是缓解症状明显。不少患者使用中药治疗后，临床症状都有不同程度的缓解和改善，提高了患者的生活质量。二是能够延缓脑功能衰退。活血行气药可有效促进脑部血液循环及脑细胞的新陈代谢，从而有效延缓脑功能衰退的进程。不少研究还表明，治疗本病的一些中药能够激活并使神经营养因子生成增多，从而可促进神经元的存活与再生。有的药物则有抗氧化的作用，能够阻止或逆转神经元的退行性变化。第三，能够提高自身免疫功能。补肾益精药物的使用，增强了患者的内在正气。现代药理研究表明，这些药物能够增强患者的自身免疫功能，从而提高了患者防病和抗病能力，以及延缓衰老的能力。

## 抑 郁 症

### 疾病介绍

抑郁症，又称抑郁障碍，是以显著而持久并反复发作的心境低落为主要临床特征的一种精神性疾病。

本病临床表现复杂，主要表现为情绪消沉，闷闷不乐甚或悲痛欲绝，自卑抑郁甚或悲观厌世，可有自杀企图或行为，常伴有自责、自闭、恐惧，倦怠乏力、食欲不振、失眠等症状。部分患者可见焦虑，严重者可出现幻觉、妄想等症状。每次发作持续至少 2 周以上，长者数月或数年。

抑郁症，属于中医"郁证""脏躁"范畴。中医学认为，本病主要是由于情志不舒，肝气郁结所致。本病病位主要在肝，与心脾关系密切，故临床以疏肝解郁、补益心脾为其基本治疗方法。

中医治疗抑郁症，目前临床报道很多，积累了比较丰富的经验，也取得了较好的临床疗效。

中药治疗抑郁症临床一般辨证为肝气郁结、痰气郁结、肝郁脾虚和心脾两虚等四个证型。肝气郁结治疗宜疏肝理气，常用柴胡疏肝散加减；痰气郁结治疗宜疏肝解郁，理气化痰，常用半夏厚朴汤加减；肝郁脾虚治疗宜疏肝解郁，健脾养血，常用逍遥散加减；心脾两虚治疗宜健脾养心，常用归脾丸加减。

**中药治疗方法**

王玉英教授采用解郁清热方法，治疗抑郁症证属气郁化火，心肝血虚，神失濡养者，疗效显著。处方：牡丹皮10克，栀子10克，柴胡6克，当归15克，白术10克，茯苓20克，赤白芍各10克，甘草6克，女贞子12克，旱莲草12克，合欢皮12克，郁金12克，酸枣仁20克，柏子仁20克，焦三仙（焦麦芽、焦山楂、焦神曲）各12克，香附12克，生牡蛎30克，太子参15克，砂仁10克。

**名医验方**

中药治疗抑郁症应当重点掌握四点：一是辨证施治。辨证施治是中医治病的基本原则，又因为抑郁症临床表现差异性很大，故抑郁症临床治疗必须做到辨证施治，因人因病制宜。二是注重疏肝解郁方法。中医学认为，本病主要是由于肝气郁结所致，故治疗本病应注重疏肝解郁，并贯穿治疗的全过程，三是重视心理疏导。对于有明显心理社会因素作用的抑郁症发作者，在药物治疗的同时需合并心理疏导的治疗。四是保证足够疗程。本病病程较长，且容易反复发作，故应坚持用药，保证足够疗程，方能取得理想疗效。

**中药治疗经验**

西药治疗抑郁症有确切疗效，但患者依从性较差、复发率较高，毒副反应较大。而中药治疗有较好的优势：一是疗效较好。中药治疗由于实施辨证施治方法，即个体化治疗，因人因病而采用不同的方法和药物，针对性较强，临床改善或缓解症状明显，故疗效较好。二是患者依从性较好。

**中药治疗优势**

西药治疗抑郁症服药程序复杂，且有些药物价格昂贵。而中药治疗抑郁症服药方法简便，药物价格较低，故患者依从性较好。三是疗效稳定，复发率较低。中药治疗本病，由于辨证施治，标本同治，故疗效稳定，不易复发。四是毒副作用较小。

## ❀ 慢性疲劳综合征 ❀

### 疾 病 介 绍

慢性疲劳综合征，俗称"雅痞病"，是以持续或反复发作的疲劳并伴有多种神经、精神症状，而无器质性病变为特点的一种病症。

本病临床表现涉及多个系统，除了感觉疲劳、四肢乏力外，常伴有肌肉酸痛、食欲不振、注意力不集中、反应迟钝、记忆力减退、咽喉肿痛等表现，且病程连续持续 6 个月以上。

### 中药治疗方法

慢性疲劳综合征，属于中医"虚劳"范畴。中医学认为，本病因体质虚弱，或积劳内伤，心神耗损，日久导致气血生化不足，脏腑功能衰退所致。根据虚则补之、损者益之的治疗原则，本病治疗措施以补虚为基本原则，实际运用中常以补益肝肾为主。

中医临床一般将慢性疲劳综合征辨证分为气血两虚、气阴两虚、肝肾阴虚、脾肾阳虚等四个证型。气血两虚治疗宜气血双补，常用八珍汤加减；气阴两虚治疗宜益气养阴，常用生脉饮加减；肝肾阴虚治疗宜补益肝肾，常用左归丸加减。脾肾阳虚治疗宜温补脾肾，常用右归丸加减。

### 名医验方

张丽等人，采用益气补血，健脾养心方法，用归脾汤加减治疗慢性疲劳综合征，有较好的疗效。处方：西洋参 2 克（分次冲服），党参 30 克，白术 15 克，黄芪 30 克，当归 12 克，茯神 20 克，远志 10 克，炒枣仁 15 克，木香 10 克，龙眼肉 10 克，熟地黄 15 克，白芍 15 克，炙甘草 10 克。

中药治疗慢性疲劳综合征需要重点掌握三点：一是注重补脾益气。本病以疲劳表现为特征，脾为后天之本，主肌肉四肢，故治疗期间应重视补脾益气。二是宜补不宜泻。本病治疗全程宜补不宜泻，补虚除补脾益气之外，还应考虑补益肝肾，以强健筋骨。三是宜缓补而不宜峻补。尽管慢性疲劳综合征一般治宜补虚，但不可一味地大量使用峻补大补之品，而宜采用温和的调补或平补的方法以缓补。

中药治疗慢性疲劳综合征有较好的优势：一是具有较好的调整和恢复脏腑功能作用。由于中药在治疗本病过程中重在补益脾、肝、肾，通过调整其功能，来增强机体自我调节和自我恢复能力。同时由于大多使用了补虚药，使患者气血阴阳得以平衡，正气得以增强，从而也就增强了机体对外界压力的承受能力。二是具有一定的预防作用。长期工作繁忙而感觉身体疲倦、肌肉酸痛者，即倾向于慢性疲劳综合征的各种亚健康人群，如果早期介入中药调理保养，往往能够达到一定的预防作用。三是毒副作用较小。

## 原发性干燥综合征

### 疾病介绍

原发性干燥综合征，也称舍格林综合征，是指因某种原因侵犯泪腺和唾液腺等外分泌腺而出现的一种慢性炎症性的自身免疫性疾病。

本病患者最常见的临床症状是口干舌燥、眼睛干燥以及鼻子干燥等，并常伴有全身乏力或低热等表现。

原发性干燥综合征，属于中医"燥证"范畴。中医学认为，本病素体阴虚为发病基础因素，积劳日久，阴津内耗为发病后天因素。其病理机制关键在于阴虚燥热，故治疗方法以养阴清热、生津润燥为主。

中医治疗原发性干燥综合征有悠久的历史。《素问阴阳·应象大论》首次提出"燥胜则干"的论点，这是对燥邪致病病理特点的高度概括。路志正在《路志正医林集腋》中提出："外燥之痹多兼风热之邪，其治当滋阴润燥，养血祛风。"不仅明确提出"燥痹"的病名，而且详细阐述了该病的发病和治疗。目前中医治疗干燥综合征方法主要为养阴生津。通过养阴生津增强体内津液的来源，以纠正体内阴液失衡，并以此达到改善和恢复泪腺、唾液腺等腺体的分泌功能。

中医临床一般将原发性干燥综合征辨证分为燥热伤津、阴虚内热、气血不足、肝肾阴虚等四个证型。燥热伤津治疗宜清燥润肺，常用清燥润肺汤加减；阴虚内热治疗宜养阴清热，常用知柏地黄丸加减；气血不足治疗宜益气养血，常用八珍汤加减；肝肾阴虚治疗宜补益肝肾，常用麦味地黄丸加减。

名医验方

国医大师路志正，采用益气养阴方法，用自拟的路氏润燥汤治疗原发性干燥综合征，疗效显著。处方主要药物：太子参 15 克，南沙参 15 克，生白术 12 克，炒山药 15 克，麦门冬 12 克，石斛 10 克，葛根 10 克，生地黄 15 克，以及丹参、红藤等。

中药治疗经验

中药治疗原发性干燥综合征应重点掌握三点：一是重在养阴生津。用药应以补益肝肾，养阴生津的药物为主。二是注意调理脾肺功能。因为脾有运化水湿作用，肺有输布津液作用，均有利于本病的治疗。三是慎用温燥药物。温燥药久用容易伤阴耗气。此外，辛散走窜药物也应慎用。

中药治疗优势

中药治疗原发性干燥综合征，疗效较好且优势明显：一是治愈率较高。从大量临床报道来看，中药治疗本病，不但能够显著改善临床症状，提高患者生活质量，而且治愈率比较高，不少患者还可以得到根治。二是可改善机体免疫功能。研究表明，治疗本病的部分药物能够抑制自身抗体，具有调整和改善患者机体免疫功能的作用。三是疗效比较稳定。中药治疗本病，标本同治，特别重视对脏腑自身调节功能的治疗，故疗效稳定，不易复发。

## ❁ 原发性痛风 ❁

### 疾病介绍

原发性痛风，是指由于嘌呤代谢障碍所致的一种慢性代谢性疾病。

本病临床主要表现为高尿酸血症、痛风石沉积形成，以及反复发作的关节炎或关节畸形等症状。部分患者可有发热、寒战、头痛、心悸等全身症状。

## 中药治疗方法

痛风在中医学中属于"痹证"范畴。中医学认为，引起痛风的原因主要是饮食不节，或感受湿热之邪所致，日久则见瘀血凝滞之病理变化。临床以清热利湿或活血通络为基本治疗方法。

中医一般按照热痹和久痹来辨证治疗痛风。痛风急性发作时，关节红、肿、热、痛表现十分明显，苔黄，脉数而有力，多属湿热内蕴，辨证为热痹，治疗宜清热利湿，祛风通络，常用宣痹汤加减；痛风后期，由于久病入络入肾，表现为关节肥厚、畸形、僵硬，足膝活动渐受限制，多为久痹。久痹根据表现可辨证分为瘀血凝滞和肝肾不足。久痹属瘀血凝滞者宜活血化瘀，利湿通络，常用身痛逐瘀汤加减；久痹属肝肾不足者宜补益肝肾，利湿通络，常用独活寄生汤加减。

## 名医验方

著名中医段富津，采用清热祛湿方法治疗湿热痹阻型痛风，疗效显著。处方：连翘15克，汉防己15克，滑石25克，茵陈20克，蚕沙15克，薏苡仁30克，姜黄5克，当归15克，川芎15克，甘草15克，海桐皮15克，秦艽15克，羌活15克。

## 中药治疗经验

原发性痛风的中药治疗应当重点掌握三点：一是注重活血化瘀的应用。多年来，许多专家按照"治风先治血、血行风自灭"的中医理论，本着修复骨骼关节的治疗目的，大量使用活血化瘀药物，对痛风特别是在痛风迁延期出现的骨关节疼痛、肿大等有显著疗效，有的还能达到恢复骨关节功能的目的。二是不忘利湿。利湿有助于排除病邪，通利关节。三是疗程宜长。特别是对于久痹，即痛风迁延期患者，一定要保证足够的疗程。

## 中药治疗优势

中医治疗原发性痛风具有一定优势：一是能有效缓解患者临床症状。如果坚持用药，远期疗效也比较好。二是疗效稳定。中药可以不间断地长期用药，疗效比较稳定，不易复发。三是毒副作用较小。

# 原发性骨质疏松症

## 疾病介绍

原发性骨质疏松症，是指由于机体的骨量减少和骨的微细结构改变而致骨骼脆性增加的一种代谢性骨病。

本病临床以易于骨折为表现特征，常伴有全身乏力、腰背酸痛、膝关节酸软或骨骼变形等症状。

原发性骨质疏松症一般可分为绝经后骨质疏松症和老年性骨质疏松症两种。前者发生于绝经后女性，后者常发生于老年人。

**中药治疗方法**

骨质疏松症，属于中医"骨痿""骨痹"范畴。中医学认为，肝肾不足是骨质疏松症的根本原因和基本病理变化，其病位在肾，病性多虚。因此，补益肝肾是治疗本病的基本方法。

中医临床一般把原发性骨质疏松症辨证分为脾气虚弱、肝肾阴虚、肾精不足和肾阳不足等四个证型。脾气虚弱治疗宜健脾益气，常用参苓白术散加减；肝肾阴虚治疗宜滋补肝肾，常用左归丸加减；肾精不足治疗宜补肾益精，常用河车大造丸加减；肾阳不足治疗宜补肾温阳，常用右归丸加减。

**名医验方**

著名中医陈海鹏，采用补肾壮骨，活血止痛方法，用自拟的骨坚方治疗原发性骨质疏松症，疗效显著。药物组成：熟地黄10克，山茱萸10克，鹿角胶3克，骨碎补10克，牛膝10克，黄芪20克，肉桂10克，三七粉5克（冲服），丹参9克，川芎10克，甘草3克。

**中药治疗经验**

中药治疗原发性骨质疏松症应当重点掌握三点：一早发现，早治疗。本病越早治疗疗效越好，早治疗还可预防继发病（如骨折）的发生。二是注重补益肝肾。骨质疏松的治疗不能仅仅着眼补钙，还应当注重补益肝肾，从而调动和发挥机体自身的调节和修复功能。三是注意健运脾胃。通过健运脾胃，促使机体对营养精微物质的吸收和消化，以滋养骨质生长。

中医治疗原发性骨质疏松症具有较好的优势：一是改善症状明显。尽管骨质密度的改善是一个缓慢的过程，但中药在改善全身症状如腰膝酸软无力等方面，疗效比较明显。二是能改善体内钙质的代谢。现代药理研究表明，治疗骨质疏松症的一些中药，可以促进小肠钙的吸收，提高血钙水平；有的中药可以增强骨骼的韧性；有的中药还可以促进肾小管对钙的重吸收，减少尿钙的排泄等。三是具有较好的治本作用。中药治疗本病不是单纯的补钙，而是通过补益脾肾（补益先天和后天之本）调节和发挥机体自身的功能，从而能达到较好的治本作用。四是可以防病。早期采用补肾健骨的药物进行预防性治疗，对于一些有患病倾向的老年人具有一定的预防作用。

中药治疗优势

# 类风湿关节炎

## 疾病介绍

类风湿关节炎，是指以关节和关节周围组织慢性炎症及破坏性病变为特征的一种自身免疫性疾病。

本病临床以对称性小关节疼痛、肿大、屈伸不利，甚则僵直变形为表现特征。该病好发于手、腕、足等小关节，常反复发作。

中药治疗方法

类风湿关节炎，属于中医"历节""尪痹""痹证"范畴。中医学认为，肝肾亏虚是本病发生的内因，而风寒湿邪侵袭则为本病发病的诱因。寒湿瘀阻而致关节肿痛僵直为其标，肝肾脾虚而致关节筋骨失养为其本，故治疗以活血通络止痛、补益肝肾健脾为其基本治疗方法。

中医临床一般将类风湿关节炎辨证分为风寒湿阻、湿热蕴盛、痰瘀互结、肝肾不足、脾肾阳虚等五个证型。风寒湿阻治疗宜祛风散寒除湿，通络止痛，常用乌头汤加减；湿热蕴盛治疗宜清热除湿，通络止痛，常用宣痹汤加减；痰瘀互结治疗宜祛瘀化痰，通络止痛，常用身痛逐瘀汤加减；肝肾不足治疗宜祛风湿，补肝肾，常用独活寄生汤加减；脾肾阳虚治疗宜温补脾肾，常用金匮肾气丸加减。

国医大师周仲瑛，采用清热化湿，解毒宣痹方法，治疗湿热蕴盛，痰瘀互结之类风湿关节炎，疗效显著。处方：秦艽 12 克，防己 12 克，鬼箭羽 12 克，白薇 12 克，防风 5 克，黄柏 10 克，苍术 10 克，炙僵蚕 10 克，广地龙 10 克，土茯苓 15 克，苍耳草 20 克，炮山甲 6 克。

中药治疗类风湿关节炎需要重点掌握以下四点：一是要注意处理好内因和外因、祛邪与扶正的关系。疾病初期，应以祛邪、消除外因为主。患病日久，久病多虚，久必及肾，治疗应以温肾补肾、扶正固本为主。二是重视活血通络。本病久痛入络，久痛多瘀，故治疗期间应不忘活血通络，并将其贯穿始终。三是应当注意透骨搜络之虫类药物的应用。虫类药物如蕲蛇、地龙、全蝎、僵蚕等，对于类风湿关节炎有较好的治疗作用。若关节肿大，活动不利者，可用蕲蛇、地龙加伸筋草、千年健等药；关节僵直变形者，可用僵蚕、地龙加金狗脊、透骨草等药。四是保证足够疗程。类风湿关节炎的治疗需要一个长期不间断的治疗过程，需要医生和患者的密切配合才能获得成功。

中医治疗类风湿关节炎具有一定的优势：一是能有效缓解症状。用药后，患者的疼痛往往有明显的减轻和缓解。现代药理研究表明，部分药物特别是虫类药能起到较好的抗炎、消肿和止痛的作用。二是能提高机体免疫功能。药理研究表明，采用补益肝肾药物可以提高机体的免疫功能，使人体自身形成较强的抵抗风寒湿毒能力。另外，运用祛风湿散寒药物，尚能有效阻断风湿因子再生，部分中药还能促进骨质修复。三是毒副作用较小。

名医验方

中药治疗经验

中药治疗优势

## 风湿性关节炎

### 疾病介绍

风湿性关节炎，是指以全身性结缔组织炎症病变为特征，反复发作并可进一步影响心脏的一种风湿性疾病。

本病临床以大关节和肌肉反复发作游走性红肿、热痛为主要表现特征，患者常有皮下结节或环形红斑皮疹出现。

风湿性关节炎，属于中医"痹证"范畴。中医认识痹证的病因历史悠久，如《素问·痹论》曰："风寒湿三气杂至，合而为痹也。""痹"者，不通的意思，表明风湿性关节炎的病理变化主要为经络气血不通，故临床以祛风除湿、通络止痛为基本治疗方法。

中医临床一般将风湿性关节炎辨证分为风痹、寒痹、湿痹、热痹及久痹等五个证型。风痹治疗宜祛风散寒除湿，通络止痛，常用防风汤加减；寒痹治疗宜散寒除湿，温经止痛，常用乌头汤加减；湿痹治疗宜除湿通络，常用薏苡仁汤加减；热痹治疗宜清热除湿，通络止痛，常用宣痹汤加减；久痹治疗宜祛风湿，补肝肾，常用独活寄生汤加减。

为了充分发挥中药治疗风湿性关节炎的治疗优势，一些专家针对本病具有反复发作的病变特点，总结出了一些宝贵的治疗经验。如有报道采用三步疗法：第一步除痹毒，消炎症。使用祛风湿、散寒止痛药物，迅速消除关节酸痛、麻木、发热等症状。第二步清瘀血，除毒素。运用活血通络药物，消除病患部位的疼痛、肿胀、僵硬等症状。第三步激活免疫。使用补益肝肾药物扶植正气，保护关节不受侵害和减轻伤害，逐步形成骨关节保护屏障。这些经验为风湿类患者带来新的思路和治疗方法。

**中药治疗方法**

著名中医李振华，采用祛寒化湿，和营通络方法，治疗风湿性关节炎证属寒痹者，疗效显著。处方：全当归 12 克，桂枝 10 克，赤芍 10 克，白芍 10 克，细辛 3 克，寻骨风 30 克，独活 10 克，桑寄生 12 克，秦艽 15 克，防风 10 克，熟地黄 15 克，怀牛膝 20 克，海桐皮 12 克。

**名医验方**

中药治疗风湿性关节炎应当重点掌握以下三点：一是及时祛邪。本病为外邪侵犯机体所致，应及时并彻底消除病邪，不留祸患。二是防止疾病传变。本病致病因素有游走传变的特性，在治疗过程中，要及时把握病情发展动态，防患于未然，特别是要警惕该病对心脏的侵犯。三是不忘活血通络。风湿性关节炎属于中医的"痹证"范畴，《临证指南医案·痹》："痹者，闭而不通之谓也。"故在治疗风湿性关节炎时，要始终贯穿活血通络的基本原则。活血通络既有助于病邪的消散，又有助于增强关节局部血液的循环。

**中药治疗经验**

中药治疗风湿性关节炎具有较好的优势：一是改善症状明显。能有效改善患者红、肿、热、痛的临床症状，提高生活质量。二是能提高免疫功能。现代药理研究表明，许多治疗风湿性关节炎的药物，如补益肝肾药、活血化瘀药等，可以有效提高机体免疫功能。三是毒副作用较小。

中药治疗优势

## ❧ 慢性盆腔炎 ❧

### 疾病介绍

慢性盆腔炎，是指女性内生殖器、子宫周围结缔组织及盆腔腹膜发生慢性炎症的一种妇科疾病。

本病临床主要表现为带下增多，月经紊乱，下腹部坠胀，小腹疼痛，腰骶部酸痛，多见痛经。患者常伴有困倦乏力、食欲不振或发热等。

中药治疗方法

慢性盆腔炎，属于中医"带下""腹痛""月经不调"等范畴。中医学认为，本病为邪毒入侵，客于胞中，迁延日久，导致冲任二脉损伤所致。湿瘀互结，郁久化热，是慢性盆腔炎的主要病理变化，故治疗应以清热利湿、化瘀散结为基本治疗方法。

中药治疗慢性盆腔炎，临床辨证一般分为湿热瘀结、气滞血瘀、气虚血瘀、冲任虚寒四个证型。湿热瘀结治疗宜清热利湿，化瘀止痛，常用银甲丸加减；气滞血瘀治疗宜活血化瘀，理气止痛，常用隔下逐瘀汤加减；气虚血瘀治疗宜健脾益气，化瘀散结，常用慢盆汤加减；冲任虚寒治疗宜温经暖宫，散寒止痛，常用温经丸加减。

名医验方

著名中医王渭川，用协定处方银甲丸治疗慢性盆腔炎证属湿热积累，气滞血瘀者，疗效显著。处方：金银花 12g，鳖甲 15g，连翘 12g，升麻 9g，红藤 30g，蒲公英 15g，紫花地丁 12g，生蒲黄 12g，椿根皮 15g，大青叶 9g，茵陈 15g，桔梗 9g，琥珀末 3g。

中药治疗慢性盆腔炎临床应重点掌握四点：一是掌握辨证要领。本病主要根据腹痛的部位及性质进行辨证。若隐痛喜按多属虚，腹痛拒按多属

中药治疗经验

实；腹胀痛属气滞，刺痛属血瘀；腹部冷痛属寒证，灼痛属热证。临证可同时参照全身症状及舌脉加以辨别。二是注重祛湿和化瘀方法。临床观察表明，本病全程均有湿滞和血瘀表现，故必须对祛湿和化瘀方法予以高度重视。三是健脾益气贯穿始终。健脾有助于除湿，益气有助于活血。四是保证足够的疗程。慢性盆腔炎病程较长，而且病情经常反复，故要坚持治疗，以保证足够的疗程。

中药治疗优势

中药治疗慢性盆腔炎具有较好的优势：一是缓解症状明显。据临床资料报道，用中药治疗慢性盆腔炎后，患者带下多及腹痛都有明显的改善，一般治疗 1~2 个疗程即可见效。二是疗效稳定。由于中药多组成复方使用，作用广泛，既能消除病因又能改善病理状态，既治标又治本，故疗效稳定，不易反复。三是不易产生耐药性。

# 乳腺增生

## 疾病介绍

乳腺增生，是指妇女乳腺导管、乳腺小叶及上皮和纤维组织实质性的良性增生的一种乳房疾病。

本病临床以乳房周期性胀痛和有肿块为主要表现特征。胀痛常在月经来潮前加重，月经后逐渐缓解，疼痛常涉及腋下及肩背部，有时疼痛随着情绪波动而有变化。

中药治疗方法

乳腺增生，属于中医"乳癖"范畴。中医学认为，本病是由于情志不舒，肝气郁结日久，导致乳房气滞血瘀痰凝所致。本病属本虚标实之病，脾肾不足致冲任失调为本病之本，痰瘀互结致乳房肿块为本病之标，故治疗以行气活血散结、补益肝肾为基本治疗方法。

中医临床一般将乳腺增生辨证分为肝气郁结、痰瘀互结、肝肾阴虚和脾肾阳虚四个证型。肝气郁结治疗宜疏肝解郁，常用逍遥散加减；痰瘀互结治疗宜活血散结，化痰软坚，常用桃红四物汤加减；肝肾阴虚治疗宜补益肝肾，常用六味地黄丸加减；脾肾阳虚治疗宜温补脾肾，调摄冲任，常用二仙汤加减。

赵尚华教授，采用疏肝理气，化痰散结方法，治疗乳腺增生，疗效显著。处方：柴胡、当归、白芍、白术、伏苓、瓜蒌、贝母、山慈菇、鹿角霜各10克，首乌藤12克，生牡蛎、炒枣仁各30克，胆南星、甘草各6克。

中药治疗乳腺增生需要重点掌握三点：一是注重活血化瘀。本病全程治疗应重视活血化瘀药的应用，活血能止痛，化瘀能散结。二是治疗宜标本兼顾。乳腺增生属本虚标实之病，胀痛肿块是标，冲任失调为本，治疗时一般宜标本兼顾。临床尚需根据具体病情而分别采用治标为主兼以治本，或治本为主兼以治标的不同方法。三是治疗要持之以恒。考虑到乳腺病变组织对中药的敏感性较差，肿块消失缓慢，因此治疗时间较长，有时需要内服药物半年到1年才能见到明显效果。

中药治疗乳腺增生具有较好的优势：一是改善症状明显。一般服药后，患者的乳房胀痛均有不同程度的缓解和改善。二是标本同治。中药治疗乳腺增生既能改善症状，又能消除肿块，标本兼治。尽管作用缓慢，但由于治疗是从内部调整机体功能，故最终能起到治本之目的。三是毒副作用较小。

## 血栓闭塞性脉管炎

### 疾病介绍

血栓闭塞性脉管炎，是指四肢中小动脉慢性炎症和血栓形成而致管腔逐渐闭塞缺血的一种血管疾病。

本病多见于下肢，临床主要表现为间歇性跛行，患肢怕冷、麻木、刺痛，尤其在夜间卧床时加剧（静息痛），后期可能出现足部溃疡或坏死。

血栓闭塞性脉管炎，属于中医"脱疽""脉痹"范畴。中医学认为，本病是以寒邪为其致病主要因素，寒邪外侵，阻遏肢体阳气，或素体阳

中药治疗方法

虚，寒自内生均可引发本病。肢体阳气阻遏，气血不通为其主要病理变化，故治疗以温经散寒、行气活血通络为基本治疗方法。

近些年来，中医药治疗血栓闭塞性脉管炎的文献报道日渐增多，临床取得了令人满意的治疗效果，并在治疗上总结出了活血化瘀、温经散寒等行之有效的方法。

中医一般将血栓闭塞性脉管炎辨证分为阴寒凝滞、血络瘀阻、气血两虚等三个证型。阴寒凝滞治疗宜祛寒止痛，温阳通脉，常用阳和丸加减；血络瘀阻治疗宜活血化瘀，通络止痛法，常用身痛逐瘀汤加减；气血两虚治疗宜益气补血，活血通络，常用十全大补汤加减。

名医验方

著名中医陆长清，采用活血化瘀，通络止痛方法，治疗脉络瘀阻型血栓闭塞性脉管炎，疗效显著。处方：玄参 15 克，当归 15 克，银花藤 15 克，甘草 15 克，川牛膝 15 克，益母草 20 克，细辛 5 克，桂枝 10 克，木通 9 克，赤芍 10 克，炒白芍 15 克，制乳香 10 克，制没药 10 克。

中药治疗经验

中药治疗血栓闭塞性脉管炎应重点掌握四点：一是注重活血化瘀法。活血化瘀法已成为当前治疗本病的主要方法，并贯穿于治疗的全过程。从目前临床实际使用的药物来看，活血化瘀药大约占到用药的 50% 以上，已成为公认的有效的治疗药物。二是注意温经散寒法的应用。温经散寒有助于促进血液循环，改善肢体怕冷、麻木等症状。三是注意行气药的应用。气为血帅，气有推动作用，行气药能增加血液的运行。四是不可忽视虫类药的应用。近年来，虫类药在治疗血栓闭塞性脉管炎中应用越来越广，并显示出较好的应用前景。

中药治疗优势

中药治疗血栓闭塞性脉管炎具有较好的优势：一是提高了临床疗效。许多患者应用中药治疗后，临床症状有明显的缓解，病情得到有效控制。据资料报道，一般临床治疗有效率可达 80% 左右。二是疗效稳定。从远期疗效来看，中药治疗本病疗效稳固，复发率减少。三是有的可免于手术。据资料统计，由于中药的广泛应用，血栓闭塞性脉管炎患者的手术率明显下降。

## 寻常性痤疮

### 疾病介绍

寻常性痤疮，又称粉刺，俗称青春痘，是指青春期由于皮肤毛囊及皮脂腺阻塞和发炎所引发的一种皮肤科疾病。

痤疮因个体的反应不同，造成的皮肤损害程度及临床表现有所不同。本病发病部位多在颜面、胸、背等处，主要表现为皮肤出现炎症性粉刺、丘疹、脓疱、结节、囊肿、粉瘤，或形成色素沉着、毛孔粗大，甚至出现瘢痕等。

### 中药治疗方法

寻常性痤疮，属于中医的"肺风粉刺"范畴。中医学认为，本病多由过食辛辣厚味肥甘之品，或情志不畅所致。现在多数学者认为本病是由内火、血热、湿热、热毒、瘀阻以及环境、遗传等多种因素交织为患。临床以清热利湿、凉血散瘀为基本治疗方法。

中医一般将寻常性痤疮辨证分为热毒、肺热、胃热、血热、湿毒血瘀等五个证型。热毒治疗宜清热解毒，常用五味消毒饮加减；肺热治疗宜清泄肺热，常用泻白散加减；胃热治疗宜清泄胃热，常用清胃散加减；血热治疗宜清热凉血，常用桃红四物汤加减；湿毒血瘀治疗宜除湿化瘀，常用除湿解毒汤加减。

### 名医验方

著名中医赵琼，用自拟清热凉血汤治疗寻常性痤疮，疗效较好。处方：生地黄 20 克，牡丹皮 15 克，丹参 20 克，白鲜皮 15 克，桑白皮 15 克，土茯苓 30 克，蝉蜕 10 克，薏苡仁 30 克，地肤子 15 克，蛇床子 15 克，紫花地丁 15 克，甘草 5 克。

### 中药治疗经验

中药治疗寻常性痤疮需要重点掌握三点：一是辨证施治。痤疮病变表现复杂，常常因人而异，只有辨证施治，才能做到因人制宜，治疗才能更加具有针对性，从而疗效才会更好。二是注意内服和外用药相结合。针对病因内服中药，针对皮肤局部病变外用中药，内服与外用相结合疗效更好。三是治疗期间注意忌口。由于食物因素常能引发或加重本病，因此在治疗期间，忌口是非常必要的，特别是辛辣刺激性食物不要食用。

中药治疗寻常性痤疮具有较好的优势：一是整体调节。本病是体表局部病变，但中药在治疗时，特别注重内服药物对机体的整体调节，即重视调理患者的脏腑功能以及气血状况。二是具有治本作用。中药治疗痤疮，由于重视整体调节，内服外用兼施，故能够达到治本的作用。三是毒副作用较小。

## 老年黄斑变性

### 疾病介绍

老年黄斑变性，也称衰老性黄斑变性，是指眼睛的黄斑区组织结构退行性病变的一种眼科疾病。

本病临床主要表现为双眼同时或先后视力下降，视物模糊，视野中心有黑影遮挡，视物变形等。

老年性黄斑变性一般可分为萎缩型（干性）和渗出型（湿性）两类。前者发生率较高，常双眼同时发病，视力下降相对缓慢；后者发生率较低，约为前者的1/10，多双眼先后发病。

老年黄斑变性，属于中医"视瞻昏渺""视惑""暴盲"等范畴。中医学认为，老年人脏器功能萎缩，阴精气血虚弱，导致眼目失于滋养，可引起眼睛黄斑变性。另外，眼部血热妄行，出血凝滞成瘀，阻滞损伤眼部脉络，也可引起黄斑变性。临床以活血通络、补益气血，或凉血止血、活血散瘀为基本治疗方法。

中药治疗老年黄斑变性常从抗衰老入手，将整体调理与局部治疗相结合，并根据黄斑变性不同病变类型予以辨证施治，取得了较好的疗效。

萎缩型患者，中医临床辨证多为瘀血阻络、气血不足及肝肾阴虚三个证型。瘀血阻络治疗宜活血化瘀，软坚散结，常用通窍活血汤加减；气血不足治疗宜益气养血，常用八珍汤加减；肝肾阴虚治疗宜滋补肝肾明目，常用四物五子汤加减。

渗出型患者，中医临床辨证多为血热妄行、气虚血瘀及阴虚火旺三个证型。血热妄行治疗宜凉血止血，常用十灰散加减；气虚血瘀治疗宜益气活血，常用补阳还五汤加减；阴虚火旺治疗宜养阴清热，常用知柏地黄丸合生蒲黄汤加减。

名医验方

国医大师唐由之教授，经过多年研究认为，调整气血是治疗眼底病的机要之处，并认为萎缩型老年黄斑变性，与气血虚弱导致经气鼓动无力，不能充养眼目有关；而渗出型者，多与血热妄行导致血液运行不循常道，溢于脉外，在眼部凝滞成瘀有关。根据这些认识，唐由之教授确立了补益气血、益气活血、行气活血等调治气血之法。特别是对渗出型病变，采用凉血止血、行气活血、祛瘀散结等治疗方法，屡获良效。处方中使用的中药主要有蒲黄、墨旱莲、侧柏叶、生地黄、川芎、黄芪等。

中药治疗经验

中药治疗老年黄斑变性应当重点处理好三个关系：一是处理好辨病与辨证的关系。采用现代眼科检查仪器，先对本病做出明确诊断并确定类型，在此基础上进行中医辨证论证。二是处理好肝与目的关系。肝开窍于目，目得血能视，表明肝和眼睛有密切的联系，眼睛有赖于肝血的滋养，故在治疗老年黄斑变性时，应不忘对肝血的调理和补养。三是处理好活血与止血的关系。特别是治疗渗出型老年黄斑变性，一定要注意活血不能加重出血，止血而不能留瘀。

中药治疗优势

中药治疗老年黄斑变性具有一定的优势：一是能够有效稳定病情。凉血止血药的使用，能够明显缓解渗出型患者病情的进一步发展，对于防止另一只眼睛病情发展也有一定作用，有的尚能改善患者的视力状况。二是复发率较低。研究表明，治疗老年黄斑变性中的一些活血化瘀药物，具有改善眼部微循环作用，对于黄斑区的瘢痕有一定的修复作用，从而能够降低复发率。三是能够延缓病变进程。现在药理研究表明，一些补益药物具有抗氧化、防衰老作用，能够延缓老年黄斑变性的病变进程。

# 慢性鼻炎

## 疾病介绍

慢性鼻炎，是指患者鼻黏膜及黏膜下层出现慢性炎症或增生肥厚的一种鼻科疾病。

本病临床主要表现为鼻塞，鼻涕量多，讲话鼻音较重，并持续3个月以上或反复发作。患者常伴有嗅觉减退，或气短、头昏等表现。

西医根据慢性鼻炎的病理变化和功能紊乱的情况，一般可分为慢性单纯性鼻炎和慢性肥厚性鼻炎两种。前者是以鼻黏膜充血肿胀、分泌物增多为表现特征，后者则以鼻黏膜或鼻甲骨增生肥厚、持续较重的鼻音为表现特点。

## 中药治疗方法

慢性鼻炎，属于中医的"鼻鼽""鼻窒"范畴。中医学认为，本病是由于肺脏功能失调，反复感受外邪，病邪郁久，阻滞鼻窍所致。临床治疗以宣肺或补肺、通利鼻窍为基本治疗方法。

中医临床辨证一般将慢性鼻炎分为风寒袭肺、肺经郁热、气滞血瘀、肺脾气虚四个证型。风寒袭肺治疗宜疏风散寒，宣通鼻窍，常用苍耳子散加减；肺经郁热治疗宜清肺散热，宣通鼻窍，常用辛夷清肺饮加减；气滞血瘀治疗宜行气活血，常用桃红四物汤或通窍活血汤加减；肺脾气虚治疗宜补肺健脾，通鼻窍，常用温肺止流丹加减。

## 名医验方

著名中医王学让，用桃红四物汤合苍耳子散加减，治疗肥厚性鼻炎证属气血瘀滞者，疗效显著。处方：当归尾、赤芍药、川芎、桃仁、苍耳子、辛夷、白芷、石菖蒲、丝瓜络各12克，穿山甲、红花、薄荷各9克。

## 中药治疗经验

中药治疗慢性鼻炎应重点掌握四点：一是首辨寒热虚实。慢性鼻炎遇寒复发者多为寒证，病邪郁久化热多为热证，鼻塞初期多为实证，鼻塞日久而兼有气短者多为虚证。二是注重宣肺。肺开窍于鼻，宣肺有助于通利鼻窍，排出鼻涕。三是久病者重用活血药。本病日久入络，常出现瘀血积聚的表现，故须重用活血药以化之。四是内服和外用药物结合。内服中药治疗期间，可同时配合一些辛香温通中药以外用，如制成滴鼻液滴鼻，或者用中药煎煮所得的蒸气经鼻吸入，疗效会更好。

中药治疗慢性鼻炎有较好的优势：一是疗效较好。据临床治疗观察，使用中药治疗后，能有效或明显改善患者的鼻塞症状。二是标本同治。中药治疗本病不是单纯治疗鼻腔局部病变，也不是仅仅治疗鼻塞症状以治表，而是重视对其相关的肺脏及脾脏予以治疗，具有明显的治本作用。因为标本同治，故疗效较好。三是不良反应较少。

# 第三节　4种不同阶段适宜应用中药治疗的疾病

中药治病往往因病而异、因人而异。有时候，中药治疗有些疾病只能用于其某一阶段或某一类型，或者配合西药共同参与疾病的治疗过程。根据目前临床中药治疗疾病的实际疗效，以及中药本身所具有的优势状况，有4种疾病适宜在不同阶段或不同时期单独应用中药治疗，或与西药配合使用。这种治疗方法是一种中西医结合的模式，具有明显的中西药相互取长补短的临床治病特点。这4种疾病分别是原发性高血压、冠状动脉粥样硬化性心脏病（冠心病）、糖尿病、小儿腹泻。

## 原发性高血压

### 疾病介绍

原发性高血压，简称高血压，是指以体循环动脉压持续升高为主要表现特点的一种全身性心血管疾病。

本病临床主要表现为头晕、头胀、头痛、心悸、后颈部不适，以及健忘、失眠、多梦、情绪容易波动等。其起病隐匿，进展缓慢，病程可长达十多年至数十年。

根据高血压形成的原因，临床一般分为原发性和继发性高血压两种，其中原发性高血压占90%以上，通常人们所说的高血压者大多指原发性高血压。

根据高血压患者的病变不同阶段，以及收缩压和舒张压数值高低，西医将高血压一般分为六类。

（1）正常高值：收缩压 120~139mmHg，舒张压 80~89mmHg。

（2）1级高血压：收缩压 140~159mmHg，舒张压 90~99mmHg。

（3）2级高血压：收缩压 160~179mmHg，舒张压 100~109mmHg。

（4）3级高血压：收缩压 ≥ 180mmHg，舒张压 ≥ 110mmHg。

（5）单纯收缩期高血压：收缩压 ≥ 140mmHg，舒张压 < 90mmHg。

（6）高血压危象：舒张压 ≥ 130mmHg，血压突然升高。

高血压危象，也称高血压急诊，是指原发性高血压患者在患病期间，由于一些诱因的作用，患者血压突然急剧升高，病情急剧恶化，出现面色苍白、心慌气短、头痛头晕、视物不清等，同时伴有进行性心、脑、肾、视网膜等重要靶器官功能不全表现的一种紧急状态。

如果舒张压高于140mmHg和（或）收缩压高于220mmHg，无论有无症状亦应视为高血压危象。

适宜应用中药治疗的5种类型

中医治疗原发性高血压临床报道较多，目前已经运用到高血压的各个类型和各个阶段，原发性高血压属下列五种类型者比较适宜应用中药治疗。

（1）血压不稳定，时高时低。此时选用中药治疗具有一定的预防作用。

（2）血压正常高值，即收缩压 120~139mmHg，舒张压 80~89mmHg。此时选用中药治疗，由于是早期介入治疗，故能够有效阻止或延缓病情进一步发展。

（3）1级高血压，即收缩压 140~159mmHg，舒张压 90~99mmHg。这时血压虽高，但尚未出现明显的器官性病变征象。此时选用中药治疗，既可防止病情向2级高血压发展，而且有可能逆转初期的病理变化，从而达到治愈高血压的目的。

（4）单纯收缩期高血压，即收缩压 ≥ 140mmHg，舒张压 < 90mmHg。此时选用中药治疗，凭借中药具有调节气血的优势，可以缩小脉压差，从而使收缩压逐渐恢复到正常范围之内。

（5）服用西药血压控制较好，但症状缓解不明显。有些患者使用西药降压药后可使血压控制在比较理想的范围，但临床表现如头晕、头痛、颈部不适等缓解不明显。此时可以配合西药选用中药平肝药或活血药等予以治疗，能够有效缓解和改善患者临床症状。

中药治疗方法

原发性高血压，属于中医"眩晕""头痛"等范畴。中医学认为，多种原因可以引起血压升高，但其基本病理变化不外虚实两种。实者为火、痰、湿等上扰清窍；虚者为阴阳亏虚，或髓海不足等致清窍失养。临床治疗以平肝降逆或滋阴潜阳为基本治疗方法。

中医一般将高血压辨证分为肝阳上亢、痰湿中阻、阴虚阳亢、阴阳两虚等四个证型。肝阳上亢治疗宜平肝潜阳，清热息风，常用羚羊角汤加减；痰湿中阻治疗宜化痰除湿，健脾和胃，常用半夏白术天麻汤加减；阴虚阳亢治疗宜滋阴潜阳，平肝息风，常用天麻钩藤饮加减；阴阳两虚治疗宜育阴补阳，常用二仙汤加减。

名医验方

著名中医王国三，采用平肝潜阳，滋补肝肾方法，治疗高血压，有良好疗效。处方：天麻12克，钩藤12克，石决明24克，黄芩6克，栀子6克，杜仲12克，川牛膝20克，龙骨30克，牡蛎30克，当归10克，白芍10克，炒枣仁24克。

中药治疗经验

中药治疗高血压应当重点掌握以下五个原则：一是严格把握中药治疗高血压的适应证。如上所述，中药适宜于治疗血压不稳定、血压正常高值、1级高血压、单纯性高血压以及服用西药血压控制较好但症状缓解不明显者。对于2级以上高血压以及高血压危象者，则宜采用西药治疗。二是注意标本缓急。急则治其标，缓者治其本。当患者血压突然升高，或出现高血压危象时，应先采取救急措施以治标，待血压下降并稳定之后再缓慢治本。三是注重调整阴阳平衡。高血压病机比较复杂，一般认为阴阳失衡为其基本病理变化，阴不制阳，水不涵木即可引发本病，故临床治疗本病应始终把握并采用平衡阴阳的基本治疗原则。四是整体调节。降压对治疗本病固然有效，但不是最终目的，只有对身体进行整体调节，消除引起高血压的内在因素，方能最终达到根治的目的，疗效也才能持久而稳定。

五是辨病与辨证相结合。血压高是西医诊断本病的主要依据，但高血压患者的临床表现却往往因人而异，故应将辨病与辨证有机地结合起来，在辨病明确诊断的基础上，再进行辨证施治，因人、因病制宜。

**中药治疗优势**

中药治疗原发性高血压具有较好的优势：一是能明显缓解临床症状。临床报道，许多患者服用中药之后，临床症状如头晕、头胀及头痛等均有明显改善。二是能缓解病情进程。据实验报道，中药早期介入治疗高血压，能够阻止或缓解高血压发展进程，可延缓对心肌的损害，并可预防脑中风的发生。三是降压作用平稳和缓。中药治疗无"反跳"现象，耐受性较好，即身体对中药的反应性较好，降压作用持久。

# 冠状动脉粥样硬化性心脏病

## 疾病介绍

冠状动脉粥样硬化性心脏病（冠心病），也称缺血性心脏病，是指冠状动脉粥样硬化使血管管腔狭窄或阻塞，导致心肌缺血缺氧或坏死的一种心脏病。

本病临床主要表现有压榨性的心前区疼痛，疼痛常从胸骨后或心前区开始，向上放射至左肩臂，胸闷，憋气，气短，汗出肢冷，面色苍白等。

根据冠状动脉病变的部位、范围、血管阻塞程度的不同，西医一般将冠心病分为五类。

（1）无症状性心肌缺血：也称隐匿型冠心病。患者无症状，病理学检查心肌无明显组织形态改变。但心电图检查显示心肌缺血改变，如 ST 段压低，T 波降低、变平或倒置。

（2）心绞痛：也有学者称其为劳力型心绞痛。患者出现发作性胸骨后疼痛，安静休息或含用硝酸甘油数分钟后疼痛逐渐消失，但病理学检查心肌无明显组织形态改变。此型患者出现心绞痛是由于冠状动脉粥样硬化，在过度劳累或情绪激动情况下，导致管腔狭窄而使心肌一时性供血不足所致。此型根据病变情况临床又可分为初发型、稳定型和恶性型三种。

（3）心肌梗死：患者出现剧烈而较持久的胸骨后疼痛，休息或服用硝酸甘油后症状不缓解。病理表现为冠状动脉管腔血栓阻塞，血流中断，出现心肌缺血性坏死。此型多由于某些诱因促使冠状动脉粥样斑块破裂，突然大面积阻塞冠状动脉管腔所致。

（4）缺血性心肌病：也称为心肌纤维化，属于冠心病的晚期阶段。患者表现为心脏增大，出现心力衰竭和心律失常。多由于冠状动脉粥样硬化病变，使心肌长期供血不足，以致心肌纤维组织增生所致。

（5）猝死：患者突发心搏骤停而死亡。其多由于冠状动脉严重阻塞并发生严重心律失常所致。

尽管目前中药治疗冠心病确实有效，但并不是所有的冠心病都适宜应用中药治疗，以下五种类型可以考虑应用中药治疗。

（1）无症状性心肌缺血：此型患者虽一般无明显临床症状，但已有心电图改变。这时使用中药，特别是使用活血通络药物治疗，能够改善心肌功能，有的还能使心电图趋于正常。此外，还能起到预防作用。

（2）初发型心绞痛：是指过去未发生过心绞痛，初次发生劳累性心绞痛且病程在 1 个月以内。此型心绞痛患者年龄一般相对较轻，其临床表现差异较大，并且同一患者，其心绞痛可在不同劳力强度下发作。对于此型患者，应做到早发现、早治疗，这时可以应用中药治疗。最常用的药物是活血止痛药，能有效解除胸痛，并能防止病情进一步发展，可起到已病防传的作用。这里需要特别注意，此类患者中大约有 10% 的急性心肌梗死发病率，故治疗期间应密切观察病情的变化。

（3）稳定性心绞痛：临床最常见，是指发作 1 个月以上的劳力性心绞痛，胸痛发作的次数、部位和时间无明显改变。此型患者常出现比较明显的胸痛表现，可伴有心功能障碍等，但尚未出现明显的心肌坏死病理变化。这时应用中药治疗，特别是应用活血止痛及宽胸理气药物治疗，能够有效缓解或解除胸痛，并能阻止病情进一步发展，可起到已病防变的作用。

（4）缺血性心肌病：此型患者心肌已经纤维化，并出现心力衰竭以及心律失常等表现。此时使用西药可以配合应用中药治疗。如使用活血化瘀药、益气养阴药等，不但可以促进心脏血液循环，缓解心肌缺血、缺氧状态，还可以保护心肌，从而达到改善心脏功能的目的。

（5）X综合征：是指一种具有典型劳力性心绞痛发作，运动试验阳性，但冠状动脉造影检查却属正常的微心血管疾病。按照对冠心病的定义，X 综合征尚不属于冠心病，而属于小冠状动脉疾病的一种表现形式。但是，不少学者认为这类患者如不及时治疗，日后可能会演变成冠心病，因为 X 综合征毕竟已经发生冠状动脉微循环障碍，并出现小冠状动脉病变了。因此使用中药治疗，既可以减缓心绞痛的发作，也可以防止其发展演变成冠心病。

冠心病，属于中医"胸痹""真心痛"等范畴。几千年来，中医对该病的认识和防治积累了许多宝贵的经验。如东汉时期医圣张仲景就明确提出了"胸痹"这个病名，并在《金匮要略》一书中以《胸痹心痛短气病脉证治》篇进行了专门论述。其创立的通阳散结、行气化痰的治疗方法，以及栝楼薤白白酒汤、栝楼薤白半夏汤等方药，至今仍在临床经常使用。

新中国成立以来，冠心病的治疗一直是中医药领域的重点研究课题，且已陆续取得了不少成果。在治疗方法上，20 世纪 70 年代创立了活血化瘀治法；20 世纪 80 年代又增加了芳香开窍、宽胸化痰的治法；20 世纪 90 年代出现了益气养阴活血的治法。在治疗药物上，先后研究推出了治疗冠心病的两大类中成药，一类是活血化瘀类中成药，如复方丹参片、复方丹参滴丸、通心络等；另一类是芳香开窍类中成药，如速效救心丸、麝香保心丸等。

中医临床一般将冠心病辨证分为心血瘀阻、痰浊内阻、气虚血瘀、气阴两虚、心肾阳虚等五个证型。心血瘀阻治疗宜活血化瘀，通脉止痛，常用血府逐瘀汤加减；痰浊内阻治疗宜豁痰化浊，通阳散结，常用栝楼薤白半夏汤加减；气虚血瘀治疗宜益气活血，常用四君子汤合桃红四物汤加减；气阴两虚治疗宜益气养阴，活血通络，常用生脉散合人参养荣汤加减；心肾阳虚治疗宜益气助阳，温经止痛，常用参附汤合右归饮加减。

著名中医李介鸣，采用宣痹通阳，活血止痛方法，治疗胸阳不振，心血瘀阻型冠心病，疗效显著。处方：瓜蒌 20 克，薤白 12 克，丹参 15 克，檀香 10 克，砂仁 10 克，半夏 10 克，川芎 10 克，红花 10 克，当归 10 克，香附 10 克，川楝 12 克，延胡索 10 克，三七 3 克（分冲）。

中药治疗方法

名医验方

中药治疗冠心病应当重点掌握以下五个原则：一是严格把握中药治疗冠心病的适应证。如上所述，中药适宜于治疗无症状性心肌缺血、初发型心绞痛、稳定性心绞痛、缺血性心肌病以及 X 综合征者。对于冠心病属于恶性心绞痛、猝死以及心肌梗死者，则宜及时采用西医方法紧急治疗。二是注意标本缓急。急则治其标，缓者治其本。当冠心病患者因某种原因病情突然加重或急性发作时，应先采取急救措施以治标，当冠心病病情明显缓解并稳定之后方可缓慢治本。三是注重活血化瘀方法的应用。大量的中医临床研究表明，血瘀是冠心病的主要病因，而瘀血又是冠心病的主要病理变化，即冠心病的发生和形成与血瘀关系密切，这和西医对冠心病的认识有类似的地方，故临床治疗冠心病应注重活血化瘀方法及其药物的应用，并贯穿始终。四是整体调节。冠心病的病变部位主要在心脏局部，但中医学认为与全身功能，特别是与全身的血管状态有密切关系，故治疗时应对病体进行整体调节，消除引起冠心病的内在因素，疗效才能持久而稳定。五是辨病与辨证相结合。冠状动脉阻塞缺血是西医诊断本病的主要依据，但冠心病患者的临床表现却往往因人而异，故应将辨病与辨证有机地结合起来，在辨病以明确诊断的基础上，再进行辨证施治。

中药治疗冠心病不但临床疗效确切，并具有以下较好的优势：一是改善症状作用明显。不少冠心病患者使用中药治疗后，临床症状如胸闷、气短、乏力等都有比较明显的改善。二是具有较好的整体调节功能。冠心病的发生是全身病变过程在局部的表现。中药在治疗冠心病时，经常用到的活血行气和补益心肾药物，不仅仅是局部发挥作用，而是在于整体调节，从而有效地改善了冠心病的体内环境。三是多途径发挥作用。中药治疗冠心病，往往是通补结合，标本同治，因而能够多途径、多方位治疗并发挥综合效应。四是具有良好的应用前景。现代药理研究表明，许多治疗冠心病的中药具有显著的扩张冠状动脉、改善心肌缺血和抑制血小板凝聚等作用。近年来的临床研究还发现，中药麝香保心丸具有促进血管新生的作用。五是毒副作用较少。中药治疗冠心病很少出现毒副作用，故适合冠心病患者长期应用。

中
药
治
疗
经
验

中
药
治
疗
优
势

# 糖 尿 病

## 疾病介绍

糖尿病，是指人体内的胰岛素产生量绝对或相对不足，导致糖代谢紊乱而出现血糖升高并伴发脂肪、蛋白质等代谢异常的一种代谢性疾病。

本病临床典型表现以多饮、多食、多尿、消瘦，即"三多一少"为基本特征，常伴乏力或肢体麻木等。

根据糖尿病的病因和发病机制，西医一般将糖尿病分为四类。

（1）1型糖尿病：胰岛素B细胞破坏，不能产生胰岛素，导致胰岛素绝对不足。

（2）2型糖尿病：胰岛素能力尚未完全丧失，出现胰岛素抵抗，即胰岛素分泌基本正常，但是机体对于胰岛素不敏感，从而出现胰岛素相对不足。

（3）妊娠糖尿病：妊娠期间血糖的稳定性损害而出现的糖尿病。

（4）特异性糖尿病：由其他原因或疾病引起的糖尿病。

1型和2型糖尿病称为原发性糖尿病，其中2型糖尿病约占我国糖尿病患者的90%~95%。

**适宜应用中药治疗的4种类型**

由于中药治疗糖尿病的显著疗效，现在越来越多的患者开始应用中药治疗糖尿病。但是，并不是所有的糖尿病患者都适宜应用中药治疗。糖尿病属下列四种类型者比较适宜应用中药治疗。

（1）糖尿病前期：当血糖水平介于正常和异常之间时，可称为糖尿病前期。包括糖耐量减退（糖耐量异常）和空腹血糖受损。空腹血糖 ≥ 7.8mmol/L 但 < 11.1mmol/L 者为糖耐量减退；空腹血糖 ≥ 6.1mmol/L 但 < 7.0mmol/L 者为空腹血糖受损。糖尿病前期有人称为葡萄糖调节受损，可看做是从血糖正常到糖尿病的一个过渡阶段，其实就是糖尿病的前期表现。国内研究表明，糖尿病前期者约有67.7%可转变为糖尿病。此时及时应用中药进行预防性治疗，对血糖进行有效调节，往往可以逆转血糖为正常，至少可以延缓糖尿病的发展进程。

（2）2型糖尿病属轻度者：此类糖尿病患者由于胰岛素能力尚未完全

丧失，而且血糖不是很高，这时单独应用中药治疗，一般可以将血糖控制在比较满意的范围，并可防止病情进一步发展。

（3）西药治疗后血糖控制良好但症状缓解不明显者：有些糖尿病患者使用西药治疗后血糖控制较好，但一些临床症状依然存在，如口干、倦怠乏力等。这时配合应用中药治疗，可以明显缓解或消除临床症状，提高患者的生活质量。

（4）预防和治疗糖尿病并发症：糖尿病并非难治，难治的是糖尿病的并发症。而糖尿病一旦确诊，又往往同时有并发症出现。临床实践表明，早期应用中药治疗，对糖尿病的并发症有一定的遏制和治疗作用。

糖尿病，属于中医"消渴病"范畴。中医治疗消渴病历史悠久，对其病因、病变部位及治疗方法均有详细的论述。中医学认为，先天禀赋不足、长期饮食不节、情志抑郁不舒、燥热病邪伤津等均可引起消渴病，病变涉及上、中、下三焦，其脏腑病位对应的分别是上焦在肺，中焦在胃，下焦在肾，并提出了气阴双补的基本治疗方法。

新中国成立以来，特别是进入 20 世纪之后，我国将糖尿病列入重点科研课题研究，并取得了明显的成效。

根据临床表现，中医一般将糖尿病辨证分为上消、中消和下消三个证型。上消治疗宜清热润肺，生津止渴，常用消渴方加减；中消治疗宜清胃泻火，养阴生津，常用玉女煎加减；下消治疗宜补益肝肾，常用六味地黄丸加减。

也有学者研究认为，阴虚是糖尿病发生的关键，气虚是病情迁延不愈的症结，血瘀是造成并发症的主要原因，因此主张采取养阴生津、健脾益气、活血化瘀的方法治疗糖尿病。

著名中医祝谌予，采用补气养血，滋阴清热方法，治疗气血不足，阴虚内热型糖尿病，疗效显著。处方：生黄芪 30 克，党参 10 克，山药 10 克，苍术 15 克，玄参 30 克，茯苓 10 克，生牡蛎 30 克，天花粉 20 克，麦冬 30 克，枸杞子 10 克，黄芩 10 克，黄连 5 克，丹参 30 克。

中药治疗方法

名医验方

161

中药治疗糖尿病应当重点掌握以下五个原则：一是严格把握中药治疗糖尿病的适应证。如上所述，中药适宜于治疗糖尿病前期、2型糖尿病属轻度者、预防和治疗糖尿病并发症以及西药治疗后血糖控制良好但症状缓解不明显者。对于糖尿病其他类型者则适宜采用西药治疗。二是注意标本缓急。急则治其标，缓者治其本。当血糖突然升高或出现糖尿病危症时，应先采取急救措施以救急，当血糖持续平稳时方可缓慢治本。三是注重益气养阴方法的使用。糖尿病临床以消渴为其表现特征，尽管中医对糖尿病的病因病机有多种学说，但大多数学者认为，气阴两虚为其基本病理变化。阴虚内热耗津即可出现消渴表现，气虚不能输布津液亦可出现津亏现象，故治疗糖尿病应重视益气养阴，并贯穿治疗始终。四是整体调节。降糖对治疗本病固然有利有效，但不是最终目的，只有对身体进行整体调节，消除引起血糖高的内在因素，方能最终达到根治的目的，疗效也才能持久而稳定。五是辨病与辨证相结合。血糖高是西医诊断本病的主要依据，但糖尿病患者的临床表现却往往因人而异，故应将辨病与辨证有机地结合起来，在辨病以明确诊断的基础上，再根据患者个体差异进行辨证施治。

大量临床报道和研究表明，中药防治糖尿病具有科学性和有效性，并且显示出较好的优势：一是整体调节。中药治疗糖尿病不是单纯降糖，而是强调阴阳平衡，即通过整体调节，恢复患者自身胰腺功能及其对血糖的双向调节作用，既可达到降糖作用，又可防止低血糖的发生。二是能够明显改善症状。中药遵循辨证施治原则，对糖尿病采取的是因人而异的治疗方法，故糖尿病患者服用中药后常能迅速减轻或消除临床症状，如多饮、多食、多尿、乏力、肢体麻木等，大大提高了患者的生活质量。三是减少或延缓并发症发生。中药通过整体调节和治疗，有助于恢复脏器功能，控制血糖水平，改善临床症状，从而有效延缓或遏制糖尿病的发展进程，减少并发症如糖尿病肾病、糖尿病高血压、糖尿病眼底病变等的发生和发展。

## 小儿腹泻

### 疾病介绍

小儿腹泻，是指由多病原和多因素引起的以大便次数增多和大便性状改变为主要特征的一种小儿消化道综合征。

小儿腹泻临床表现除了大便次数增多、稀便之外，常因致病因素的不同而伴有食欲不振、腹胀，或呕吐，或发热，严重者可出现脱水、电解质紊乱等。

根据病因，一般将小儿腹泻分为感染性和非感染性两大类，其中感染性者多为病毒所致。根据病期一般将小儿腹泻分为急性腹泻、迁延性和慢性腹泻三种，病程在 2 周以内者为急性腹泻，病程在 2 周至 2 个月者为迁延性腹泻，病程在 2 个月以上者为慢性腹泻。根据腹泻程度，又可分为轻型和重型两种，重型腹泻除了有较重的胃肠道症状外，常有明显的脱水、电解质紊乱和全身感染中毒症状，如发热、烦躁，甚至出现昏迷、休克等。

中药治疗小儿腹泻临床报道较多，已经积累了丰富的经验，也取得了较好的临床治疗效果，目前中药治疗小儿腹泻已经运用到小儿腹泻的各个类型和各个阶段。小儿腹泻属下列四种类型者比较适宜应用中药治疗。

（1）轻型腹泻：也称单纯性腹泻，大便次数多在 10 次以下，一般无发热或发热不高，精神尚好，无脱水症状。此时选用中药治疗有积极的意义，由于是早期介入治疗，多能治愈，或能有效缓解病情并可防止出现脱水等重型腹泻发生。

（2）迁延性和慢性腹泻：此二型腹泻多为急性腹泻尚未彻底治疗或治疗不当所致，尽管病情比较复杂，但大多已无脱水或电解质紊乱表现。此时应用中药治疗，可以充分发挥中药整体调节脏腑功能的优势，最终达到彻底治疗的目的。

（3）病毒性腹泻：病毒感染性腹泻，由于患儿多为水样便腹泻而常常出现脱水症状，因此静脉滴注是必需的，可在纠正脱水及电解质紊乱的同时，配合使用中药治疗。对于病毒感染性腹泻，中药既可以有效抗病毒，又可以通过益气健脾提高机体的抗病能力。

適宜应用中药治疗的 4 种类型

小儿腹泻，属于中医"泄泻"范畴。中医学认为，引起小儿泄泻的原因以感受外邪、内伤乳食和脾胃虚弱等为多见。小儿脾胃娇嫩，无论感受外邪，内伤乳食或脾胃虚弱，均可导致脾胃运化功能失调而发生泄泻。故临床以健脾止泻为基本治疗方法。

中医一般将小儿腹泻辨证分为寒湿型、湿热型、食滞型、脾胃虚弱型、脾肾阳虚型五个证型。寒湿型治疗宜散寒除湿，常用藿香正气散加减；湿热型治疗宜清热化湿，常用葛根芩连汤加减；食滞型治疗宜消食化滞，常用保和丸加减；脾胃虚弱型治疗宜健脾益气，常用参苓白术散加减；脾肾阳虚型治疗宜温补脾肾，涩肠止泻方法，常用附子理中汤加减。

著名中医徐小洲，采用祛风清热，健脾利湿方法，治疗小儿外感及伤食腹泻，疗效显著，处方：防风5克，乌梅5克，甘草5克，桔梗3克，葛根10克，生山楂10克，谷芽10克，麦芽10克，扁豆衣10克，黄芩10克，黄连2克，石榴皮10克。

中药治疗小儿腹泻应当重点掌握以下四个原则：一是严格把握中药治疗小儿腹泻的适应证。如上所述，中药适宜于治疗轻型腹泻、迁延性腹泻、慢性腹泻以及病毒性腹泻。对于小儿腹泻的急性和重型者，则宜采用西医的方法治疗。二是注意标本缓急。急则治其标，缓者治其本。当患儿以腹泻为主要矛盾时，应先止泻以治标；当腹泻缓解后，再健脾或补肾以治本。三是注重健脾燥湿方法的使用。小儿腹泻临床以大便次数增多为表现特征，病证有虚有实，以虚证多见，临床又以脾虚最为多见。故治疗小儿腹泻应注重健脾燥湿方法的应用。燥湿能止泻以治标，健脾能益气以治本。四是辨病与辨证相结合。腹泻是本病的主要临床表现，也是诊断本病的主要依据，但小儿腹泻的病因及其临床表现却因病、因人而异，故应将辨病与辨证有机地结合起来，在辨病以明确诊断的基础上，再根据小儿个体差异进行辨证施治。

中药治疗小儿腹泻具有较好的优势。一是标本兼治。中药治疗小儿腹泻不是单纯止泻治标，而是常常针对病因使用相应药物如温中散寒或消食健脾等药物治本，标本兼治，故疗效较好。二是能充分发挥机体脏腑的调节功能。中医学认为，小儿腹泻病变主要在脾胃，是脾失健运所致。注重健运脾胃的治疗方法有利于恢复和发挥机体脏腑的运化功能。三是不易产生耐药性。

# 第四节　所有病毒性疾病均可应用中药治疗

所有病毒性疾病均可应用中药治疗，是指凡临床确诊为病毒性疾病的，不论其属于哪种病毒性疾病，都可以应用中药治疗，或参与某一阶段的治疗，或贯穿于治疗的全过程，并且具有一定的或较好的疗效。

### 疾病介绍

病毒性疾病，是指由于各种不同的病毒感染人体而发生的各种病毒性疾病的总称。

不同病毒性疾病，由于病变部位和病变性质不同，其临床表现各不相同，不能一概而论。

一般说来，一种病毒常能引起特异性的一种或几种病毒性疾病，如鼻病毒能引起普通感冒，柯萨奇病毒可引起心肌炎和散发性脑膜炎等。

临床比较常见的病毒性疾病主要有流行性感冒、流行性腮腺炎、麻疹、风疹、病毒性肝炎、病毒性肠炎、病毒性心肌炎、流行性出血热、流行性乙型脑炎、带状疱疹、单纯疱疹、手足口病、病毒性结膜炎、艾滋病等。

中医对病毒性疾病的认识历史悠久。早在公元前771年的周代，人们就认识到气候的异常能导致疾病的流行。如《礼记·月令篇》曰："孟春行秋令，则民大疫。"《温疫论·原病》则曰："此气之来，无论老少强弱，触之者皆病。"

病毒性疾病，属于中医"温疫""疫疠"等范畴。中医学认为，本病为正气不足，又感时令疫毒之气所致。主要病理变化为热盛血热、气阴两

165

虚，故临床以清热凉血，益气养阴为基本治疗方法。

中药对瘟疫病的治疗，已有两千多年的历史，涌现出了许多治疗瘟疫病之大家，如吴有性、叶天士、吴鞠通等。他们积累了丰富的治疗经验，并总结出了许多行之有效的方药，如银翘散、桑菊饮等。

据大量文献资料报道，近代中药治疗病毒性疾病的临床应用（表13），几乎已经遍及国内目前常见的病毒感染性疾病，如流行性感冒、流行性腮腺炎、麻疹、风疹、病毒性肝炎、病毒性肠炎、病毒性心肌炎、流行性出血热、流行性乙型脑炎、带状疱疹、单纯疱疹、手足口病、病毒性结膜炎、艾滋病等。而且中药对新的病毒性疾病也发挥了积极而有效的治疗作用。在2003年抗击"非典"（重症急性呼吸综合征）的过程中，由于中医药的积极参与，使我国治疗"非典"的疗效显著提高。据统计，全世界治疗"非典"的病死率为9.6%，而我国治疗"非典"的病死率为6.5%，明显低于世界平均病死率。

大量的临床实践和实验研究表明，中药对病毒感染性疾病的治疗，不但收到了良好的临床效果，也向人们展示了中药治疗温疫病的广阔前景。

中药治疗病毒性疾病，需要根据疾病的不同情况和不同阶段进行辨证施治。卫气营血辨证是中医治疗病毒性疾病最主要和常用的方法。据此，中医一般将病毒性疾病辨证分为卫分证、气分证、营分证和血分证四个证型。卫分证治疗宜疏散风热，常用银翘散加减；气分证治疗宜清气分热，生津，常用白虎汤加减；营分证治疗宜清营解毒，透热养阴，常用清营汤加减；血分证治疗宜清热凉血散瘀，常用犀角地黄汤加减（方中犀角用水牛角代替）。

中药治疗方法

表13　常用抗病毒中药及抗病毒作用

| 抗病毒作用 | 常用抗病毒中药 |
| --- | --- |
| 抗流感病毒 | 金银花、连翘、大青叶、板蓝根、贯众、重楼、野菊花、鱼腥草、白花蛇舌草、败酱草、白头翁、地锦草、秦皮、射干、胖大海、肿节风、黄芩、黄连、牡丹皮、赤芍、紫草、青蒿、地骨皮、菊花、柴胡、升麻、麻黄、桂枝、香薷、荆芥、防风、辛夷、鹅不食草、黄芪、甘草、五味子、灵芝、紫河车、蛇床子、白芍、何首乌、蚕沙、松节、佩兰、苍术、砂仁、石韦、茵陈、虎杖、陈皮、枳实、地榆、 |

<table>
<tr><th>抗病毒作用</th><th>常用抗病毒中药</th></tr>
<tr><td>抗流感病毒</td><td>侧柏叶、艾叶、桃仁、大黄、芦荟、丁香、荜茇、槟榔、前胡、百部、紫菀、诃子、石榴皮、金樱子、大蒜等</td></tr>
<tr><td>抗鼻病毒</td><td>连翘、贯众、五味子、藿香、苍术、艾叶、大蒜等</td></tr>
<tr><td>抗腺病毒</td><td>板蓝根、贯众、射干、天花粉、木贼、人参、人参叶、甘草、黄精、虎杖、苍术、艾叶、大黄等</td></tr>
<tr><td>抗麻疹病毒</td><td>天花粉、升麻、甘草、紫河车等</td></tr>
<tr><td>抗腮腺炎病毒</td><td>大青叶、板蓝根、苍术等</td></tr>
<tr><td>抗柯萨奇病毒</td><td>金银花、连翘、贯众、牛黄、天花粉、苦参、黄芪、红景天、淫羊藿、大黄、桑寄生、虎杖、乌药、青木香、刘寄奴、银杏叶、大蒜等</td></tr>
<tr><td>抗肠道病毒</td><td>淫羊藿、赤芍、藿香、大黄等</td></tr>
<tr><td>抗脊髓灰质炎病毒</td><td>贯众、紫草、柴胡、木贼、淫羊藿、当归、桑寄生、虎杖、大蒜等</td></tr>
<tr><td>抗乙型肝炎病毒</td><td>贯众、大青叶、重楼、半枝莲、白花蛇舌草、牛黄、天花粉、夏枯草、黄芩、黄柏、紫草、柴胡、生姜、苍耳子、甘草、巴戟天、紫河车、女贞子、两面针、木瓜、厚朴、荔枝核、地榆、白茅根、丹参、益母草、牛膝、苏木、大黄、小茴香、海藻、诃子、石榴皮等</td></tr>
<tr><td>抗乙型脑炎病毒</td><td>大青叶、贯众、牛黄、天花粉、刺五加、虎杖等</td></tr>
<tr><td>抗出血热病毒</td><td>板蓝根、黄芩、柴胡、虎杖、川芎、大黄等</td></tr>
<tr><td>抗疱疹病毒</td><td>金银花、蒲公英、野菊花、射干、黄柏、赤芍、白芍、黄精、苍术、厚朴、侧柏叶、丁香、石榴皮、大蒜等</td></tr>
<tr><td>抗带状疱疹病毒</td><td>升麻、黄芪、甘草、大黄等</td></tr>
<tr><td>抗水疱性口炎病毒</td><td>天花粉、人参、人参叶、黄芪、甘草、白芍、枳实、槐花、槐角等</td></tr>
<tr><td>抗艾滋病病毒</td><td>金银花、紫花地丁、败酱草、鱼腥草、穿心莲、土贝母、天花粉、夏枯草、黄芩、黄连、苦参、紫草、牛蒡子、黄芪、甘草、淫羊藿、松节、狗脊、枳实、玫瑰花、丹参、桑白皮、大蒜、蓖麻子等</td></tr>
</table>

中药治疗方法

应用中药治疗病毒性疾病时，需要认真掌握以下两个基本原则。

### 1. 辨证与辨病相结合

辨证施治是中医的一个基本特点，贯穿于中医治病的全过程以及各个方面，临床用中药治疗病毒性疾病也必须辨证论治。因为病毒作为外邪，可以为风、为寒、为暑、为湿、为燥、为火，可以致热、致实，有时也可致寒、致虚。又由于患者个体的差异，同一病毒性疾病其临床表现也往往不尽相同。所以，在应用中药治疗病毒性疾病时，辨证论治是十分必要的，是必须遵守的一个基本原则。同时，也需要辨病，明确患者属于何种病毒性疾病。一般具体治疗用药方法是在辨证施治的前提下，同时考虑根据不同病毒性疾病，选用有针对性的抗病毒药物，将辨证与辨病用药有机地结合起来。如治疗病毒性肝炎，若辨证属于肝胆湿热者，应选用黄芩治疗，既可清热利湿，又有抗肝炎病毒作用；若肝炎属气阴两虚证者，则应选用女贞子治疗，既有补阴功效，又有抗肝炎病毒作用。只有这样才更能充分发挥中药治疗病毒性疾病的优势及治疗效果。

### 2. 抗病毒与整体调节相结合

整体观念是中医认识疾病和治疗疾病的一个基本特点，其精神实质认为人体是一个有机的整体。根据这一思想，在临床使用中药治疗病毒性疾病时，不能仅着眼于病毒本身，应当既看到病毒本身，更应看到病毒对整个机体的损害状况。在治疗用药时，不能单纯堆积大量的抗病毒药物，还应针对病毒对整个机体损害及病理变化的情况使用相应药物。具体做法是，把抗病毒和整体调节有机结合起来，即在选用抗病毒药物治疗的同时，又对机体的脏腑进行整体调节治疗。这种着眼于整体观念治疗病毒性疾病的方法，既有利于中药抗病毒药物作用的发挥，也有利于调动机体内在的积极因素；既有利于对病情整体的有效控制，也有利于对病毒进行针对性的治疗，从而显著提高疗效。

中药治疗病毒感染性疾病不但应用广泛，疗效显著，而且由于其自身的药物特性，必然表现出在治疗病毒性疾病方面不同于西药的一些特点和优势。

### 1.具有多重作用

中药在治疗病毒性疾病时，许多药物兼有清热、解毒等作用，对病毒引起的感染具有多重作用。这样不但能缩短发热的时间，还能控制炎症的扩散，促进炎症的吸收等，对病毒以及病毒引起的病理反应能多途径、多方位起作用。

### 2.具有增强机体免疫功能

研究表明，一些中药在治疗病毒性疾病时，能阻止病毒进入细胞组织，从而有效增强患者机体的免疫功能。

### 3.用药很少产生抗药性

由于中药在治疗病毒性疾病时，多是组成复方，再加上中药本身有效化学成分是多组分、多元化的，故病毒对其很少会产生抗药性。

### 4.治疗用药毒副作用较小

中药治疗病毒性疾病，在对病毒发挥作用的同时，一般很少伤害正常组织细胞，故毒副作用较小。

不难看出，中药在治疗病毒性疾病方面具有比较明显的优势，临床实践也反复证实，凡是病毒性疾病应用中药治疗均为有效。因此，不论是医生还是患者，当遇到病毒性疾病时，不论属于哪种病毒性疾病，可以选用中药治疗，而且治疗介入越早，疗效越好。

中药治疗优势

## 第五节　所有癌症均可介入中药治疗

所有癌症中药治疗均可介入，是指凡是临床确诊为癌症者，不论其属何种癌症，或癌症处于哪个阶段，都可以考虑应用中药治疗，或参与某一阶段的治疗，或贯穿于治疗的全过程，并且具有一定的或较好的疗效。

疾病介绍

癌症，也称恶性肿瘤，是指以自身的细胞出现异常增殖或转移为表现特征的一类疾病。

癌症可发生于人体的任何部位和脏器，不同的癌症其临床表现各不相同，不能一概而论。

恶性肿瘤约有1000多种，可分为癌与肉瘤两大类。其命名原则是根据发生部位和组织来源，在其名称后面加上"癌"字或"肉瘤"字样。凡生长于上皮组织，即人体表面和人体的空腔脏器内，如口腔、食管、胃、肠管等的恶性肿瘤称为"癌"，如口腔癌、食管癌、胃癌、肠癌等。凡是人体结缔组织，即脂肪、肌肉、骨骼、淋巴、造血组织等发生的恶性肿瘤，称为"肉瘤"，如脂肪肉瘤、平滑肌肉瘤、骨肉瘤、淋巴肉瘤等。

**中药治疗方法**

中医对肿瘤的认识有悠久的历史，夏商周时代的殷墟甲骨文就有"瘤"的病名记载。春秋战国时期成书的《黄帝内经》，对肿瘤已经有了一定的认识，把肿瘤分为筋瘤、肠瘤、骨瘤、肉疽等，其中不少肿瘤就属于癌症。

癌症，属于中医"癥瘕""积聚"范畴。中医学认为，本病系由多种致癌因素共同作用的结果。气滞血瘀贯穿整个发病过程，疾病日久，导致机体功能虚衰，癌毒大量蓄积，最终形成本虚标实之证。临床以行气活血，补虚扶正为基本治疗方法。

中药对癌症的治疗，目前已经遍及几乎所有临床常见的癌症（表14），如胃癌、食管癌、肝癌、大肠癌、肺癌、乳腺癌、宫颈癌、膀胱癌、前列腺癌、脑癌、白血病、鼻咽癌等，并已经运用到癌症早、中、晚期的各个阶段，贯穿于治疗癌症的全过程，而且取得了一定的疗效。

近些年来，由于放疗、化疗过程中出现的一些不可避免的毒副作用，还有一些由于不能施行手术的癌症患者，中医中药作为癌症的一种重要的治疗方法越来越被重视，为很多癌症患者带来了一些新的希望。

中药治疗癌症需根据不同癌症病情，并结合患者个体差异采用辨证施治方法治疗。中医一般将癌症辨证分为痰瘀互结、气滞血瘀、气血两虚、气阴两虚、脾肾不足等五个证型。痰瘀互结治疗宜化痰软坚，活血化瘀，气滞血瘀治疗宜行气活血，气血两虚治疗宜益气补血，气阴两虚治疗宜益气养阴，脾肾不足治疗宜温补脾肾。至于具体用药处方，需要根据不同癌症的具体情况及其个体差异，选用相应的中药并配伍组成复方治疗。

表 14　常用抗癌中药及其抗癌作用

| 抗癌作用 | 常用抗癌中药 |
|---|---|
| 抗食道癌 | 藤梨根、猪苓、绞股蓝、山豆根、冬凌草、鸦胆子、黄药子、露蜂房、白花蛇舌草等 |
| 抗胃癌 | 藤梨根、茯苓、猪苓、苦参、喜树、白花蛇舌草、龙葵等 |
| 抗大肠癌 | 猪苓、白花蛇舌草、喜树等 |
| 抗肝癌 | 藤梨根、茯苓、绞股蓝、丹参、白芨、甜瓜蒂、冬凌草、莪术、白花蛇舌草、半枝莲、美登木等 |
| 抗肺癌 | 猪苓、全蝎、半枝莲、山慈菇等 |
| 抗膀胱癌 | 白花蛇舌草、半枝莲、喜树、龙葵等 |
| 抗白血病 | 猪苓、白花蛇舌草、青黛、美登木、雷公藤、长春花、喜树等 |
| 抗鼻咽癌 | 白花蛇舌草、半枝莲、龙葵等 |
| 抗乳腺癌 | 山慈菇、露蜂房等 |
| 抗宫颈癌 | 猪苓、半夏、天南星、莪术、白花蛇舌草等 |

应用中药治疗癌症时，需要重点把握以下两个基本原则。

### 1. 辨病与辨证相结合

中医治病强调辨证施治，对于癌症患者也应如此，而且是十分必要的。因为不同的癌症患者其临床表现往往不同，即使同一种癌症由于患者个体差异，其临床表现也不尽相同。具体做法是，在辨病即明确癌症种类的基础上，根据患者的个体差异进行辨证，在使用有针对性治疗癌症药物的同时，再根据辨证的情况选用相关中药，将辨病治疗与辨证施治有机地结合起来。

### 2. 处理好局部病变和全身功能的关系

癌症是全身性疾病在局部的表现，尽管癌症发生在身体的某一部位，但是与患者全身机体状况密切相关，更何况有的癌症往往容易出现转移。因此，治疗癌症不能仅着眼于癌症患者的局部肿瘤，在对局部肿瘤治疗的同时，必须对全身功能状态进行必要的、有效的调理和治疗。这一点中医具有较好的优势，应予以充分发挥。

临床使用中药治疗癌症，不但具有肯定的疗效，而且具有一定的优势。中药治疗癌症的优势主要有以下几点。

### 1. 能够改善癌症症状

临床实践表明，许多癌症患者应用中药治疗之后，癌症所出现的疼痛、低热、腹胀、纳差等均有不同程度的改善，减轻了疾病痛苦，生活质量得到了提高。

### 2. 能使带瘤生存时限延长

一些治疗结果显示，中药治疗不但能够抑制癌细胞继续增殖，还可以在一定程度上阻止癌症进一步扩散，从而使癌症患者带瘤生存时限有所延长。特别是由于多种原因不能施行手术以及使用化疗、放疗治疗的患者，使用中药治疗更能体现出一定的优势。

### 3. 具有整体治疗观念

中医学认为，癌症尽管发生在局部，但是与机体整体功能有不可分割的联系，此外，癌细胞并非来自体外，患者之所以患癌症，是因为本身具有"癌性体质"，即癌症的发生与患者的特异体质及机体整体的功能紊乱有关。中药治病重视整体观念，在治疗癌症时多从患者全身的状况加以考虑，主张整体治疗和调节。实践证明，这种基于整体的治疗观念，对治疗局部病变极为重要，对"癌性体质"也有一定的益处。

### 4. 具有补益扶正作用

癌症的本质是免疫功能降低。中药治疗癌症的药物中，有相当多的药物属于补虚药物，具有良好的补益扶正作用，是中药治疗癌症的一大优势。中药的补益扶正作用，可以起到扶正祛邪、增强机体免疫的目的。因为从理论和实践方面都已证实，癌细胞是不可能被完全杀光的，只要有一个癌细胞存在，就可能再次克隆出新的癌细胞来。因此，扶正以增强机体的免疫力，是很重要的。

### 5. 具有综合效应特点

现代研究表明，中药对癌症的疗效是多环节起作用，即具有综合效应特点。具体表现在既能抑制癌细胞生长，又对癌细胞有一定的杀伤作用，另外还能增强吞噬细胞的功能等。这是因为中药治疗癌症多是组成复方治疗，这也是中药治疗癌症的一个显著优势。

### 6. 能够弥补手术放疗和化疗的不足

癌症患者手术前服用中药，可增强机体对手术的耐受性；术后用中药治疗可减少术后发热、贫血等并发症的发生，并能促进手术创口愈合。此外，放疗和化疗后使用中药，可以明显减轻因放疗、化疗引起的骨髓造血功能抑制，缓解白细胞下降，并能减轻呕吐、腹泻等不良反应。

### 7. 治疗毒副作用较小

这是人们公认的中药治疗优势。中药治疗癌症不但对人体整体毒副作用较小，即使针对癌症瘤体治疗，在抑制或杀伤癌细胞的同时，也一般不会伤害正常组织细胞。

由于中药在治疗癌症方面显示了一定的优势，现在不少医生都把使用中药治疗癌症作为一种必要或常规的治疗方法。中药治癌不应该成为癌症患者及家属的最后选择，不要等到最后没有办法了才想到用中医中药治疗，而是应当做到早发现、早介入、早治疗，以充分发挥中药在治疗癌症方面的优势，减轻癌症患者的病痛。

# 第六节　中药治疗疾病的主要优势

以上从五个不同层次和不同类型，对中药适宜治疗的主要优势病种进行了比较全面的介绍，其实，中药适宜治疗的优势病种尚不止这些疾病，说明中药治疗疾病具有比较广泛的适应性和选择性。同时也不难看出，中药对每个优势病种的治疗方法和经验，体现出了各自不同的特色及优势。通过对以上治疗优势病种的初步分析和归纳可知，中药比较适宜用于治疗以下九种类型的疾病，或其疾病的某一阶段，这也是中药治病的主要优势所在。

### 1. 病因不清的疾病

病因不清，是指疾病的原因至今尚不明确，有的疾病尽管有许多病因假设，但仍不能肯定是哪种原因所致。如慢性溃疡性结肠炎、慢性前列腺炎等。

这类疾病由于病因不清，常常给西医治疗带来难度，使其用药不知所措，只能对症处理。中医尽管对此类疾病的致病原因也不清楚，但能从生命现象反映出的功能变化，即临床症状进行诊察分析，从而能够抓住疾病的本质和主要矛盾，即主要病理变化，并进行辨证施治，因而能收到较好的疗效。

### 2. 病因复杂的疾病

病因复杂，是指引起疾病的原因有多种，或因人致病原因不同，或由多种原因共同作用所致。如慢性支气管炎、湿疹等。

这类疾病由于化验检查很难确定属于哪种原因所致，也给西医治疗带来一定的难度，往往也只能采取对症处理的方法。由于中医采用的是辨证施治方法，即因人、因病制宜，而且药物多组成复方治病，具有综合效应特点，用药后能够多途径和多方位发挥治疗作用，即多靶点发挥作用，因而疗效较好。

### 3. 慢性消耗性疾病

慢性消耗性疾病，是指起病缓慢，或者病程较长的一类疾病。如慢性胃炎、慢性腹泻等。

这类疾病一般都需要长期治疗或调理用药，如果长期治疗使用西药，有可能存在一定的或潜在的毒副作用。对于慢性疾病，中药治疗具有较好的优势，因为中药作用缓慢，耐受性较好，作用持久，而且长期使用毒副作用较小。另外，慢性疾病久病多虚，使用补益扶正的中药治疗，对改善患者虚弱体质也具有明显的优势。

### 4. 功能紊乱性疾病

功能紊乱性疾病，是指没有发生器质性或病理性改变的一类疾病。如功能性腹胀、胃肠功能紊乱等。

功能紊乱性疾病由于化验检查一般多属正常，西医治疗用药也常无从下手，或采取支持疗法，或不予治疗。对于此类疾病，中医采取求衡性的治疗方法，从调整机体整体或脏腑功能着手，如调和肠胃、调和肝脾等，常能获得较好疗效，具有明显的优势。另外，由于对功能紊乱性疾病，中医的治疗属于早期介入，也有效延迟了疾病发生器质性病变的进程，具有已病防传的治疗意义。

### 5. 老年体弱性疾病

这类疾病多见于 60 岁以上的老龄人或体质虚弱者。如阿尔茨海默病、原发性骨质疏松症等。

老年体弱性疾病具有一人患有多种疾病，多器官病变，病程较长，体质较差，且多为退行性病变等特点。西药治疗由于多是单成分入药，适应证比较局限，而且长期使用具有潜在的副作用。而中药治疗老年性疾病多配伍组成复方入药，具有适应证广泛、作用缓和、不伤正气的优势。有些药物具有调整或恢复脏腑功能的作用，有的药物如补虚药、活血药等还有延迟疾病病理改变或延缓机体衰老的作用，故中药非常适宜用于治疗老年体弱性疾病。

### 6. 心因精神性疾病

这类疾病中医称为情志病，是指疾病由精神或情志异常所致。如抑郁症、肠易激综合征等。

心病还得用"心"治。虽然西医有心理疗法，但与中医相比，其重视程度略显逊色。中医自古就非常重视情志在致病中的地位，有"七情"致病学说。在情志病的形成上有心为主导，气病为多，即情志病多见内伤心神和肝气郁结。在治疗上强调心理疏导和心肝的关系，主张疏肝解郁，宁心安神。在用药上有相应专门的药物，即疏肝药和安神药。由此可见，中药在治疗心因性疾病方面具有较好的优势。

### 7. 病毒性疾病或其某一阶段

这类疾病是由病毒感染引起的。如感冒、病毒性肝炎等。

由于目前西药在抗病毒方面的特效药物不多，故疗效不甚理想。中药虽然也没有特定的或特效的抗病毒药物，但能通过提高机体免疫力来抗御病毒，并能增强机体抗损伤能力，以促进康复。此外，部分药物还可加强病毒病理产物的排出等。因此，临床上病毒性疾病经常选用中药治疗，有时甚至作为首选药物使用。

### 8. 各种癌症或其某一阶段

各种癌症至今病因不清，病变机制复杂。如胃癌、大肠癌等。

西医治疗癌症，以放疗、化疗杀灭癌细胞或手术切除癌瘤为目标，确实有效，但常常出现不可避免的毒副作用，有些毒副作用甚至是致命的。中药治疗癌症重视机体整体调节和扶正作用，主要在于提高人体的综合抗病能力与自我修复能力。此外，通过中药治疗还能达到减少患者病痛，提高生活质量，延长存活时限，以及减少放疗、化疗的毒副作用的目的，充分体现了以人为本和人性化的治疗理念，因而受到癌症患者的欢迎。

### 9. 部分内分泌失调性疾病

这类疾病是由于多种原因导致机体内分泌失调所致。如围绝经期综合征、功能性子宫出血等。

西医对此类疾病的治疗，主要是对症处理，或使用激素类药物治疗，但常常会出现一些不良反应或副作用。中药治疗内分泌失调性疾病，强调对机体整体的调节治疗，因而能达到缓解或恢复脏器组织的自我修复以及调节功能。在治疗过程中，中医还往往重视对患者情志精神方面的治疗，这种治疗理念对于内分泌失调的疾病大有益处，而且也不会出现激素治疗后所引起的不良反应。

## 附：适宜应用中成药治疗的疾病简表

中成药治疗的疾病，广义上属于中药治疗的疾病范畴，适宜应用中成药治疗的疾病及其优势病种，也大致和中药类似。但是，由于中成药使用的是成品药品，不能随证加减，且中成药品种相对滞后，故有些病证至今尚无相应治疗的中成药。考虑到适宜应用中成药治疗疾病的相关情况，已在本章前面做了比较详细的介绍，故在此仅就适宜应用中成药治疗的疾病及辨证施治常用的中成药列表如下（表15~19）。

表15　25种适宜优先应用中成药治疗的疾病

| 序号 | 疾病名称 | 辨证类型 | 常用中成药 |
|---|---|---|---|
| 1 | 功能性消化不良 | 肝胃不和 | 舒肝和胃丸、胃苏颗粒等 |
| | | 脾胃虚寒 | 附子理中丸、安中片、温胃舒颗粒等 |
| | | 胃阴不足 | 摩罗丹、胃安胶囊、养胃舒胶囊等 |

| 序号 | 疾病名称 | 辨证类型 | 常用中成药 |
|---|---|---|---|
| 2 | 胃食管反流 | 肝胃郁热 | 胃力康胶囊、丹栀逍遥丸等 |
| | | 湿热中阻 | 胃痛宁片、三九胃泰等 |
| | | 胃阴不足 | 摩罗丹、胃安胶囊、养胃舒胶囊等 |
| 3 | 功能性腹胀 | 寒湿困脾 | 香砂养胃丸等 |
| | | 肝气犯胃 | 木香顺气丸等 |
| | | 肝脾不和 | 逍遥丸、肝脾康胶囊等 |
| | | 脾虚气滞 | 香砂六君片等 |
| 4 | 肠易激综合征 | 肝气郁结 | 柴胡舒肝丸、加味逍遥丸等 |
| | | 脾虚湿盛 | 参苓白术散等 |
| | | 阴血不足 | 润肠丸等 |
| 5 | 功能性便秘 | 热结便秘 | 麻仁软胶囊、复方芦荟胶囊等 |
| | | 气滞便秘 | 麻仁润肠丸、厚朴排气合剂、沉香化滞丸等 |
| | | 气虚/阳虚便秘 | 芪蓉润肠口服液、苁蓉通便口服液等 |
| | | 血虚/阴虚便秘 | 麻仁滋脾丸、通便灵胶囊等 |
| 6 | 慢性腹泻 | 寒湿内盛 | 藿香正气丸、胃苓丸、六合定中丸等 |
| | | 湿热伤中 | 加味香连丸、葛根芩连片等 |
| | | 脾胃虚弱 | 参苓白术丸、人参健脾丸等 |
| | | 脾肾阳虚 | 补脾益肠丸、四神丸等 |
| 7 | 胃肠功能紊乱 | 肝胃不和 | 舒肝和胃丸、胃苏颗粒等 |
| | | 肠胃不和 | 香砂和胃丸、香砂平胃丸等 |
| | | 脾胃不和 | 人参健脾丸、香砂六君子丸等 |
| | | 肝脾不和 | 逍遥丸、肝脾康胶囊、舒肝健胃丸等 |
| 8 | 慢性胆囊炎 | 肝胆湿热 | 消炎利胆片、大黄利胆胶囊等 |
| | | 肝胆瘀滞 | 胆舒胶囊、肝胆舒康胶囊等 |
| | | 肝脾不和 | 逍遥丸、肝脾康胶囊等 |

| 序号 | 疾病名称 | 辨证类型 | 常用中成药 |
|---|---|---|---|
| 9 | 普通感冒 | 风寒感冒 | 感冒软胶囊、感冒清热颗粒、风寒感冒冲剂等 |
| | | 风热感冒 | 银翘解毒丸、桑菊感冒颗粒、双黄连口服液等 |
| | | 暑湿感冒 | 藿香正气软胶囊、保济丸、祛暑丸等 |
| 10 | 感冒后咳嗽 | 风热郁肺 | 治咳川贝枇杷露、感冒止咳颗粒、宣肺止嗽合剂等 |
| | | 燥热伤肺 | 养阴清肺丸、蜜炼川贝枇杷膏等 |
| | | 气血不足 | 八珍丸、人参养荣丸等 |
| 11 | 心脏神经官能症 | 肝气郁结 | 柴胡疏肝丸、加味逍遥丸等 |
| | | 痰火扰心 | 礞石滚痰丸等 |
| | | 心脾两虚 | 归脾丸等 |
| | | 阴虚火旺 | 天王补心丹等 |
| 12 | 原发性低血压 | 心脾气虚 | 人参归脾丸等 |
| | | 气血两虚 | 参芪升阳补血胶囊等 |
| | | 心肾阳虚 | 桂附地黄丸、四逆汤口服液等 |
| 13 | 缺铁性贫血 | 脾胃虚弱 | 六君子丸等 |
| | | 心脾两虚 | 归脾丸等 |
| | | 脾肾阳虚 | 金匮肾气丸等 |
| 14 | 过敏性紫癜 | 风热伤络 | 银翘解毒丸等 |
| | | 血热妄行 | 断血流颗粒、十灰散等 |
| | | 瘀血阻络 | 三七胶囊等 |
| | | 阴虚火旺 | 维血宁颗粒、知柏地黄丸等 |
| | | 气不摄血 | 归脾丸等 |
| 15 | 尿道综合征 | 膀胱湿热 | 八正合剂等 |
| | | 肝气郁结 | 柴胡疏肝丸、逍遥丸等 |
| | | 中气下陷 | 补中益气丸等 |
| | | 肾气亏虚 | 缩泉丸等 |

| 序号 | 疾病名称 | 辨证类型 | 常用中成药 |
|---|---|---|---|
| 16 | 原发性多汗症 | 脾胃积热 | 牛黄清胃丸、栀子金花丸等 |
| | | 营卫不和 | 桂枝合剂等 |
| | | 气虚不固 | 玉屏风颗粒、复芪止汗颗粒、虚汗停胶囊等 |
| | | 阴虚火旺 | 当归六黄散、大补阴丸等 |
| 17 | 小儿厌食症 | 脾失健运 | 健胃消食丸、小儿胃宝丸等 |
| | | 脾胃气虚 | 健儿散、启脾丸等 |
| 18 | 围绝经期综合征 | 肝肾阴虚 | 更年安片、坤宝丸等 |
| | | 脾肾阳虚 | 龙凤宝胶囊、妇宁康片等 |
| | | 气血两虚 | 更年宁、八珍益母丸等 |
| | | 心脾两虚 | 人参归脾丸等 |
| 19 | 原发性痛经 | 气滞血瘀 | 痛经丸、调经姐妹丸等 |
| | | 寒凝血瘀 | 少腹逐瘀丸、艾附暖宫丸等 |
| | | 气血两虚 | 宁坤养血丸、八珍益母丸等 |
| 20 | 功能性子宫出血 | 血瘀 | 益母草膏、三七粉等 |
| | | 血热 | 四红丹、功血宁胶囊、固经丸等 |
| | | 脾虚 | 八珍益母丸等 |
| | | 脾肾阳虚 | 春血安胶囊等 |
| 21 | 湿疹 | 湿热 | 龙胆泻肝丸、湿毒清胶囊、肤痒颗粒等 |
| | | 血虚风燥 | 当归苦参丸、润燥止痒胶囊等 |
| 22 | 过敏性鼻炎 | 风邪蕴肺 | 通窍鼻炎颗粒等 |
| | | 肺经郁热 | 鼻炎康片、鼻炎片等 |
| | | 肺气不足风邪外袭 | 辛芩颗粒、玉屏风颗粒等 |
| 23 | 鼻窦炎 | 风热郁肺 | 千柏鼻炎片、鼻咽清毒颗粒、鼻渊舒胶囊等 |
| | | 湿热蕴结 | 藿胆丸、鼻窦炎口服液等 |
| | | 脾肺气虚 | 玉屏风颗粒等 |

| 序号 | 疾病名称 | 辨证类型 | 常用中成药 |
|---|---|---|---|
| 24 | 慢性咽炎 | 热毒 | 穿心莲软胶囊、北豆根片、复方双花口服液等 |
| | | 阴虚火旺 | 金果饮、藏青果颗粒、玄麦甘桔颗粒等。 |
| 25 | 复发性口腔溃疡 | 脾胃积热 | 牛黄清胃丸、栀子金花丸等 |
| | | 心火上炎 | 导赤丸、牛黄上清丸等 |
| | | 阴虚火旺 | 口炎清颗粒、知柏地黄丸等 |

表 16　25 种适宜久用中成药治疗的疾病

| 序号 | 疾病名称 | 辨证类型 | 常用中成药 |
|---|---|---|---|
| 1 | 慢性胃炎 | 肝胃不和 | 舒肝和胃丸、胃苏颗粒等 |
| | | 气滞血瘀 | 胃复春片、木香顺气丸等 |
| | | 脾胃虚寒 | 附子理中丸、温胃舒颗粒、安中片等 |
| | | 胃阴不足 | 摩罗丹、养胃舒胶囊、胃安胶囊等 |
| 2 | 慢性消化性溃疡 | 肝胃不和 | 舒肝和胃丸、胃苏颗粒等 |
| | | 脾胃虚寒 | 安中片、胃乃安胶囊、胃灵颗粒等 |
| | | 胃阴不足 | 摩罗丹、胃安胶囊、养胃舒胶囊等 |
| 3 | 慢性溃疡性结肠炎 | 大肠湿热 | 肠胃舒、香连丸等 |
| | | 寒热错杂 | 固肠止泻丸、乌梅丸等 |
| | | 脾胃虚弱 | 补脾益肠丸、涩肠止泻散等 |
| | | 脾肾阳虚 | 四神丸、固本益肠胶囊等 |
| 4 | 慢性病毒性肝炎 | 肝胆湿热 | 强肝胶囊、护肝片、茵栀黄颗粒等 |
| | | 肝脾不和 | 逍遥丸、肝脾康胶囊等 |
| | | 瘀血阻滞 | 平肝舒络丸、复方鳖甲软肝片等 |
| | | 气阴两虚 | 乙肝养阴活血颗粒、麦味地黄丸等 |
| 5 | 非酒精性脂肪性肝病 | 肝郁脾虚 | 加味逍遥丸等 |
| | | 湿热蕴结 | 茵栀黄颗粒等 |
| | | 痰浊内阻 | 二陈丸、血脂康胶囊等 |

| 序号 | 疾病名称 | 辨证类型 | 常用中成药 |
|---|---|---|---|
| 5 | 非酒精性脂肪性肝病 | 痰瘀互结 | 降脂通脉胶囊等 |
| 6 | 慢性支气管炎 | 风寒袭肺 | 通宣理肺丸、小青龙颗粒等 |
| | | 痰湿壅肺 | 止咳橘红丸、二陈丸、杏仁止咳糖浆等 |
| | | 痰热壅肺 | 蛇胆川贝胶囊、蛇胆陈皮口服液、消咳喘片等 |
| | | 肺肾气虚 | 固本咳喘片、金水宝胶囊、百令胶囊等 |
| 7 | 支气管扩张 | 燥热伤肺 | 二母宁嗽丸等 |
| | | 肝火犯肺 | 黛蛤散等 |
| | | 痰热壅肺 | 清气化痰丸、蛇胆川贝液等 |
| | | 阴虚肺热 | 百合固金丸等 |
| 8 | 慢性肾小球肾炎 | 风水相搏 | 肾炎解毒片、肾炎四味胶囊等 |
| | | 脾虚湿盛 | 五皮丸、康肾颗粒等 |
| | | 脾肾阳虚 | 肾炎温阳片、济生肾气丸、肾炎舒颗粒等 |
| 9 | 慢性肾盂肾炎 | 膀胱湿热 | 八正合剂、分清止淋丸、肾舒颗粒等 |
| | | 气滞血瘀 | 尿塞通片等 |
| | | 脾肾阳虚 | 强肾片、金匮肾气丸等 |
| 10 | 慢性前列腺炎 | 膀胱湿热 | 八正合剂、三金片、分清止淋丸等 |
| | | 气滞血瘀 | 前列通胶囊、尿塞通片等 |
| | | 脾肾阳虚 | 前列舒丸、金匮肾气丸等 |
| 11 | 前列腺增生 | 膀胱湿热 | 八正合剂、三金片、分清止淋丸等 |
| | | 下焦瘀阻 | 桂枝茯苓丸、前列欣胶囊等 |
| | | 肾阳不足 | 前列舒丸、前列舒乐颗粒等 |
| 12 | 阿尔茨海默病 | 痰浊蒙窍 | 华佗再造丸、牛黄清心丸等 |
| | | 瘀血内阻 | 银杏叶片、通脉颗粒、逐瘀通脉胶囊等 |
| | | 心脾两虚 | 人参归脾丸等 |
| 13 | 抑郁症 | 肝气郁结 | 柴胡疏肝丸等 |

续表

| 序号 | 疾病名称 | 辨证类型 | 常用中成药 |
|------|----------|----------|------------|
| 13 | 抑郁症 | 痰气郁结 | 顺气导痰丸、礞石滚痰丸等 |
| | | 肝郁脾虚 | 逍遥丸、肝脾康胶囊等 |
| | | 心脾两虚 | 归脾丸等 |
| 14 | 慢性疲劳综合征 | 气血两虚 | 八珍丸、十全大补丸等 |
| | | 肝肾阴虚 | 六味地黄丸、左归丸等 |
| | | 脾肾阳虚 | 金匮肾气丸、右归丸等 |
| 15 | 原发性干燥综合征 | 肺胃阴虚 | 养阴清肺丸等 |
| | | 气阴两虚 | 生脉饮口服液等 |
| | | 肝肾阴虚 | 麦味地黄丸等 |
| 16 | 原发性痛风 | 湿热内蕴 | 四妙丸、湿热痹颗粒等 |
| | | 瘀血凝滞 | 瘀血痹颗粒、痛风定胶囊等 |
| | | 肝肾不足 | 独活寄生丸等 |
| 17 | 原发性骨质疏松症 | 肝肾阴虚 | 仙灵骨葆胶囊、骨松宝颗粒、强骨胶囊等 |
| | | 气血两虚 | 骨疏康颗粒、十全大补丸等 |
| 18 | 类风湿关节炎 | 风寒湿阻 | 寒湿痹颗粒、复方雪莲胶囊等 |
| | | 湿热蕴盛 | 湿热痹颗粒、四妙丸等 |
| | | 痰瘀互结 | 瘀血痹颗粒、换骨丹等 |
| 19 | 风湿性关节炎 | 风痹 | 追风活络丸、祛风壮骨丸等 |
| | | 寒痹 | 小活络丸、木瓜丸、追风透骨丸等 |
| | | 湿热痹 | 四妙丸、湿热痹颗粒等 |
| | | 尪痹（肝肾不足） | 尪痹颗粒、独活寄生丸、复方杜仲健骨颗粒等 |
| 20 | 慢性盆腔炎 | 湿热瘀结 | 垂盆草颗粒、金鸡胶囊等 |
| | | 气滞血瘀 | 少腹逐瘀丸、元胡止痛片等 |
| | | 气虚血瘀 | 止痛化症颗粒、丹黄祛瘀胶囊等 |
| | | 冲任虚寒 | 温经丸等 |

续表

| 序号 | 疾病名称 | 辨证类型 | | 常用中成药 |
|---|---|---|---|---|
| 21 | 乳腺增生 | 肝气郁结 | | 乳增宁片、逍遥丸、柴胡疏肝丸等 |
| | | 痰瘀互结 | | 乳康片、乳块消片等 |
| 22 | 血栓闭塞性脉管炎 | 阴寒凝滞 | | 阳和丸等 |
| | | 湿热内阻 | | 二妙丸、四妙散等 |
| | | 气虚血瘀 | | 通塞脉片、脉络通颗粒、脉管复康胶囊等 |
| | | 气血两虚 | | 八珍丸、十全大补丸等 |
| 23 | 寻常性痤疮 | 肺胃实热 | | 连翘败毒丸等 |
| | | 湿热蕴结 | | 当归苦参丸等 |
| 24 | 老年黄斑变性 | 萎缩型（干性） | 瘀血阻络 | 银杏叶提取物片（达纳康）等 |
| | | | 气血不足 | 八珍丸等 |
| | | | 肝肾阴虚 | 明目地黄丸、杞菊地黄丸等 |
| | | 渗出型（湿性） | 血热妄行 | 十灰散等 |
| | | | 气虚血瘀 | 补阳还五冲剂等 |
| | | | 阴虚火旺 | 知柏地黄丸等 |
| 25 | 慢性鼻炎 | 风寒袭肺 | | 通窍鼻炎颗粒等 |
| | | 肺经郁热 | | 鼻炎康片、鼻炎片、辛夷鼻炎丸、千柏鼻炎片等 |
| | | 气滞血瘀 | | 乐脉颗粒、元胡止痛片等 |
| | | 肺脾气虚 | | 玉屏风颗粒等 |

表 17　4 种不同阶段适宜应用中成药治疗的疾病

| 序号 | 疾病名称 | 辨证类型 | 常用中成药 |
|---|---|---|---|
| 1 | 原发性高血压 | 血脉瘀阻 | 愈风宁心片、松龄血脉康胶囊等 |
| | | 肝热阳亢 | 全天麻胶囊、脑立清、牛黄降压丸等 |
| | | 痰浊中阻 | 半夏天麻丸、眩晕宁颗粒等 |
| | | 阴虚阳亢 | 降压丸、天麻钩藤颗粒等 |

续表

| 序号 | 疾病名称 | 辨证类型 | 常用中成药 |
|---|---|---|---|
| 2 | 冠心病 | 气滞血瘀 | 速效救心丸、复方丹参滴丸、乐脉颗粒、地奥心血康、银杏叶口服液等 |
| | | 痰浊内阻 | 冠心苏合丸、半夏天麻丸等 |
| | | 气虚血瘀 | 麝香保心丸、舒心口服液、山海丹片等 |
| | | 气阴两虚 | 益心舒胶囊、生脉饮等 |
| | | 心肾阳虚 | 心宝丸、参附强心丸等 |
| 3 | 糖尿病 | 上消（燥热伤肺） | 二冬膏、养阴清肺膏等 |
| | | 中消（胃火炽盛） | 栀子金花丸、清胃黄连丸等 |
| | | 下消（气阴两虚） | 降糖舒、消渴平片、消渴丸等 |
| 4 | 小儿腹泻 | 伤食 | 健胃消食丸、小儿胃宝丸等 |
| | | 湿热 | 小儿止泻散、双苓止泻口服液等 |
| | | 脾虚 | 健儿散、启脾丸、小儿腹泻宁等 |

表18　常见病毒性疾病的中成药治疗

| 疾病名称 | 常用中成药 |
|---|---|
| 流行性感冒 | 板蓝根颗粒、抗病毒口服液、抗感颗粒、银黄颗粒、银芩胶囊、复方双花口服液、复方金银花颗粒、复方大青叶颗粒、连花清瘟胶囊、金莲清热颗粒、双黄连口服液、银翘解毒颗粒、小儿退热口服液、小儿热速清口服液等 |
| 流行性腮腺炎 | 板蓝根颗粒、抗病毒口服液、清热解毒颗粒、银黄颗粒、双黄连口服液、小儿退热口服液等 |
| 麻疹 | 银翘解毒颗粒、桑菊感冒片、双黄连口服液等 |
| 病毒性肝炎 | 板蓝根颗粒、双黄连口服液、乙肝解毒胶囊、复方益肝丸、肝达片、朝阳丸、复方丹参注射液等 |
| 病毒性肠炎 | 葛根芩连口服液（片）、苍苓止泻口服液、七味白术散等 |
| 流行性出血热 | 复方丹参注射液、华蟾素口服液等 |
| 病毒性心肌炎 | 芪冬颐心口服液、银翘解毒颗粒、复方丹参注射液等 |
| 乙型脑炎 | 板蓝根颗粒、清热解毒颗粒、银翘解毒颗粒等 |

| 疾病名称 | 常用中成药 |
|---|---|
| 带状疱疹 | 板蓝根颗粒、双黄连口服液等 |
| 单纯疱疹 | 板蓝根颗粒、双黄连口服液等 |
| 手足口病 | 蓝芩口服液、金莲清热泡腾片、抗病毒口服液、小儿豉翘清热颗粒、热毒宁注射液、丹参注射液等 |
| 病毒性结膜炎 | 板蓝根颗粒、双黄连口服液、银黄颗粒等 |

附注：

（1）本表仅列出常见病毒性疾病治疗的常用中成药名称，临床使用需要根据具体疾病和个体差异辨证使用。

（2）临床使用中成药治疗病毒性疾病时，应将抗病毒和对患者整体调节治疗有机结合使用。

### 表 19　常见癌症的中成药治疗

| 疾病名称 | 常用中成药 |
|---|---|
| 胃癌 | 安替可胶囊、参莲胶囊、华蟾素片、消癌平丸、鸦胆子油软胶囊等 |
| 食管癌 | 安替可胶囊、消癌平丸、鸦胆子油软胶囊等 |
| 大肠癌 | 复方斑蝥胶囊、华蟾素片、消癌平丸、鸦胆子油软胶囊等 |
| 肝癌 | 慈丹胶囊、肝复乐片、化癥回生口服液、回生口服液、金龙胶囊、安替可胶囊、复方斑蝥胶囊、华蟾素片、康莱特软胶囊、消癌平丸、鸦胆子油软胶囊等 |
| 肺癌 | 化癥回生口服液、回生口服液、康莱特软胶囊、紫龙金片、参莲胶囊、复方斑蝥胶囊、复方红豆杉胶囊、康莱特软胶囊、威麦宁胶囊、鸦胆子油软胶囊等 |
| 白血病 | 华蟾素片、消癌平丸等 |
| 乳腺癌 | 平消片、复方红豆杉胶囊等 |
| 宫颈癌 | 复方红豆杉胶囊、消癌平丸等 |

附注：

（1）本表仅列出常见癌症治疗的常用中成药名称，临床使用需根据具体疾病和个体差异辨证使用。

（2）在使用抗癌中成药针对局部癌症治疗时，应将抗癌和对患者整体调节治疗有机结合使用。

**知识拓展**

## 家庭常备中成药指南

**一、内科常用中成药**
双黄连口服液
银翘解毒丸
感冒软胶囊
蜜炼川贝枇杷膏
藿香正气丸
板蓝根颗粒
仁丹
大山楂丸
排石冲剂
速效救心丸
复方丹参片
六味地黄丸
大黄通便冲剂
气滞胃痛冲剂
健胃消食片
穿心莲片
防风通圣丸

**二、外科常用中成药**
如意金黄散
京万红软膏风油精
痔疮外洗液
马应龙麝香痔疮膏
跌打活血散
伤湿止痛膏
愈裂贴膏
当归苦参丸

**三、儿童常用中成药**
小儿金丹片
保和丸
儿童清肺口服液
小儿热速清口服液
金银花露
小儿消食片

**四、妇科常用中成药**
逍遥丸
安坤赞育丸
妇炎净
妇科千金片
妇炎康片
益母草膏

摘自《首都市民中医健康指南》2008 年版

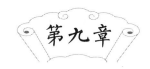

# 哪些疾病适宜应用针灸治疗

针灸疗法是我国历代医家聪明智慧的结晶，是中医学宝库中令人神往的治疗方法。即使在现代医学飞速发展的今天，针灸仍然因其特有的疗效和魅力，越来越受到国人的喜爱，其治病方法也因对人体有效而"绿色"，越来越广泛地被世界各国所接受。1980年，世界卫生组织向全世界提出了推荐针灸治疗的43种病症。随后，在国外许多国家开始出现或已经形成了应用针灸治病的热潮。

据报道，针灸目前治疗的疾病多达300多种。但是，针灸和中医其他治疗方法一样，也有其适宜病症和优势病种。根据目前对针灸临床治疗疾病的观察与分析，大致可以将适宜应用针灸治疗疾病的情况分为五种不同类型：一是部分疾病适宜优先使用针灸治疗；二是部分疾病适宜久用针灸治疗；三是部分急症适宜应用针刺治疗；四是所有疼痛性疾病均可应用针灸治疗；五是所有神经系统疾病均可应用针灸治疗。

## 第一节　16种适宜优先使用针灸治疗的疾病

16种适宜优先使用针灸治疗的疾病，是指凡临床诊断确诊为这16种疾病时，应当首先考虑使用针灸方法治疗，而且有较好的疗效。这16种疾病分别是面神经麻痹、紧张性头痛、偏头痛、三叉神经痛、臂丛神经痛、肋间神经痛、坐骨神经痛、原发性面肌痉挛、膈肌痉挛、胃肠道痉挛、神经性膀胱炎、肋软骨炎、肱骨外上髁炎、肩关节周围炎、颞颌关节功能紊乱、梅尼埃病等。

# 面神经麻痹

## 疾病介绍

面神经麻痹，也称面神经炎，习称面瘫，是指因面神经非特异性炎症所致周围性面神经麻痹的一种疾病。

本病临床表现以病侧面部表情肌群运动功能障碍为特征，主要症状为口眼歪斜、鼻中沟歪斜、讲话漏风、口角流涎，闭眼、鼓嘴等动作无法完成等。

面神经麻痹可分为周围性和中枢性两种，平常所说的面瘫多是指周围性面神经麻痹。

## 针灸治疗方法

面神经麻痹，属于中医"口喎""口僻"范畴。中医学认为，此病多由于体质虚弱，脉络空虚，风寒之邪侵入颜面经络，以致经气阻滞，经筋失养，肌肉纵缓而发病，故临床以祛风通络为基本治疗方法。

针灸治疗面神经麻痹已有两千多年的历史，首见于《灵枢·经筋》，后《针灸资生经》则立有"口眼歪"一节，并提出治疗口歪的 31 个针灸腧穴。新中国成立以后，针灸治疗面神经麻痹积累和总结了大量的临床研究，为针灸治疗面神经麻痹提供了诸多宝贵的治疗经验。

针灸治疗本病疗效确实肯定，也已得到医学界一致公认，已被多版《神经内科学》纳入面神经炎治疗方案之一，是针灸治疗神经系统疾病的主要优势病种。

针灸治疗面神经麻痹，临床一般辨证多为风邪阻络，治疗宜祛风通络，疏调经筋。

针灸治疗本病，临床以取手足阳明经面颊局部穴位为主，手足少阳经穴为辅。主穴常取患侧地仓、颊车、下关、风池、阳白、四白等。配穴常取合谷、太冲，为循经远取。鼻唇沟变浅者配迎香；鼻中沟歪斜配水沟；目不能闭合配攒竹；体弱气血不足者配足三里、气海。针刺一般采用柔和的平补平泻手法，也可采用透穴法，以加强经气的疏通。

面神经麻痹根据具体病情，也可加用艾灸方法治疗，特别是由于感受风寒所致者尤为适宜。

针灸治疗面神经麻痹需要重点掌握五点：一是宜早期介入治疗。许多患者常因没有及时采取针灸治疗，错过了最佳的治疗时机而使病情加重，或增加治疗难度。二是注意辨证。本病根据病期及个体差异，有虚实之别。急性期或年轻体壮者以实为主，久病或年老体弱者以虚为主。三是注意手法针感。医者感觉针下要有沉紧感觉，患者感觉针下要有酸、胀、麻等感觉，得气越明显，则效果越好。四是急性期治疗取穴宜少、手法宜轻。急性期取穴过多或手法太重，常使患者感觉不适，也会影响临床针刺治疗效果。五是治疗期间面部应避风寒。这将有助于提高临床治疗效果。

**针灸治疗经验**

针灸治疗面神经麻痹具有明显的优势：一是临床治愈率较高。国内各地报道不尽一致，高者可达 90% 以上，低者也可达 50% 以上。二是疗程较短。针灸治疗面瘫一般在短时间内即可使症状得到有效改善，其治愈的疗程也较其他方法为短。三是费用低廉，副作用较少。

**针灸治疗优势**

## 紧张性头痛

### 疾病介绍

紧张性头痛，又称神经性头痛、功能性头痛和肌收缩性头痛，是指由多种原因导致头颈部肌肉持续性收缩痉挛而出现疼痛的一种疾病。

本病临床主要表现为头部两颞及枕部、颈部呈持续性钝痛，患者常有头顶受压发紧或头部有带样箍紧感，常伴有头昏、失眠、焦虑或抑郁等症状。

紧张性头痛，属中医"头痛"范畴。中医学认为，本病系内伤七情，导致气血逆乱，阻塞头部经络，或六淫之邪外袭，上犯清窍，邪气滞留，阻抑清阳所致，即任何导致脑部气血失调、经络不通者都可引起头痛，故临床以通络止痛为基本治疗方法。

针灸治疗紧张性头痛，临床辨证一般分为实证头痛和虚证头痛两个证型，实证头痛多为肝气郁结，虚证头痛多为气血虚弱。实证头痛针灸治疗宜疏肝解郁，通络止痛；虚证头痛治疗宜益气养血，通络止痛。

**针灸治疗方法**

189

**针灸治疗方法**

针灸治疗实证头痛，一般穴位多取百会、太阳、风池、合谷以及阿是穴等。巅顶头痛者常配四神聪，前额头痛者常配印堂，后头痛者常配后顶、天柱等。针刺手法多使用泻法。实证头痛证属风寒者，可加用艾灸方法治疗，增强发散风寒及通络止痛作用。

针灸治疗虚证头痛，一般穴位多取百会、上星、心俞、脾俞、足三里、血海等。虚证头痛若伴失眠者常配神门，头晕者常配气海，心悸者常配内关等。针刺手法多使用补法。虚证头痛证属气血两虚者，也可加用艾灸方法治疗，增强益气助阳及健脾补血作用。

**针灸治疗经验**

针灸治疗紧张性头痛需要重点掌握三点：一是应与其他原因所致头痛，或其他疾病出现的头痛相鉴别。因为不同类型的头痛针灸治疗方法不同，所用穴位也不相同。二是注意辨证。同是紧张性头痛，有实证和虚证之不同，临床一定要认真辨证。发病较急，疼痛较甚，痛无休止者多为实证；起病较缓，隐隐作痛，反复发作者多为虚证。根据不同证型，选用相应治疗穴位和手法。三是手法宜用较强刺激。特别是辨证属于实证者，针刺手法宜强宜重。

**针灸治疗优势**

针灸治疗紧张性头痛具有较好的优势：一是疗效较好。临床观察表明，针灸治疗紧张性头痛能使局部痉挛的肌肉放松，以解除对神经、血管的刺激，促使头面部气血通畅，故可收到较好的治疗效果，而且复发率较低。二是见效快，疗程短。据临床报道，针灸治疗紧张性头痛一般针刺1~3次就能明显见效，和其他治疗方法比较，疗程也较短。三是毒副作用较小。

## 偏 头 痛

**疾病介绍**

偏头痛，也称血管性头痛，是指因头部血管舒缩功能障碍而致头的一侧出现反复发作性疼痛的一种疾病。

本病临床表现以头部单侧或有时双侧出现搏动性疼痛为基本特征，头痛呈发作性中度以上疼痛。患者常畏光、畏声，可伴有恶心、呕吐、头皮触痛等表现。

中医亦称本病为偏头痛或偏头风。其病因及病理变化为外感六淫之邪乘虚而入，阻遏头面经脉而导致头面经络气滞血瘀，不通则痛而出现头痛，故临床治疗以调理气血、通络止痛为基本治疗方法。

针灸治疗偏头痛历史悠久，三国时期就有华佗针刺治疗曹操偏头痛的记载。近年来，应用针灸治疗偏头痛的临床报道很多，疗效也在不断提高，在选穴和手法上都摸索到了许多行之有效的经验。针灸治疗方法亦出现多样化，除了经穴针刺法之外，尚有耳穴针刺法、耳穴埋针法、耳针沿皮透穴法等，均有较好的疗效。

针灸治疗偏头痛，临床辨证一般分为肝阳上亢、气滞血瘀、肝肾阴虚三种证型。治疗方法常采用基本穴位，再根据不同证型予以配穴的方法。

针刺治疗偏头痛，一般采用局部取穴和循经取穴相结合的方法。常用穴位主要有百会、太阳、风池、悬颅、合谷、血海等。肝阳上亢者常配太冲；气滞血瘀者常配局部阿是穴；肝肾不足者常配三阴交等。临床再根据患者虚实不同情况采用或补或泻针刺手法。一般采用中等强度刺激，留针20~30分钟。

偏头痛辨证属气滞血瘀者，临床可加用艾灸方法治疗，能够增强行气活血作用。

针灸治疗偏头痛需要重点掌握三点：一是注意与其他原因所致头痛相鉴别。不同类型的头痛针灸治疗方法不同。二是注意穴位的选择。目前治疗偏头痛的穴位很多，临床应根据偏头痛部位及个体差异选择更加适宜和有效的穴位，并做好配穴。三是及时巩固疗效。由于本病有反复发作的特点，治疗有效时不要随意间断治疗，即使临床治愈之后也需要进一步巩固疗效，以免复发。

针刺治疗偏头痛具有较好的优势：一是止痛效果明显。针刺能阻断痛觉冲动传导，从而可以明显减轻疼痛症状，减少头痛发作频率。二是疗效

**针灸治疗优势**

比较稳固。和其他疗效比较，针刺治疗偏头痛疗效比较稳定，少数患者获效后有反复发作的情况，继续治疗仍可见效。三是具有双向调节作用。实验研究表明，针刺可调节头部血管的舒缩功能，从而对颅内血流具有较好的调节作用。有的研究还表明，针刺具有改善患者自主神经系统功能的作用。

## ❖ 三叉神经痛 ❖

### 疾病介绍

三叉神经痛，是指在面部一侧三叉神经分布区反复发作的剧烈性疼痛而不伴三叉神经功能损伤的一种病症。

本病患者常突然发生短暂的电击样、刀割样或炸裂样疼痛，难以忍受，常用手紧按病侧面部，每次发作数秒钟至1~2分钟后骤然停止，发作呈周期性，间歇期同正常人一样。有人称此头痛为"天下第一痛"。有时触动面部某点即可发作，此点有"触发点"或"扳机点"之称。

三叉神经痛一般分为原发性和继发性两种，临床以原发性三叉神经痛多见。平常所说的三叉神经痛即指原发性三叉神经痛。

**针灸治疗方法**

三叉神经痛，属于中医学"头风""面痛"范畴。中医学认为，三叉神经痛是由于外邪侵袭，循经上犯清窍，致头面经气不通，不通则痛而发为本病。另外，精神因素亦可诱发或加重此病。临床以通络止痛为基本治疗方法。

近些年来，针灸刺治疗三叉神经痛的临床报道日渐增多，应用日益广泛，并取得了较好的治疗效果。

针灸治疗三叉神经痛，临床辨证一般多为风邪阻络，经气不通，治疗宜祛风活络，通经止痛。

目前，针刺治疗三叉神经痛临床取穴，一般多以面部及手足阳明经的经穴为主，常用穴位有四白、下关、合谷、内庭等。眼支疼痛者常配攒竹、阳白、头维；上颌支疼痛者常配巨髎、颧髎、迎香；下颌支疼痛者常配颊车、承浆、翳风。针刺手法多用泻法，提插捻转强刺激，若病程日久，正气不足，可用"静以久留"之补法。

针刺治疗三叉神经痛应当重点掌握三点：一是重视局部选穴。文献报道治疗三叉神经痛取穴方法虽多种多样，但大多按照受累三叉神经解剖分布，采用局部或邻近取穴的方法，如第Ⅰ支痛多取鱼腰，第Ⅱ支痛多取四白，第Ⅲ支痛多取夹承浆。二是采用较强刺激。针刺和针感均强调较强刺激，患者要有麻痛和触电感，这是针刺达到治疗作用的标志，而且刺激时间要长。三是尽量避免触及"扳机点"。临床治疗取穴时，注意避开"扳机点"，以免诱发剧烈头痛。

针刺治疗三叉神经痛具有较好的优势：一是见效快。据临床报道，一般针刺 3~5 次即有明显的止痛效果。二是具有调节三叉神经作用。从西医学解剖观点来看，针刺的部位大多和三叉神经分支部位相符，针刺后能直接对三叉神经起调节作用，从而达到减轻或消除三叉神经痛。三是具有调动体内积极因素作用。现代研究认为，针刺穴位能刺激人体神经末梢释放内啡肽类物质以提高痛阈，降低人体对痛觉的敏感性，从而达到止痛目的。

**针灸治疗经验**

**针灸治疗优势**

## 臂丛神经痛

**疾病介绍**

臂丛神经痛，是指由于各种原因导致臂丛神经根或神经干支配区域出现无菌性炎症性疼痛的一种疾病。

本病临床主要表现为肩部及上肢部出现不同程度的疼痛，可呈放射性、持续性疼痛，或阵发性加剧的撕裂样或刀割样疼痛，常伴有感觉减退、肌力减弱、屈伸不利等表现。

臂丛神经痛根据病损部位，一般可分为根性臂丛神经痛和干性臂丛神经痛。根据病因又可分为原发性与继发性两类，临床以后者多见。

臂丛神经痛，属于中医"痹证""筋痹""肩臂痛"范畴。中医学认为，本病是由于风、寒、湿、热等外邪侵袭人体，或跌打损伤，导致瘀血阻滞经络，气血不通所致，故针刺治疗以通络止痛为基本方法。

针刺治疗臂丛神经痛，一般临床多辨证为风湿阻络和瘀血阻络，治疗宜祛风除湿，通络止痛，或活血化瘀，通络止痛。

针刺治疗臂丛神经痛，常局部取穴与循经取穴相结合。取穴多以手少阴、手阳明、手太阳局部经穴为主。主穴多取肩髃、肩贞、极泉、少海和阿是穴。风湿阻络者，加合谷、风池；瘀血阻滞者，加膈俞。针刺应注意避开动脉血管，手法多用提插泻法，施行较强刺激，使针感直达手指。肩部穴位可配合使用刺络拔罐方法。

也有医家治疗时，以本病的最痛反应点取穴为主，再结合经络辨证配以循经穴位，有的则取经络止痛经验要穴，临床报道也有显著的疗效。

针灸治疗臂丛神经痛应重点掌握四点：一是注意经络辨证。肩前部痛属手阳明大肠经证，肩后部痛属手太阳小肠经证，上肢内后面痛属手少阴心经证，腋下疼属手三阴经证，临床需根据不同经络部位的疼痛，循经选用不同穴位。二是详细询问病史。患者发病前有恶寒、发热等感受外邪病史者，为外邪侵袭；有肩臂腋部损伤或劳损史且局部压痛明显者，多为瘀血阻滞，故要根据不同的病史及其病因选用不同的穴位。三是采用较强刺激。本病针刺治疗手法宜重，使用较强刺激，也可加用电疗仪。四是注意臂部保养。本病急性期应适当注意让患肢休息，减少患肢活动，避免提拿重物。

针灸治疗臂丛神经痛具有较好的优势：一是止痛作用明显。据大量临床报道，针刺治疗本病后，患者的疼痛都有比较明显的改善，有的甚至一次就可见效。二是疗程较短。针刺治疗本病，较用其他方法治疗本病疗程都短。三是不良反应较少，患者依从性较好。

## 肋间神经痛

### 疾病介绍

肋间神经痛，也称肋间神经炎，是指胸神经根（即肋间神经）支配区出现炎症反应并呈带状疼痛的一组综合征。

本病疼痛表现特征为由后向前沿相应的肋间隙放射呈带状，经常性刺痛或烧灼样痛，咳嗽、深呼吸或打喷嚏时疼痛加重。有的患者沿肋间可有压痛。临床肋间神经痛大多发生于一侧。

西医一般将肋间神经痛分为原发性和继发性两种。临床以继发性多见，原发性肋间神经痛则少见。

**针灸治疗方法**

肋间神经痛，属中医"胁痛"范畴。中医学认为，情志不遂，肝气郁结失其条达；或外感湿热，郁于少阳枢机不利；或跌仆闪挫，胁肋损伤瘀血不化，均可导致肝胆疏泄功能失职，经脉气机阻滞，血液运行不畅而引发本病，故临床以通经止痛为基本治疗方法。

针灸治疗肋间神经痛，较早的报道见于20世纪50年代中期，以后针刺治疗不断发展并积累了不少经验。目前仍然多采用针刺方法治疗，亦有主张应用电针、穴位埋针及拔罐等方法。近些年来，在针刺取穴上有逐渐简化减少的趋势。

针刺治疗肋间神经痛，中医辨证多为气滞血瘀，治疗宜行气止痛，活血通经。

针刺取穴多以足厥阴和手足少阳经穴为主。主穴有期门、日月、曲池、照海、丘墟等。配穴常用华佗夹脊、膈俞、肝俞、支沟、内关、阳陵泉等。进针后反复捻转提插，持续3~5分钟，施用泻法，留针15分钟。注意部分穴位宜浅刺或斜刺，以免引起气胸。

临床上也有单选丘墟一个穴位针刺治疗肋间神经痛者，据报道，止痛效果较好。丘墟是胆经之原穴，是胆腑经气经过和留止的部位。针刺丘墟穴，可以促进足少阳胆经气血流通，经脉通畅，通则不痛，故丘墟是治疗胁肋痛之要穴。

**针灸治疗经验**

针刺治疗肋间神经痛应重点掌握四点：一是准确选取穴位。取穴既要考虑病情状况，还应考虑到肋间神经的分布，从而使穴位最大限度地发挥止痛作用。二是有效治疗原发疾病。肋间神经痛多属于继发性，临床应采取相应措施对原发病进行有效治疗，方能达到根治目的。三是手法宜采用较强刺激。治疗本病进针后，宜采用较强捻转手法，也可加用电疗仪以增强刺激。四是严防气胸发生。针刺治疗本病在选取穴位和施行手法时，均应注意一定要防止气胸的发生。

**针灸治疗优势**

针刺治疗肋间神经痛具有较好的优势：一是止痛疗效显著。据临床报道，目前针刺对肋间神经痛治疗的平均有效率一般在 90% 左右。二是见效快。只要穴位选取准确，一般第一个疗程就会有显著的止痛效果，而且疗程较短。三是方法简便，副作用较小。

## 坐骨神经痛

### 疾病介绍

坐骨神经痛，是指沿坐骨神经通路及其分布区域发生疼痛症状群的一种病症。本病临床表现特点为沿腰部、臀部和大腿后侧，小腿后外侧及足部外侧出现放射性疼痛。腰部屈曲、屈膝、脚尖着地时疼痛往往加重。坐骨神经痛大多数为单侧发病。

根据坐骨神经痛的发病原因，可分为原发性和继发性两种，临床以继发性坐骨神经痛多见。按神经受损部位，坐骨神经痛又可分为根性和干性两种。根性即为神经根受压，多由脊椎病变引起，其中以腰椎间盘突出最为多见，在腰旁即有压痛点；干性即为神经干受压，压痛点多在臀部以下。临床以根性坐骨神经痛多见。

**针灸治疗方法**

坐骨神经痛，属于中医"坐骨风""痹证"范畴。中医学认为，本病一般多因感受风寒湿邪，痹阻经脉，或因跌仆闪挫，经络受损，致经络气血运行不畅所致，不通则痛，故临床以通经活络止痛为基本治疗方法。

针灸治疗坐骨神经痛效果确切，自 20 世纪 50 年代初至今，国内已经积累了丰富的临床资料和治疗方法，其中有用体针、电针、温针、穴位埋针等多种方法治疗。

针灸治疗坐骨神经痛，中医辨证多属于气滞血瘀，治疗宜行气活血，通经止痛。

针灸治疗坐骨神经痛，一般多循经取足太阳经和足少阳经穴，常用主穴有第 2~5 腰椎夹脊穴、秩边、肾俞、大肠俞、环跳、阿是穴等。若沿太阳经疼痛者常配殷门、委中、承山；沿少阳经疼痛者常配阳陵泉、阳交、悬钟等。一般采用平补平泻针刺手法。

临床也有将坐骨神经痛辨证分为风寒湿痹、瘀血阻滞、正气不足三个证型而采用不同的针刺方法。风寒湿痹者针刺常选用秩边、阳陵泉、命门等穴位；瘀血阻滞者常选用阳陵泉、膈俞、血海、委中等穴位；正气不足者常选用阳陵泉、委中、足三里、三阴交等穴位。风寒湿痹和瘀血阻滞者多用针刺泻法，正气不足者多用针刺补法。

坐骨神经痛临床根据病情可配合艾灸方法治疗，特别是证属风寒湿痹和瘀血阻滞者尤为适宜。

**针灸治疗经验**

针灸治疗坐骨神经痛需要重点掌握四点：一是选穴要准确。针刺治疗本病，选穴是否准确是关键，应沿坐骨神经走向，并根据患者具体病情选择最佳穴位。二是注意针感。针刺时要求针感呈触电样迅速向远端放射并得气为止，这时治疗效果最佳。三是注意对原发疾病的治疗。坐骨神经痛继发者临床多见，针刺除了止痛之外，还应针对原发病进行有效治疗。四是平时注意保养。患者应避免久坐、久行，并尽量减少腰椎负荷。

**针灸治疗优势**

针灸治疗坐骨神经痛具有较好的优势：一是具有良好的止痛效应。早在 20 世纪 80 年代初就有人统计过，其止痛总有效率可达 90% 以上。二是有利于神经功能的恢复。现代研究表明，针刺能改善病变部位的血液循环，提高神经细胞的氧利用率，促进炎症消退，减少纤维瘢痕的形成，从而为神经功能和组织功能恢复提供了有利的条件。三是毒副作用较小。

## 原发性面肌痉挛

### 疾病介绍

原发性面肌痉挛，又称特发性面肌痉挛，简称面肌抽搐，是指一侧面神经支配的肌群出现不同程度抽搐的一种疾病。

本病临床以面部肌肉不自主、阵发性和无痛性抽搐表现为特征。初期多从眼轮匝肌，即眼睑开始，逐渐缓慢扩展至一侧面部的其他面肌。可因疲倦、精神紧张而加重。患者常伴有心烦不安，少数患者于抽搐时可伴有耳鸣或面部轻度疼痛等表现。

面肌痉挛可分为原发性面肌痉挛和继发性面肌痉挛两种。前者临床多见，约占面肌痉挛发病总数的 2/3。

**针灸治疗方法**

原发性面肌痉挛，属于中医的"筋急""面风""痉证"范畴。中医学认为，本病为病邪阻滞经络，导致经络不通，或经络受损而致气血不通所致，故临床以疏通经络气血为基本治疗方法。

针刺治疗面肌痉挛历史悠久，特别是 20 世纪 80 年代以来，针刺治疗面肌痉挛得到了较为广泛的重视和应用，不仅临床观察病例大量增加，更重要的是对针刺治疗面肌痉挛进行了多方面探索，从而出现了一些比较独特而有效的针刺方法，如刺激面神经干法、浅刺皮部法以及丛刺法等。

针灸治疗原发性面肌痉挛，一般辨证多为经络瘀阻，治疗宜调理气血，疏通经络。

针刺治疗本病，以局部取穴为主，并配合远部取穴。临床使用的穴位主要有夹承浆、承浆、迎香、地仓、颊车、颧髎、鱼腰、四白、睛明、下关等。一般宜浅刺，或使用透穴法，针刺提插捻转宜轻。

据临床报道，运用神经干刺法治疗面肌痉挛有较好的疗效。主穴取阿是穴，即面肌痉挛扳机点的附近，配穴取合谷。眼轮匝肌痉挛者加鱼腰、四白，面肌痉挛者加迎香、夹承浆。具体方法是用毫针分别刺入阿是穴和合谷穴位，然后将阿是穴和合谷穴接通电针仪，电流不宜过大，频率不限，以拇指、食指出现规律性抽动为宜，其余穴位采用提插捻转手法，应使针下出现酸胀或麻电样感觉。每次 20 分钟左右，每周 1 次。

**针灸治疗经验**

针刺治疗面肌痉挛应当重点掌握三点：一是近部局部取穴与远部取穴相结合。面部局部取穴针刺能直达病位，但为避免面神经再受刺激，取穴不宜太多，故应配合循经选取距离病痛远处部位的腧穴。二是近部取穴应避开扳机点。直接针刺面肌痉挛的扳机点，有可能加重面肌痉挛，故应避开扳机点而在其附近取穴。三是针刺一般宜浅刺轻刺。浅刺及轻刺的目的主要在于尽量避免减少对面神经的触动和刺激作用。

**针灸治疗优势**

针刺治疗面肌痉挛具有较好的优势： 是疗效较好。针刺治疗能直达病位，有效改善或减轻患者临床症状，据有关临床资料报道，一般有效率可达 80% 左右，远期疗效也较好。二是毒副作用较小。三是治疗方法简便，疗程短，成本低。

## 膈肌痉挛

### 疾病介绍

膈肌痉挛，习称呃逆，俗称"打嗝"，是指患者膈肌不自主地间歇性收缩，使得吸气急骤，导致声门突然关闭而产生短促声音的一种症状。

本病临床主要表现为喉间呃呃连声，声短而频，不能自主。呃逆持续时间不等，数分钟至数月均有。持续时间短暂者称一过性呃逆，若频繁持续 48 小时以上不缓解者则称为顽固性呃逆。顽固性呃逆需要及时治疗。

西医一般将呃逆分为单纯性和继发性两种。若由于某种刺激导致膈神经过度兴奋而引起膈肌痉挛者为单纯性呃逆，若由于消化道及其他疾病如脑血管病、上消化道肿瘤等疾病过程中出现的呃逆为继发性呃逆。临床以单纯性呃逆较为多见。

**针灸治疗方法**

膈肌痉挛，属于中医"呃逆"范畴。中医学认为，呃逆是由于情志不和，肝气犯胃，或饮食不节，胃失和降，以及正气亏虚，耗伤中气致胃气上逆所致，故临床以和胃降逆为基本治疗方法。

针灸疗法治疗呃逆，目前国内报道较多，积累了丰富的治疗经验，且有较好的疗效。

呃逆辨证有实证、虚证之分。实证多为气滞、胃热；虚证多为脾胃虚寒和胃阴不足。临床针灸治疗宜健脾和胃，降逆止呃。

针灸治疗本病，一般以取任脉、足阳明、厥阴经穴以及背俞穴为主。常用穴位有天突、中脘、膈俞、胃俞、内关等，采用平补平泻手法。气滞者配丰隆、太冲、期门；胃热者配天枢、内庭、公孙；脾胃虚寒者配足三里、脾俞；胃阴不足者配三阴交、太溪等。

膈肌痉挛临床辨证属虚寒者，可加用艾灸方法治疗，能增强温里散寒的作用。

**针灸治疗经验**

针灸治疗膈肌痉挛应当重点掌握两点：一是注意分辨虚实。因为呃逆虚实不同，针灸治疗穴位及手法不同。二是注意对原发疾病的治疗。呃逆若是由于其他疾病引起的继发性呃逆，针灸治疗一般主要在于缓解呃逆症状，要想根治需同时治疗原发疾病。

**针灸治疗优势**

针灸治疗膈肌痉挛具有较好的优势：一是疗效较好，见效快。针灸治疗之后能很快缓解患者呃逆症状，特别是治疗单纯性呃逆。临床有报道，一次有效率可达90%以上。二是疗效确切。现代研究证实，针灸有关穴位，可兴奋延髓呼吸中枢，从而可抑制呃逆反射以缓解膈肌痉挛。三是疗程短。针刺治疗本病一般1~2个疗程即可。

## 胃肠道痉挛

### 疾病介绍

胃肠道痉挛，是指胃或肠道由于某些原因导致肌肉收缩而引起阵发性疼痛并排除器质性病变的一种病症。

本病患者主要表现为上腹部，或肚脐周围突然出现阵发性、间歇性疼痛，有时痛剧难忍。腹痛可持续数分钟或数十分钟不等。在腹痛间歇期间，一般缺乏明显的异常体征。患者可伴有呕吐等其他临床表现。

**针灸治疗方法**

胃肠道痉挛，属于中医"胃脘痛""腹痛"范畴，古代又称其为"气腹痛""绞肠痧"。中医学认为，本病主要是由于寒邪内侵，或进食生冷，以及肝失条达致胃肠气滞所致，故临床以行气止痛为基本治疗方法。

针灸治疗胃肠道痉挛，辨证多为寒邪犯胃或肝气犯胃。临床治疗宜温经散寒，行气止痛。

临床针灸治疗胃肠道痉挛，一般以足阳明胃经腧穴为主。常用穴位主要有中脘、天枢、足三里、大肠俞、内关、承山等。一般施行泻法手法，采用较强刺激。寒邪内侵者常配阳陵泉；肝气犯胃者常配期门等。

胃肠道痉挛临床辨证属寒邪内侵者，叫配合艾灸方法治疗，能增强温里散寒止痛作用，也可配合使用按摩疗法，疗效更好。

临床报道，也有针刺单选足三里或梁丘穴位治疗胃肠痉挛者，施行大幅度快速提插捻转泻法，也有较好疗效。

**针灸治疗经验**

针灸治疗胃肠痉挛应当重点掌握三点：一是注意审症求因。针灸治疗胃肠道痉挛主要是针对疼痛对症处理，在治疗时应注意寻找原因，从病因上予以积极治疗，这样才能最终达到根治目的。二是使用较强刺激。本病病变在腹部，针刺治疗宜于深刺，并使用较强刺激。三是做好预防。临床胃肠道痉挛以腹部受凉或进食生冷原因引起者居多，应嘱咐患者平时注意腹部保暖，避免进食生冷食物。

**针灸治疗优势**

针灸治疗胃肠痉挛具有较好的优势：一是疗效显著。凡是胃肠痉挛属于功能性质者，针灸治疗均有显著疗效，能较快缓解患者病痛。实验研究表明，针灸能提高神经末梢对疼痛感受的阈值，并能调节自主神经，从而缓解肠道痉挛。二是能起到急救作用。胃肠痉挛疼痛一般比较剧烈，患者常难以忍受。由于针灸止痛见效快，故能起到急救作用。三是治疗方法简便易行。特别适合在基层医疗单位推广应用。

## 神经性膀胱炎

### 疾病介绍

神经性膀胱炎，又称神经源性膀胱炎，是指因控制排尿功能的中枢神经或周围神经受到损害而引起膀胱排尿功能障碍，并排除非神经病变的一种疾病。

神经性膀胱炎临床有两种表现，一是尿失禁，患者自觉尿频、遗尿、夜尿多、小便淋漓不尽；二是尿潴留，表现为小便不利、尿少，严重者可出现排尿困难或尿潴留。临床以尿潴留比较多见。

神经性膀胱炎，根据神经损伤的部位可分为痉挛性的神经性膀胱炎和松弛性的神经性膀胱炎两大类。前者是因为高位的中枢神经受到损伤，患者主要表现为尿失禁。后者是因为低位的中枢神经或周围神经受到损伤，患者主要表现为尿潴留。

**针灸治疗方法**

神经性膀胱炎，属于中医的"淋证""气淋""癃闭"范畴。中医学认为，本病为膀胱湿热，气血郁阻，致膀胱气化不利；或脾肾阳虚，不能运化水湿所致，故临床治疗以利尿通淋、温补脾肾为基本治疗方法。

针刺治疗神经性膀胱炎，临床辨证常见湿浊下注、肾气不足两个证型，治疗宜利尿通淋，温补脾肾利尿。

针对神经性膀胱炎所出现的尿失禁和尿潴留的不同病情，针刺治疗方法、取穴以及穴位处方不尽相同。

尿失禁常用治疗穴位主要有中极、气海、关元、水道、曲骨、肾俞、膀胱俞、三阴交等。一般多采用补法或平补平泻手法。

尿潴留常用治疗穴位主要有中极、曲骨、横骨、秩边、阿是穴（中极穴旁开 4.5cm）、肾俞、环跳、三阴交等。手法上泻多于补。

应用以上两组穴位治疗神经性膀胱炎时，还常需要随证配穴，湿热下注者常配阴陵泉；肾气不足者常配阴谷等。

**针灸治疗经验**

针刺治疗神经性膀胱炎需要重点掌握三点：一是要针对原发病进行有效治疗。只有当原发病治疗有效，才能最终达到根治神经性膀胱炎的目的。二是辨清本病类型。神经性膀胱炎有尿失禁和尿潴留两类，其治疗用的穴位和方法不同。三是要注意保护肾功能，防止肾盂积水而导致肾衰竭。

**针灸治疗优势**

针刺治疗神经性膀胱炎具有较好的优势：一是疗效较好。尤其对功能性尿潴留疗效更佳。对糖尿病所致的麻痹性膀胱炎也有较好效果，早期病变疗效尤为显著。二是能有效改善排尿症状。针刺治疗之后，患者的排尿功能障碍都会有不同程度的改善，减轻了患者的病痛，提高了生活质量。三是具有调节周围神经作用。现代研究表明，针刺对周围神经损伤引起的神经性膀胱炎具有较好的调节作用，表明针刺治疗本病疗效确实可靠。

## 肋软骨炎

### 疾病介绍

肋软骨炎，又称胸软骨痛，是指肋软骨与胸骨交界处发生非特异性无菌性炎症的一种疾病。

本病临床主要表现为单侧或双侧受累的肋软骨膨隆、肿胀，有明显的自发性疼痛和压痛，发生部位多在胸骨与第2~5肋软骨交界处，一般为多发性，单发者以第2肋软骨多见。常因咳嗽、深呼吸、举臂侧身等使疼痛加剧，但局部不发红，也不发热。

### 针灸治疗方法

肋软骨炎，属于中医"伤筋""骨痹"等范畴。中医学认为，本病是由于病邪侵袭，痹阻经络，气滞血瘀所致。血脉不通则疼痛，气滞血瘀则肿胀，故临床治疗以通经活血止痛为基本治疗方法。

本病中医临床辨证，一般多为气滞血瘀证，治疗宜疏通经络，活血止痛。

针刺治疗本病，临床取穴往往以局部和邻近取穴为主，有时也可配合患部邻近经络而循经取穴。常用穴位以阿是穴为主，多配膻中、肋头、气户、内关（患侧）、大杼、悬钟等穴位。一般阿是穴斜刺进针，针尖沿肋骨方向横刺皮内0.5~0.8寸，施平补平泻手法，捻转得气后留针。肋头等肋骨附近穴位均宜浅刺或使用透刺方法。

临床有资料报道，应用皮肤针加火罐治疗肋软骨炎，也具有显著的临床疗效。

### 针灸治疗经验

针刺治疗肋软骨炎应当重点掌握三点：一是注意和相关部位疾病的鉴别。由于本病多见于中青年女性，最容易和乳腺增生混淆，女性患者常误以为乳房疼痛而就诊。但乳腺增生常可在乳房摸到肿块或条索状物，或乳房局部皮肤发红等，依此可予以鉴别。二是注意针刺深度。直刺宜浅，最好采用斜刺或透穴方法，以免引起气胸。三是针刺最好使用温针方法。温针有助于活血化瘀，促进局部血液循环，从而达到散结消肿止痛的目的。若配合热敷或外贴膏药，则疗效更好。

**针灸治疗优势**

针刺治疗本病具有较好的优势：一是疗效较好。据大量临床报道，针刺治疗肋软骨炎止痛效果显著，而且治愈率也较高，一般可达80%以上。另有报道，若能早期治疗则一周即可痊愈。二是见效快，疗程短。针刺治疗本病能直达病位，快速疏通经络气血，从而能有效改善局部血液循环，故见效快，疗程短。三是不良反应较少。

# 肱骨外上髁炎

## 疾病介绍

肱骨外上髁炎，俗称"网球肘"，是指肘关节外侧肌腱出现慢性损伤性炎症的一种疾病。

本病临床主要表现为肘关节外侧疼痛，在用力握拳或前臂做旋前伸肘动作时加重，患处肿胀，局部压痛明显。

**针灸治疗方法**

肱骨外上髁炎，属于中医"肘劳""伤筋"范畴。中医学认为，本病是由于长期劳伤筋骨，或风寒侵入，导致肘关节筋脉气血凝滞，脉络瘀阻所致，故针灸治疗以舒筋通络、活血止痛为基本治疗方法。

针灸治疗肱骨外上髁炎，早期治疗方法比较单一，近些年来提倡综合治疗，或针刺与埋针结合，或针刺与灸法相结合，取得了较好的疗效。

针灸治疗肱骨外上髁炎，临床一般辨证分为寒湿外侵、气血瘀阻两个证型。

临床以取手阳明经穴和阿是穴为主。主穴一般取曲池、阿是穴。寒湿外袭者加刺肘髎、尺泽、手三里；气血瘀阻者加刺尺泽、合谷。一般使用快速提插捻转手法，得气后多使用泻法。疼痛明显者，可使用电针强刺激。

肱骨外上髁炎证属寒湿外侵、气血瘀阻者，也可加用艾灸方法治疗，能增强散寒除湿、行气活血止痛作用。

针灸治疗肱骨外上髁炎需要重点掌握三点：一是辨清寒热。初病多属热证，久病多属寒证。根据寒热不同，选用不同的穴位和手法，并做好随证配穴。二是使用较强刺激。针刺治疗本病，手法一般宜用较强刺激，必要时也可使用电针仪加强刺激。三是治疗期间注意肘部保暖，并避免肘部剧烈活动，以免加重局部组织损伤，或影响治疗效果。

针刺治疗肱骨外上髁炎具有较好的优势：一是见效快。特别是止痛效果非常明显，一般针刺 5~7 次即可明显见效。二是治疗方法简便易行。针刺治疗本病无须特殊设备，也不受场地限制。三是副作用较小。

# 肩关节周围炎

## 疾病介绍

肩关节周围炎，简称肩周炎，俗称"五十肩"，是指肩关节周围肌肉、肌腱、滑液囊及关节囊等组织出现慢性无菌性炎症的一种疾病。

本病临床表现以肩关节疼痛和活动受限为主要症状，早期以肩关节活动时疼痛为主，后期则以功能活动受限表现为主。多为单侧发病，极少数患者双侧同时发病。

肩关节周围炎，属于中医"漏肩风""痹痛"范畴。中医学认为，本病系因年老体虚，风寒湿邪乘虚而入，致经脉气血痹阻；或跌仆损伤，瘀血内留，致关节活动失常而引发本病。临床以活血通络止痛为基本治疗方法。

针灸治疗本病在《针灸甲乙经》《针灸资生经》及《针灸大成》等著作中均有记载。现代明确提到肩关节周围炎的针灸治疗首见于 1954 年，后逐渐增多，但均以传统的针刺法为主。近些年来，几乎各种穴位刺激的疗法均被用于本病的治疗，如电针、火针、艾灸、拔罐等，但仍以针刺疗法为主。

针刺治疗肩关节周围炎，临床辨证主要为气滞血瘀，治疗宜活血舒筋，行气止痛。

针灸一般以局部取穴为主，辅以循经远道取穴。目前常用穴位有肩髃、肩内陵（腋前纹端与肩髃连线中点）、肩贞（此三穴亦称肩三穴）、肩髎、天宗、曲池、阿是穴等。手法多用泻法，并施行强刺激。

也有单取"肩痛"穴位，该穴位位于足三里穴下两寸偏于腓侧，采用快速强刺激手法，使局部有强烈的酸麻胀感，不留针。据报道，采用此法针刺即时有效率可达 90% 左右。

针刺治疗肩关节周围炎，也常配合使用艾灸方法治疗，特别是兼有寒邪或肩部怕冷者尤为适宜。

**针灸治疗经验**

针灸治疗肩关节周围炎应重点掌握三点：一是早发现，早治疗。本病为老年肩关节退行性病变，在其发病年龄段，应注意做到早发现，早治疗。二是适当进行肩部活动。适当活动肩部有助于局部血液流通，并可避免肩关节粘连。三是注意肩部保暖。保暖有助于提高和巩固疗效。

**针灸治疗优势**

针刺治疗肩关节周围炎具有较好的优势：一是疗效较好。和其他疗效比较，针刺治疗肩周炎疗效更好，特别是缓解疼痛效果尤为明显。二是见效快，疗程短。临床治疗观察表明，针刺治疗本病比服用药物见效快，疗程也短，一般一个疗程即有明显治疗效果。三是副作用较小。

## 颞颌关节功能紊乱

### 疾病介绍

颞颌关节功能紊乱，也称颞颌关节综合征，是指在颞颌关节区出现功能异常的一种疾病。

本病临床表现为颞颌关节区酸胀疼痛，活动时关节弹响，张口活动受限，咀嚼无力等，可伴有轻重不等的压痛。

颞颌关节功能紊乱，属中医"颊痛""口噤不开"范畴。中医学认为，本病多由于风寒客于面部，引起经脉挛急，筋骨失于濡养，或由于患者突然打哈欠等动作超出了生理范围，使其面颊部受伤，面部经筋肌肉受损，从而导致局部关节功能出现紊乱，故临床以舒筋活络、通利关节为基本治疗方法。

针灸治疗本病历史悠久，早在《针灸甲乙经》中就有"颊肿，口急，颊车痛，不可以嚼，颊车主之；失欠口不开，翳风主之"的记载。自20世纪80年代以来，有关针灸治疗本病的报道大量增加，除了采用传统针刺治疗之外，还有采用电针、温针、耳针、艾灸等方法。

针灸治疗颞颌关节功能紊乱，临床辨证多为瘀血阻络，治疗宜疏通经络气血，调节关节功能。

根据"经脉所过，主治所及"的原则，取穴以局部和循经取穴为主。主穴多取患侧听宫、下关、颊车等。配穴多为合谷及足三里。手法捻转提插，至得气后，施行中强刺激，使用平补平泻手法。

颞颌关节功能紊乱兼有寒湿病邪者，可加用艾灸方法治疗，能增强散寒除湿及通络止痛作用。

另有报道采用面颊局部阿是穴埋针，再加用合谷穴针刺方法治疗颞下颌关节功能紊乱，也取得了较好疗效。阿是穴局部埋针可以使患者病变部位受到较长时间的刺激，并不断向周围放射，并以此促使经络气血运行，达到调整和恢复颞颌关节功能的目的。

针灸治疗颞颌关节功能紊乱需要重点掌握三点：一是首先必须明确患者是否有颞颌关节脱位，若有，应首先施行手法使关节复位。二是准确选择穴位。穴位选择准确与否是治疗本病的关键，应当因人、因病选择不同的穴位。三是宜早期介入治疗。颞颌关节功能紊乱早期介入治疗疗效较好，晚期由于关节多有破坏，从而治疗难度增大，有时只能缓解症状。

针灸治疗颞颌关节功能紊乱具有较好的优势：一是缓解疼痛效果明显。研究表明，针灸可使病变部位血液循环改善，局部温度升高，解除肌肉痉挛，从而能够缓解疼痛，也有利于恢复颞颌关节功能。二是疗效较好。据临床报道，针灸治疗本病的有效率一般可达90%左右。另据报道，针灸治疗颞颌关节功能紊乱，如能早期介入治疗，多能治愈，而且疗效也较其他治疗方法稳定。三是副作用较小。

针灸治疗方法

针灸治疗经验

针灸治疗优势

# 梅尼埃病

## 疾病介绍

梅尼埃病，又称"内耳眩晕症"，是指由于内耳膜迷路积水而引起非炎症性的一种内耳疾病。

本病临床主要表现为突发性旋转性眩晕、耳鸣、耳堵、波动性听力下降，常伴有恶心、呕吐、出冷汗等。临床诊断时应排除迷路的炎症性感染、视神经瘤及其他疾病。

## 针灸治疗方法

本病属中医"眩晕""耳鸣"范畴。中医学认为，本病系脾虚生湿，痰浊上扰，蒙蔽清窍，或素体肝肾不足，阴血不能濡养于耳，从而引发眩晕。临床以健脾利湿或养阴潜阳为基本治疗方法。

针灸治疗梅尼埃病，临床一般辨证分为痰浊上扰和肝肾阴虚两个证型，分别采用燥湿健脾，和中降逆，以及滋肾养肝，平肝潜阳方法治疗。

针灸治疗梅尼埃病，临床以重点穴位和晕听区取穴为主，再配以辨证循经取穴。主要穴位有百会、风池、太冲、内关以及晕听区（位于头部，自耳轮尖向上1.5cm处，向前后各引2cm的水平线，此长4cm的水平线即为此区域）等。痰浊上扰者常配风府、阴陵泉、侠溪等，手法用泻法；肝肾阴虚者常配印堂、肾俞、太溪等，手法用补法。伴有耳鸣、耳重听者常配以翳风等；伴有恶心呕吐者常配以足三里等。

据资料报道，临床也有针刺风池穴位而取得较好疗效者。风池穴具有清头明目、祛风解毒、通利空窍等作用，为治疗头部、五官及神经系统疾患的重要穴位。

## 针灸治疗经验

针灸治疗梅尼埃病应当重点掌握三点：一是注意标本缓急。耳鸣严重者，应先祛邪除湿以缓解耳鸣症状，对于耳鸣较轻者应重点施用补法以求治本。二是注意针刺得气。针刺应使针感向耳内扩散，这样才会有较好的疗效。三是注意卧床休息，并适当控制饮水。控制水分的摄入，有助于缓解眩晕，并能防止病情反复。

针灸治疗优势

针刺治疗梅尼埃病具有一定的优势：一是疗效较好。由于针刺穴位多在耳部局部病变部位，针刺作用效应能直达病所，故疗效较好。二是见效快，疗程短。针刺治疗本病能直达病变部位，并直接作用于相关自主神经，故见效快，疗程短。三是方法简便易行。针刺治疗本病不受场地条件限制，治疗操作简单，易于推广。

# 第二节　10 种适宜久用针灸治疗的疾病

10 种疾病适宜久用针灸治疗，是指凡临床诊断确诊为这 10 种疾病者，只要长期坚持使用针灸方法治疗，就会有显著疗效。这 10 种疾病分别是脑中风后遗症、多发性神经炎、原发性失眠、重症肌无力、纤维肌痛综合征、风湿性多肌痛、项背肌筋膜炎、颈肩综合征、原发性骨关节病、神经性耳鸣等。

## 脑中风后遗症

### 疾病介绍

脑中风后遗症，也称脑卒中及脑血管意外后遗症，是指由脑中风急性发作之后所出现的肢体活动、感觉及语言等障碍的一组症状群。

本病最常见的临床表现是患者出现"三偏"，偏瘫痪、偏感觉、偏盲视，即一侧肢体活动障碍、一侧感觉障碍、一侧视力障碍。同时还常伴有语言障碍、吞咽障碍、认知障碍、活动能力障碍以及大小便障碍等。

脑中风包括脑梗死、脑出血、蛛网膜下腔出血等，这些疾病均可引起各种不同程度的后遗症。

针灸治疗方法

脑中风后遗症，属于中医"中风""喎斜"等范畴。中医学认为，脑中风后遗症系风痰上扰，阻滞经脉气血，或肝肾不足导致经络气血不和所致。临床以调和气血、疏通经络为基本治疗方法。

针刺治疗脑中风后遗症历史悠久。特别是近些年来，有关针刺治疗脑卒中后遗症的临床研究逐年增多，针刺疗法已成为治疗脑中风后遗症的常规方法，而且治疗方法出现多样化，常用的方法有体针、头针、耳针、舌针、眼针以及电针等，但仍以体针为主。

针刺治疗脑中风后遗症，中医辨证主要为瘀血阻络和肝肾不足两个证型，治疗宜调和气血，疏通经络。

脑中风后遗症穴位的选择，需要根据证型及后遗症的不同病情予以确定，一般以手足阳明经及头部经穴为主。

上肢偏瘫常用治疗穴位：极泉、肩髃、尺泽、曲池、合谷、外关、手三里等。

下肢偏瘫常用治疗穴位：环跳、委中、昆仑、阳陵泉、足三里、三阴交、解溪等。

口眼㖞斜常用治疗穴位：地仓、颊车、水沟、太阳、四白、风池、合谷等。

语言障碍常用治疗穴位：廉泉、金津、上星、百会、天柱、风池、通里等。

以上针刺穴位手法，根据具体病情或采用泻法，或采用补法，中强刺激，一般留针 20~30 分钟。

也有人按硬瘫和软瘫而采用不同的方法治疗。所谓"硬瘫"，也叫痉挛性瘫痪，是指上运动神经元，即大脑神经细胞和它发出的纤维受到损害，肌肉张力增大，摸上去发硬，常发生不自主收缩。所谓"软瘫"，也叫弛缓性瘫痪，是指下运动神经元受到损害。其所支配的肌肉力量减弱，肌肉松弛。硬瘫常选用大陵、合谷、尺泽、天泉、内关、伏兔等穴位；软瘫多以"痿病"论治，针刺常选用百会、四神聪、水沟、合谷、尺泽、委中、三阴交等。软瘫进针后常需要大幅度提插捻转，产生较强针感。

针刺治疗脑中风后遗症需要重点掌握以下三点：一是掌握针刺时机。一般认为，在脑中风急性发作后 5~7 天病情逐渐稳定，即可采用针刺治疗，这样可以预防或减少后遗症的发生。而对已发生的后遗症的患者，从临床实践来看一般在病后三个月之内针刺效果最为显著。如病程超过半年者，疗效则较差。二是注意手法及留针时间。早期手法宜轻，病程长者手

针灸治疗方法

针灸治疗经验

法宜重。从减轻患者痛苦的角度考虑，针刺一般留针 20 分钟即可。三是注意疗程。一般认为，连续针刺 1~3 个月者疗效较好，中途最好不要间断治疗。在治疗期间，应同时配合功能锻炼。

针灸治疗优势

针刺治疗脑中风后遗症具有明显的优势：一是疗效肯定。只要治疗及时，取穴与手法得当，大多数的患者通过治疗以后，都有不同程度的好转与恢复，提高了患者的生存质量，其中部分患者还可以重返工作岗位。二是具有整体调节作用。针刺通过适宜的外周刺激，加强了经络的传感，改善了脑和肢体的血液循环，因而具有较好的整体调节作用，最终达到实现肢体功能重组和功能代偿的目的。三是治疗方法简便安全。针刺治疗脑中风后遗症不需要特殊设备，既可以在医院治疗，也可以在家庭治疗，非常方便安全，故深得广大患者及其家属的欢迎。

## 多发性神经炎

### 疾病介绍

多发性神经炎，又称末梢神经炎，是指由多种原因引起的肢体远端对称性感觉、运动和自主神经功能障碍的一种疾病。

本病临床主要表现为肢体远端对称性呈现手套或袜子状分布的感觉异常，如蚁走感，刺痛或麻木，肌力减退或萎缩，肢端皮肤粗糙、发凉等。常以下肢较重，病情严重者可出现瘫痪。

针灸治疗方法

本病属于中医"痿证""痹证""麻木"等范畴。中医学认为，本病是由于湿热浸淫经脉，筋脉弛缓，日久伤及肝肾脾三脏，致使精血亏损，肌肉筋骨失常所致。针灸治疗以通经活络、益气养血为基本方法。

针刺治疗多发性神经炎，临床辨证主要分为急性期的湿热浸淫和久病缓解期的脾肾不足，治疗分别宜清热利湿、舒筋活络，益气健脾、养血通络。

针刺治疗多发性神经炎，取穴以手足阳明经和足少阴肾经穴位为主。若病变位于上肢者，常用针灸穴位为肩三针（肩前穴、肩髃穴、肩髎穴三个穴位的合称）、曲池、外关、合谷；若病变位于下肢者，常用穴位是足三里、委中、阳陵泉、阴陵泉、三阴交、血海、脾俞、肝俞等。疾病初期多用针刺泻法，久病者多用针刺补法，使用较强刺激手法。必要时可手法针刺与电针交替应用，或酌情选用配合离子导入、红外线、超短波等疗法。

有资料报道，通过激光照射带针的穴位，可增强针刺作用，并能提高细胞免疫和体液免疫等功能。

根据患者病情，在用针灸治疗的同时，可配合应用中药治疗，则效果更好。

**针灸治疗经验**

针灸治疗多发性神经炎需要重点掌握三点：一是早发现，早治疗。根据临床观察，针灸对于多发性神经炎早期疗效较好，一旦患者后期出现肌肉萎缩或肢体瘫痪，则疗效就会较差。二是针刺使用较强刺激，最好与电针配合使用。因为本病大多病程较长，而且病变处于神经末梢远端，只有使用较强刺激才能发挥较好的疗效。三是不要轻易间断治疗。本病病情复杂多变，极易反复，在针灸疗程间隙之间，也最好不要停止对本病的治疗，可口服中药或运用其他疗法以控制病情或巩固疗效。

**针灸治疗优势**

针灸治疗多发性神经炎具有一定的优势：一是止痛作用较好。临床实践以及临床报道表明，一般针刺治疗后患者的疼痛都会有明显的缓解或减轻。二是见效快。针刺治疗止痛作用比服用中西药物见效都快，而且疗程短。三是毒副作用较小，患者耐受性较好。

## 原发性失眠

### 疾病介绍

原发性失眠，是指患者无法入睡或无法维持睡眠状态而导致睡眠不足的一种病症。

本病轻者入睡困难，或寐而不实，或早醒易醒，醒后不能入睡，重者彻夜不眠，上述症状可能混合存在，且病程一般至少持续在 1 个月以上。并常伴有头晕、头痛、心悸、乏力、健忘等。

失眠按病程分为三类：①一过性或急性失眠，病程小于4周；②短期或亚急性失眠，病程大于4周而小于3~6个月；③长期或慢性失眠，病程大于6个月。

失眠有原发性和继发性之分。原发性失眠是指其失眠并非由身体的疾病或物质及药物的使用所引发。继发性是指由于其他疾病所导致的失眠。临床以原发性失眠较为多见。

**针灸治疗方法**

原发性失眠，属于中医"不寐""不得眠"等范畴。引起失眠症的原因非常复杂，肝火上炎，使肝阳扰心可致失眠；或怪异惊恐、使心神不宁可致失眠；或心胆气虚，使心神失养可致失眠；情志内伤，思虑过度使心脾不足可致失眠。但其病机总属阴阳失调而导致心神不宁，故临床以宁心安神为基本治疗方法。

针刺治疗失眠，临床辨证一般分为肝阳上亢、心胆气虚及心脾两虚等三个证型。针灸治疗多以调节阴阳，宁心安神为其基本治疗大法。

针刺治疗失眠，临床取穴多以手少阴、足太阴经穴为主，再根据辨证选取所属经脉原穴或背俞穴。主穴常选神门、四神聪、百会、安眠、三阴交、照海等。肝阳上亢者常配肝俞、太冲等；心胆气虚者常配心俞、胆俞等；心脾两虚者常配心俞、脾俞等。针刺手法根据辨证类型或补或泻。

若失眠辨证属于心胆气虚或心脾两虚者，临床也可在有关穴位配合使用艾灸方法治疗，则疗效更好。

**针灸治疗经验**

针刺治疗原发性失眠需要重点掌握三点：一是注重宁心安神方法。治疗所选穴位，或补或泻，都应贯穿和围绕宁心安神这一基本治疗方法。二是辨清虚实。失眠症临床有虚实之别，若从时间上判断，一般前半夜失眠者实证多见，后半夜失眠者虚证多见。虚实不同，针灸穴位及手法也应相应不同。三是重视心理治疗。原发性失眠症与精神因素关系密切，故在选用针刺穴位治疗的同时，应注意调理患者的精神状态，做好心理治疗工作。

针灸治疗原发性失眠具有明显优势：一是见效快。由于针灸能直接作用于影响睡眠的有关神经系统，故见效快。二是整体调节。针灸治疗失眠，选用的许多穴位对机体整体具有调节治疗作用，故在改善睡眠状态的同时，对全身状态及其伴随的其他症状也有改善作用。三是副作用较小。

## ❀ 重症肌无力 ❀

### 疾病介绍

重症肌无力，是指机体的神经–肌肉接头传递功能障碍而影响肌肉收缩的一种自身免疫性疾病。

本病临床以眼睑下垂和四肢软弱无力为主要表现特征。患者易感疲劳，有"晨轻暮重"现象。一般活动后可见症状加重，休息后则症状减轻。

西医一般将重症肌无力分为眼肌型、全身型和急性重症型三种，临床以全身型为多见。眼肌型主要表现为眼外肌麻痹，可出现眼睑下垂、复视、斜视。重症肌无力患者中，90%以上以眼睑下垂为首发症状，儿童肌无力患者几乎100%以眼肌受累为主。全身型除眼外肌麻痹外，还可出现咀嚼无力，吞咽困难，四肢无力等症状。急性重症型比较少见，以发病急为其特点，常在数周内出现重症肌无力危象，如出现呼吸肌无力而导致呼吸困难等。

重症肌无力，属于中医"痿证"范畴。其病变与脾肾亏虚有关，脾气虚弱则难以营养肌肤，或肾精不足不能灌注肢体，均能导致机体筋骨肌肉长期失于濡养而引发痿证。临床以健脾补肾为基本治疗方法。

中医治疗重症肌无力历史悠久，总结出了不少有效的治疗经验和方法，包括中药、针灸、按摩等多种方法。特别是20世纪80年代以来，随着临床病例的增多和经验的积累，对针刺治疗本病有了更加深入的认识，临床疗效也在不断提高。

针灸治疗重症肌无力，辨证主要分为脾胃虚弱和肝肾亏损两个证型，临床治疗分别宜健脾益气和补益肝肾。

针灸治疗重症肌无力，取穴以手足阳明及少阳经穴为主。常用主穴有攒竹、睛明、阳白、鱼腰、肩髃、合谷、足三里、阳陵泉等。主要配穴为眼肌下垂配光明、外关；复视或斜视配睛明、风池。若为脾胃虚弱者配脾俞、胃俞；若肝肾亏损者配肝俞、肾俞等。

眼周穴位可单穴浅刺，亦可透穴刺，如阳白透鱼腰，阳白透攒竹等。一般攒竹、睛明穴位浅刺以得气为度，用刮法行针半分钟至 1 分钟；其余眼区穴位用捻转略加提插之法，亦运针半分钟至 1 分钟。刺激手法宜轻，不留针。四肢穴位则用紧插慢提的补法，得气后留针 30 分钟左右。

重症肌无力证属脾胃虚弱者，可加用艾灸方法治疗，能增强补中益气的作用。

针灸治疗重症肌无力需要重点掌握两点：一是做到早发现、早治疗。根据本病病情发展进程及其轻重，依次分为眼肌型、全身型和急性重症型三种，眼肌型为首发，病情较轻，疗效也最好，故应注意做到早发现、早治疗。二是注意眼肌型针刺手法。若在眼周针刺时，必须注意尽量浅刺，或者透穴刺，以免伤及眼组织；刺激手法宜轻，特别是眼周穴位，也最好不要留针。

针灸治疗重症肌无力具有一定的优势：一是疗效较好。特别是治疗眼肌型重症肌无力，疗效比较显著，治愈率较高。对其他类型重症肌无力的早期治疗，也有一定的疗效。二是见效快。针刺治疗重症肌无力，特别是治疗眼肌型比中西药物等其他疗法见效都要快。三是副作用较小。

# 纤维肌痛综合征

## 疾病介绍

纤维肌痛综合征，是指全身非关节性的肌肉软组织出现持续性广泛性疼痛的一种疾病。

本病临床主要表现为全身弥漫性的肌肉疼痛，特定部位常有压痛点，压痛点一般存在于肌腱、肌肉及其他组织中，往往呈对称性分布。病程一般持续 3 个月以上。患者常伴有疲劳、晨僵（早晨睡醒出现关节僵硬）、睡眠障碍、焦

（针灸治疗方法）

（针灸治疗经验）

（针灸治疗优势）

虑、抑郁、认知功能障碍等多种非特异性症状。

纤维肌痛综合征，属中医"肌痹""痹症"范畴。中医学认为，本病是由于风寒湿阻滞经络，导致气血不通，或气血不足，筋脉失养所致，临床治疗以通络活血止痛，或补益气血为基本治疗方法。

针灸治疗纤维肌痛综合征，取穴以局部压痛点和循经辨证取穴为主。一般临床辨证分为寒湿阻络、气滞血瘀和气血两虚三个证型。寒湿阻络治疗宜散寒除湿，通络止痛，常用穴位有合谷、外关、曲池、足三里、阳陵泉、阿是穴（压痛点）；气滞血瘀治疗宜行气活血，通络止痛，常用穴位有膈俞、委中、昆仑、内关、太冲、阿是穴（压痛点）；气血两虚治疗宜补益气血，通络止痛，常用穴位有脾俞、足三里、三阴交、血海、关元、阿是穴（压痛点）。

上述治疗，一般针刺得气之后留针 20~30 分钟，根据虚实采用捻转或提插补泻手法。针刺治疗期间，可辅以艾条啄灸或循经走罐，疼痛甚者可用脉冲电强刺激。

根据患者病情，在用针灸治疗的同时，可配合按摩疗法，或中药治疗，则效果更好。

**针灸治疗方法**

针灸治疗纤维肌痛综合征应当重点掌握三点：一是注意与相关疾病鉴别。特别注意与风湿性多肌痛等相鉴别。二是针刺与艾灸并用。针刺止痛作用明显，艾灸温经作用明显，两者配合使用，疗效会更加显著。三是疗程一般宜长。本病属慢性疼痛疾病，疗程相对应长一些，一般 10 次为 1 个疗程，持续 3 个疗程为宜。

**针灸治疗经验**

针灸治疗纤维肌痛综合征具有较好的优势：一是止痛作用明显。据临床报道，一般有效率可达 80% 以上，明显高于西药对照组。二是具有整体调节作用。针灸治疗纤维肌痛综合征，由于多个穴位协同配伍，多种方法共同使用，既局部取穴又循经取穴，既治标又治本，故能起到整体调节作用。三是毒副作用较小。

**针灸治疗优势**

## 风湿性多肌痛

### 疾病介绍

风湿性多肌痛，是指以颈部及躯干近端肌肉疼痛僵硬为表现特点的一种临床综合征。

本病患者临床主要表现为颈肌、肩胛带肌、骨盆带肌疼痛、僵硬，且多为对称性，也可先有一侧肩部或髋部肌肉不适或疼痛，逐渐发展至对侧。每次疼痛持续30分钟或更长时间，一般病程持续在1个月以上。患者常伴有低热、乏力、食欲不振等。

### 针灸治疗方法

风湿性多肌痛，属于中医"肌痹""痹症"范畴。中医学认为，本病是由于风、寒、湿侵袭经络，致经络气血不通，或素体脾肾不足，肌肤失于濡养而发病，故临床治疗以通络活血止痛，或温补脾肾为其基本方法。

针灸治疗风湿性多肌痛，根据本病临床表现，辨证主要分为寒湿阻络和脾肾阳虚两个证型。寒湿阻络治疗宜散寒除湿，通络止痛；脾肾阳虚治疗宜温补脾肾，散寒止痛。

针灸治疗本病，取穴多以局部和循经辨证取穴为主。寒湿阻络者，主穴常选风门、阳陵泉、脾俞、肾俞、关元等。颈部肌痛者常配风池、颈百劳、后溪等；肩胛部肌痛者常配天宗、肩髃、臑俞等；髋部肌痛者常配秩边、环跳、居髎等。脾肾阳虚者，主穴常选肾俞、脾俞、膈俞、丰隆、足三里等，配穴同寒湿阻络证。以上针刺治疗采用提插捻转手法，均使用较强刺激，留针20分钟左右，必要时加用电疗针治疗。

另有报道，采用"合谷刺法"加梅花针叩刺疼痛部位治疗风湿性多肌痛，也有比较好的临床疗效。

风湿性多肌痛根据具体病情，也可加用艾灸方法治疗，以增强温经散寒，通络止痛作用。

针灸治疗风湿性多肌痛应当重点掌握四点：一是注意和相关疾病的鉴别。临床应特别注意和多发性肌炎鉴别。多发性肌炎常伴进行性肌无力，出现颈肌无力或吞咽困难，化验检查可见肌酶升高，肌电图显示肌源性损害。二是重视疏通经络方法。本病疼痛是主要表现，通则不痛，采用疏通经络法有助于止痛，另外疏通经络也有助于气血运行而濡养肌肤。三是使用较强刺激。本病系久病入络入血，病位在肌肤腠理深层，只有使用较强刺激方能得气。四是保证足够疗程。本病多为久病，病程较长，且多为老年人，故需要较长的疗程才能明显见效。

针刺治疗风湿性多肌痛具有较好的优势：一是疗效较好。本病是以颈肩髋部疼痛表现为特征的一种疾病，针刺止痛作用显著，并能直到病所。二是具有整体调节作用。针刺治疗本病不单纯是止痛，还在于通过疏通经络，即对机体的整体调节作用来共同达到止痛目的。三是毒副作用较小。

## 项背肌筋膜炎

### 疾病介绍

项背肌筋膜炎，也称项背肌纤维组织炎，是指颈背及肩部等处由于肌肉、筋膜肌腱等软组织无菌性炎症而引起的一种疾病。

本病临床表现常见颈、项、背部反复发生广泛性酸胀痛或钝痛、僵硬，可向后头部及上臂部放散，局部发凉，活动受限或感觉软弱无力，常有敏感性压痛点及条索状或结节状物。

项背肌筋膜炎，属中医"肌痹""痹症"范畴。中医学认为，本病是由于外伤劳损，或外感风、寒、湿邪致经络气血运行不畅，或由于肝肾亏损不能濡养肌肉经脉所致。临床以舒筋通络、活血止痛为基本治疗方法。

针刺治疗项背肌筋膜炎，临床辨证主要分为寒湿浸渍、气滞血瘀及肝肾不足三个证型，针刺治疗宜舒筋通络、行气活血、补益肝肾。

针灸治疗本病，以局部取穴为主。常用主要穴位有风池、天柱、肩井、肩髃、背俞、阿是穴、合谷等。每次选4~5穴，手法多施以泻法，一般穴

针灸治疗经验

针灸治疗优势

针灸治疗方法

位用中强刺激，阿是穴可强刺激，留针 20~30 分钟。寒湿浸渍者常配大椎、风门；气滞血瘀者常配膈俞、阿是穴；肝肾不足者常配肝俞、肾俞等。

项背肌筋膜炎辨证属于寒湿浸渍及气滞血瘀者，可加用艾灸或按摩方法治疗，能增强散寒除湿、行气活血及舒筋活络作用。

也有人采用梅花针循经叩刺出血，直接刺激并疏通局部经气而治疗本病。由于本病病位表浅而广泛，使用本疗法具有治疗面积广泛、更易针到病所的优点。据报道，采用此法治疗项背肌筋膜炎常可获得较好的疗效。

**针灸治疗经验**

针灸治疗项背肌筋膜炎应当重点掌握四点：一是注意和相关疾病相鉴别。如要和颈型颈椎病、腰背肌筋膜炎等疾病相鉴别。二是注重疏通经络。本病项背广泛性的胀痛、僵硬及活动受限，是由于经络不通，经气不畅所致，故治疗期间应始终注重疏通经络之经气，并采用较强刺激。三是最好配合推拿按摩治疗。临床实践表明，针灸期间配合推拿按摩则作用更好，疗效更佳。四是不要轻易中断疗程。考虑到本病一般表现为慢性过程，又容易复发，因此治疗要有耐心，不要症状稍有好转就中断疗程。

**针灸治疗优势**

针灸治疗治疗项背肌筋膜炎具有较好的优势：一是改善症状明显。据临床报道，一般针灸一周就有比较明显的效果。二是综合效应明显。针刺治疗本病，既止痛又疏通经络，既治标又治本，配合灸法或按摩疗法则综合效应更加显著。三是方法简便易行，毒副作用较小。

## 颈肩综合征

**疾病介绍**

颈肩综合征，是指颈肩部位发生慢性退行性或劳损性病理改变而出现的一类症候群。

本病临床症状非常复杂，主要表现为颈肩酸痛，僵硬，乏力，怕冷，或出现麻木。有时影响并伴有头枕痛，上肢痛，或活动功能受限等。

根据受压的部位，颈肩综合征一般分为神经根型、脊髓型、交感神经型、椎动脉型、混合型等。

颈肩综合征，属于中医"颈痹""骨痹""痹证"范畴。中医学认为，本病系年老体衰，肝肾不足，筋骨失养，或久坐耗气，劳损筋骨所致。其基本病理变化为经络不通，气血不足。并认为本病以肝肾不足、筋骨失养为本虚，寒湿阻塞经脉，导致经络不通为标实，此乃本虚标实之病证。临床治疗以通络止痛，或补虚扶正为基本治疗方法。

针灸治疗颈肩综合征，一般辨证为寒湿痹阻、气滞血瘀和肝肾亏虚三个证型。针灸治疗多采用通络止痛及补益肝肾方法。

临床取穴以局部腧穴及颈夹脊穴位为主。常用主穴是颈夹脊、大椎、天柱、百劳、肩髃等。寒湿痹阻者常配风池、风门、肩井等；气滞血瘀者常配天宗、曲池、合谷等；肝肾亏虚者常配肝俞、肾俞、足三里、太溪等。大椎穴直刺，采用平补平泻手法。其他穴位可根据虚实而采用或补或泻等不同手法。

也有医家依据病变部位及其经络走向，将颈肩综合征分为颈侧面酸胀、项后下段（第 6、7 颈椎处）酸胀僵硬、肩关节前内侧酸痛、肩胛冈上斜方肌和冈上肌酸痛等类型，相应选用不同的穴位针刺治疗。

针灸治疗颈肩综合征应当重点掌握四点：一是严格掌握针刺治疗颈肩综合征的适应证。颈肩综合征是一类症候群，可以由多种疾病引发，其病理变化也非常复杂。针灸治疗颈肩综合征比较适用于颈椎失稳型和骨赘刺激型，对于骨质压迫脊髓，以及严重的神经根型者则应采用包括外科手术在内的其他方法。二是早诊断，早治疗。临床观察表明，针灸对颈肩综合征处于初期和中期疗效较好，一旦疾病进入后期，治疗难度将会明显增加，疗效也会受到很大影响。三是配合使用温针及艾灸疗法。针刺治疗期间，根据患者不同病情，可同时配合使用温针和艾灸疗法，可增加温经通络以及止痛作用。四是及时巩固疗效。根据本病容易复发的特点，在临床治疗症状消失之后，应继续坚持治疗一段时间，并应注意颈部保健，以巩固疗效。

针灸治疗颈肩综合征有较好的优势：一是疗效显著。据大量临床报道，针灸治疗颈肩综合征缓解症状明显，止痛效果显著，故世界卫生组织将其列为首批 43 种向全球推荐的针灸治疗适应证之一。二是见效快，疗程短。由于针刺治疗本病能直达病所，有立竿见影的治疗效应，故见效快，疗程短。三是治疗方法简便，毒副作用较小。

## 原发性骨关节病

### 疾病介绍

原发性骨关节病，又称原发性骨关节炎，习称骨质增生。是指骨关节慢性退行性病变及出现骨质增生为特征的一种骨科疾病。

本病可发生于全身各个骨关节部位，以下肢膝关节最为多见。临床经常出现关节酸胀不适、疼痛、僵硬、畸形、活动障碍，有时出现嘎吱声，甚则出现关节交锁等表现。

原发性骨关节病，属中医的"骨痹""痹证"范畴。中医学认为，本病主要是由于瘀血内阻，累及肢体关节，或肝肾亏虚，筋骨失养所致。有时感受风、寒、湿邪也能诱发本病。临床治疗以活血止痛为基本治疗方法。

针灸治疗临床一般将原发性骨关节病辨证分为血瘀阻络及肝肾不足等两个证型，治疗宜活血止痛和补益肝肾。

针灸治疗膝骨关节病，以近部局部选穴为主，多取膝关节及其以下部位经穴和阿是穴。常用穴位有膝眼、阳陵泉、梁丘、血海等。一般采用平补平泻手法。局部穴位可采用透刺法，如外膝眼透内膝眼、阳陵泉透阴陵泉等。为了加强针感刺激，多使用电针或温针。

针刺治疗原发性骨关节病，也常配合使用艾灸方法治疗，特别是患者兼有寒邪者尤为适宜。

针灸治疗原发性骨关节病应重点掌握三点：一是要始终贯穿活血止痛及补益肝肾方法。活血有助于局部血液循环，并有助于消除炎症，补益肝肾有助于强筋健骨，也有助于从机体内部调节自身功能而延迟骨关节的退化病变。二是治疗过程中尽量做到动静结合。剧烈活动会加重关节磨损，但是如果关节长时间不活动，也会导致关节僵硬加剧。三是要积极贯彻治未病的思想，即积极预防其转化为病理状态。客观地讲，一旦原发性骨关节病出现骨质增生则很难完全逆转，但是如果提前预防，就能达到预防骨质增生的目的，如避免膝关节创伤、坚持适当的运动锻炼、避免感受风寒湿邪等。

针灸治疗原发性骨关节病具有一定的优势：一是缓解症状作用明显。针灸通过活血通络，能够有效缓解关节疼痛、僵硬等临床症状，并有助于关节功能的恢复。二是远期疗效较好。实验研究表明，针刺可使膝关节局部的血液循环加速，组织代谢率增加，从而促进局部炎症吸收，最终达到改善患肢功能的目的。故针灸治疗膝关节具有较好的远期疗效，具有一定治本的意义。三是毒副作用较小。

# 神经性耳鸣

## 疾病介绍

神经性耳鸣，也称感音神经性耳鸣，是指外界无任何声源而患者自觉耳中鸣响的一种病症。

神经性耳鸣一般可分为感音性耳鸣、周围神经性耳鸣及中枢神经性耳鸣三种。临床以感音性耳鸣最为常见。

本病临床主要表现为耳内鸣响如哨音声、蝉鸣声、嗡嗡声、汽笛声等。耳鸣响声多为单调，也可出现混杂响声。常伴有听力下降等。诊断神经性耳鸣要排除其他原因包括外耳、中耳疾病等导致而出现的耳鸣。

神经性耳鸣，属于中医"耳鸣"范畴。中医学认为，引起本病的病因有虚实两种情况，实证多由暴怒惊恐、肝胆火旺而上扰清窍，或痰热郁结而壅遏清窍所致；虚症多因肾精亏耗，精气不能上达于耳窍而致。临床以疏通经气，或补益肝肾为基本治疗方法。

早在春秋战国时期，人们对耳鸣就有认识，《楚辞》中称耳鸣为"聊啾"。《内经》中多从耳与脏腑经络的关系进行论述。晋代以后，历代医家对耳鸣的病因病机与治疗方法进行了有益的探索，并形成了中医治疗耳鸣独特的优势，注重整体调节，强调辨证论治。时至今日，这些观点和治疗方法仍受到人们的普遍关注。

**针灸治疗方法**

针刺治疗神经性耳鸣，辨证主要分为肝胆火旺和肾气不足两个证型。针刺治疗宜调理肝肾和疏通气血。

针刺取穴以耳区局部穴位为主，并结合辨证循经取穴。常用穴位主要有耳门、听会、听宫、翳风、曲池、合谷、外关等。临床随证配穴，肝胆火旺者配太冲、丘墟；肾气亏虚配太溪、关元。实证用泻法，虚者用补法，以针感传至内耳者为佳。视病情可配合电针、耳针、头针等方法治疗。

**针灸治疗经验**

针刺治疗神经性耳鸣应重点掌握四点：一是辨清虚实。治疗神经性耳鸣一定要辨虚实，一般来说，响声大、音调低为实，响声小、音调高为虚。根据虚实而选用不同的穴位和手法。二是整体调节。针灸治疗耳鸣不能只考虑耳鸣局部，而要做到对经络系统和机体整体，特别是肾功能的调节和治疗。三是注意针刺得气。为提高疗效，针刺必须保证得气，即患者感觉针刺效应向耳内扩散。四是避免食用刺激性食物。治疗期间，应当忌饮浓茶、咖啡、酒类等刺激性饮料，少吃辛辣刺激性食物。

**针灸治疗优势**

针刺治疗神经性耳鸣具有较好的优势：一是疗效较好。大量临床报道，多数耳鸣患者针刺后症状都较以前减轻，尤其对后天引起的神经性耳鸣疗效尤为显著。二是能直达病所。针刺治疗可直达病所，因而疗效确切可靠。三是标本兼治。针刺治疗神经性耳鸣，既能通过纠正听觉功能紊乱而有效改善耳鸣症状，也能通过对听神经系统以及机体整体的调节而发挥有效的治本作用。

# 第三节　6 种适宜应用针刺治疗的急症

急症，一般是指突然发生的疾病或意外损伤，有时也包括轻的病症骤然转剧或慢性病症的急性发作。

中医治疗急症渊源已久，历代积累了比较丰富的知识和经验。中医治疗急症的方法包括中药、中成药和针刺等。由于针刺疗法具有起效时短的速效特色，故临床治疗急症更加常用。针刺可以用于治疗多种急症，尤其适用于晕厥、虚脱、抽搐、高热、中暑以及结石绞痛等 6 种急症。

需要强调的是，针刺治疗急症仅作为临危应急措施之一，临床应针对具体病情及发病原因，必要时采取综合急救措施，以免延误病情。

## 晕　厥

### 疾病介绍

晕厥，也称昏厥，是指大脑一时性缺血、缺氧引起短暂性的意识丧失的一种紧急状态。

本病临床主要表现为突发性的意识丧失，以及肌肉无力，姿势性肌张力丧失，不能直立。

晕厥与昏迷、休克不同。晕厥与昏迷的区别在于，昏迷患者的意识丧失时间较长且恢复较难；晕厥与休克的区别在于，休克患者的脉搏微弱及四肢冰凉等周围循环衰竭征象较为明显而且持久。

引起晕厥常见的原因有体位性低血压、重度贫血、低血糖、心律不齐、脑血管痉挛、癔病、剧烈疼痛及精神创伤等。

**针灸治疗方法**

晕厥针刺急救，取穴多以督脉穴位为主。常用穴位有人中（水沟）、素髎、中冲、合谷等。虚证常配百会、气海，针刺手法施行补法；实证常配太冲、涌泉，针刺手法施行泻法。

人中为督脉经穴，针刺具有醒脑开窍之功，为急救要穴；素髎属督脉经穴，有升阳救逆之效，也有醒脑开窍之功；中冲为厥阴经井穴，有启闭复苏之功。三穴协同相伍，共起苏醒神志之效。配合谷可推动气血上行头面以助醒脑复苏。

## 虚 脱

### 疾病介绍

虚脱，是指由于患者体液大量丧失，以及心脏病、肺炎等疾病在各种诱因下骤然发生的短暂性周围循环衰竭而引起身体极度虚弱的一种紧急状态。

本病多表现为面色苍白，肢冷汗出，呼吸表浅，心跳加快，血压下降，周身无力，甚至晕倒在地。一般并不伴有意识丧失，又没有达到休克的程度。

虚脱多由于大汗不止、大吐大泻、大量失血、过分饥饿以及过度疲劳等导致血液循环障碍所引起。

**针灸治疗方法**

虚脱针刺急救，取穴多以督脉穴位为主。常用穴位有素髎、人中（水沟）、内关等。针刺手法多用补法。四肢冰凉常配百会、关元等。

素髎属督脉经穴，有升阳救逆之效，尚具醒脑开窍之功；人中为督脉经穴，有醒脑开窍功能和振奋阳气作用。二穴协同相伍，共奏升阳救逆固脱之效。内关属心包经穴，有宁心安神之效。现代研究表明，虚脱针刺此三穴有升高血压和改善心脏功能等作用。

## 抽 搐

### 疾病介绍

抽搐，俗称抽筋，是指管理肌肉运动的大脑细胞暂时过度兴奋而导致肌肉不随意地收缩的一种紧急的临床症状。

本病的表现特征为全身，或身体一侧，或局部肌肉不由自主地抽动。常伴有口噤不开、两眼上翻、颈项强直等表现。

高热、流行性乙型脑炎、脑膜炎、癫痫、破伤风、狂犬病、缺钙等都可引起全身性抽搐。局部性抽搐如腓肠肌痉挛，习称"抽筋"，常由于急剧运动或下肢胫部剧烈扭拧所引起。

抽搐针刺急救，取穴多以督脉穴位为主。常用穴位有印堂、百会、人中、合谷、太冲等。针刺手法多用泻法。高热者常配曲池、大椎；血虚者常配血海、足三里。

印堂、百会有息风定惊之功；人中有醒脑定惊之效；合谷和太冲也有息风定惊之功能，五穴均为治疗抽搐主要穴位。配曲池和大椎具有清热泻火作用；配血海、足三里具有补益气血作用，和主穴同用可达标本同治之效。

## 高 热

### 疾病介绍

高热，是指患者因某种原因，突然出现体温升高超过39℃的一种紧急的临床症状。

本病表现为额头或全身滚烫，常伴有烦躁口干、大便不通、头晕目眩、浑身酸痛，严重时可出现意识模糊及惊厥抽搐。

感染性疾病、传染性疾病、风湿热、猩红热等发生急性炎症时都可以引起高热。

高热针刺急救，取穴多以督脉、阳明经穴位为主。常用穴位有大椎、曲池、合谷、少商等。烦躁者常配印堂、神门。针刺手法多用泻法。

大椎为督脉与阳经之交会穴，能泻阳经各种热邪；曲池为手阳明经之合穴，合谷为手阳明经原穴，均能泻阳明经之实热；少商为手太阴之井穴，能清解肺卫之邪热，四穴均为治疗高热的主要穴位。印堂和神门有宁心安神作用，与清热主穴合用可标本同治。

## 中 暑

### 疾病介绍

中暑，是指在高温环境下，人体体温调节功能紊乱而引起的神经系统和循环系统障碍的一种紧急病症。

本病主要表现为发热口渴、头痛头晕、胸闷恶心、烦躁不安、四肢无力、脉搏加快，严重者可出现神志障碍等。

中暑的原因有很多，高温环境作业通风较差、露天作业烈日暴晒、公共场所散热不好以及空气湿度太大等均为常见发病原因。

针灸治疗方法

中暑针刺急救，取穴多以督脉、阳明经穴位为主。常用穴位有大椎、曲池、合谷、足三里等。呕吐者常配内关等，神志障碍者常配人中等。针刺手法多用泻法。

大椎为督脉与阳经之交会穴，曲池、合谷分别为手阳明经之合穴、原穴，足三里为足阳明经之合穴，四穴均具有较好的清解暑热功能，为中暑常用穴位。配内关能和胃止呕；配人中则能醒神开窍。

## 结石绞痛

### 疾病介绍

结石绞痛，是指胆结石、肾结石或输尿管结石急性发作而引起的阵发性剧烈疼痛的一种紧急病症。

胆结石绞痛主要表现为突发性的右胁肋和右上腹部阵发性剧烈疼痛，可向右肩胛区放射，常伴有恶心呕吐或不同程度的发热。

肾结石绞痛主要表现为突发性的后腰肾区阵发性剧烈疼痛，可向腹前部或会阴部放射，常伴有冷汗、恶心或血尿。

输尿管结石绞痛主要表现为突发性的在结石梗阻部位出现阵发性剧烈疼痛，可沿输尿管向下腹部或会阴部放射，常伴血尿、小便突然中断以及淋漓不尽等。

胆结石绞痛多因细菌感染，或胆汁浓缩引发胆囊急性炎症所致。肾结石和输尿管结石绞痛多因肾脏及输尿管结石移动所致。

胆结石绞痛针刺急救，取穴多以足少阳经穴为主。常用穴位有日月、胆俞、胆囊穴、阳陵泉等，针刺手法用泻法。

日月、胆俞分别为肝胆之募穴和俞穴，俞穴和募穴相配，具有疏肝行气功能；胆囊穴和阳陵泉具有利胆止痛作用。四穴合用共奏疏肝利胆，行气止痛功能。

肾结石及输尿管结石绞痛针刺急救，取穴多以足太阴经穴为主。常用穴位有肾俞、三焦俞、中极、阴陵泉、太溪、阿是穴等，针刺手法用泻法。

肾俞和三焦俞分别为肾与三焦的俞穴，具有通利水道作用；中极为膀胱募穴，具有利尿通淋功能；阴陵泉为足太阴脾经之合穴，具有通淋止痛作用；太溪为足少阴肾经之原穴，具有补肾健脾、缓急止痛之效；阿是穴具有缓解局部疼痛的功能。诸穴合用具有利尿通淋止痛之效。

# 第四节　所有疼痛性疾病均可应用针灸治疗

所有疼痛性疾病均可应用针刺治疗，是指临床上所有的疾病，如果患者出现疼痛都可以应用针刺治疗，而且具有显著或较好的疗效。

## 疾病介绍

疼痛性疾病，是指临床以疼痛为主要表现的一类疾病，简称"疼痛病"。

长期以来人们认为疼痛只是疾病的症状，只要疾病治好，疼痛就会消失。其实，多数疼痛不能仅仅看成是一种症状，有的疼痛本身就是一种疾病。痛就是病，治好了痛，也就治好了病，如偏头痛、三叉神经痛等。

疾病出现的疼痛，是人体受到伤害性刺激后产生的一种不愉快的主观感觉和情感体验，同时又是一种生理反射。疾病出现的疼痛有两个方面的意义：一方面，它能提供躯体受到威胁时的警报信号，使机体迅速地对伤害性刺激做出反应，是生命不可缺少的一种保护功能；另一方面，剧烈的或长期的疼痛会对机体和心理造成损害，痛能使一智者失去理智，可使人不堪折磨而丧失生存之意志。

根据疾病疼痛发作的时程，临床一般将疼痛分为急性痛和慢性痛。急性痛是指疼痛时间短暂或在正常痊愈期内即可消除的疼痛；慢性疼痛是指疼痛持续3个月以上或较正常痊愈过程持久的疼痛。临床上以慢性痛最为多见。

疼痛疾病的表现往往因人因病而不同。从疼痛的性质来看，有绞痛、刺痛、钝痛、胀痛、酸痛等不同；从疼痛的强度来看，有轻度痛、中度痛、重度痛、极度痛（剧痛）等不同；从疼痛的形式来分，有压榨样痛、撕裂样痛、牵拉样痛、跳动样痛等不同；从疼痛的模式来看，有一过性疼痛、间断性疼痛、周期性疼痛、持续性疼痛等不同。

**针灸治疗方法**

疼痛性疾病，属于中医"痛证"范畴。中医学认为，疼痛的产生是由于各种致痛因素侵害人体，造成经络不通，气血运行障碍，所谓不通则痛，故临床以通络止痛为基本治疗方法。

目前，针刺治疗疼痛性疾病非常广泛，临床可用于治疗多种疼痛性疾病或疾病出现的各种疼痛，除了本章前面提到的治疗紧张性头痛、偏头痛、肋间神经痛、坐骨神经痛外，还可用于治疗牙痛、舌咽神经痛、丛集性头痛、神经性胃痛、关节疼痛、腰痛、腿痛，以及各种癌症出现的疼痛等。1996 年世界卫生组织意大利米兰会议推荐的 64 种针灸适应证中，有 32 种疾病与疼痛有关。

针刺用于治疗疼痛性疾病，有良好的止痛效果，并以此著称。在选择各种止痛的方法中，应用针刺治疗的人最多，在快速缓解疼痛的疗效上，针刺疗法排在第一位。

针刺治疗疼痛性疾病，临床选穴多以病变局部阿是穴为主，再配以近端的经穴，用毫针浅刺，多采用泻法，得气后使用较强捻转手法，或加用电针治疗。由于不同疼痛性疾病临床表现不尽相同，因此具体针刺的穴位需要因人而异，因病而异。疗程也因人因病不同。急性痛短期即可见效，慢性痛则需要坚持久用方可见效。

**针灸治疗经验**

针刺治疗疼痛性疾病需要重点掌握三点：一是选好腧穴。要在辨证施治的理论指导下，根据病证的不同、部位的各异，认真选好针刺腧穴。穴位的选择是止痛疗效的关键。二是注意手法。针刺止痛多采用泻法。进针后应加强捻转，必要时通电以加强刺激，提高止痛效果。三是注意治疗原发病。由于疼痛往往是以某种疾病的临床症状出现的，针刺仅仅止痛是不够的，在疼痛缓解之后，要积极寻求治疗原发疾病。

临床实践表明，针刺用于治疗疼痛性病症有较好疗效，充分显示了针刺治疗疼痛性疾病的优越性，其优势主要表现在以下五个方面：一是能显著缓解疼痛。针刺止痛效果显著，有人统计在接受针刺疗法的慢性患者中，50%~70%的疼痛都得到了短期或长期的缓解，甚至完全解除。二是止痛起效时程短。针刺治疗疼痛，从进针开始到疼痛缓解的时间较短，即止痛见效快，有时有立竿见影之效。进针之后继续运针或通电刺激可缩短止痛时间，并可使镇痛作用持续保持在较高水平上。三是适应疼痛范围广泛。针刺既能治急性痛，又能治慢性痛；针刺既能抑制体表痛，又能减轻或消除深部痛和牵涉痛；针刺既能提高痛阈和耐痛阈，又能减低疼痛出现的情绪反应。四是能激发自身抗痛能力。针刺止痛不同于药物疗法，它不是直接阻断痛觉神经元，而是通过针刺腧穴激发调整患者自身的抗痛能力，从而达到止痛的目的。五是机体不易出现耐受性。针刺治疗疼痛性疾病，不易出现机体的耐受性，能保持治疗作用的长期有效性，是一种绿色安全而有效的治疗方法。

# 第五节　所有神经系统疾病均可应用针灸治疗

所有神经系统疾病均可应用针刺治疗，是指凡临床上诊断为神经系统疾病的患者，都可以应用针刺治疗，有效缓解病痛，部分疾病有显著或较好的疗效。

## 疾病介绍

神经系统疾病，是指发生于神经系统的以感觉、运动、意识功能障碍为主要表现特征的一类疾病。

神经系统疾病按部位可分为中枢神经疾病、周围神经疾病、自主神经疾病以及肌病等。各部位疾病又可按病因、病理变化而进一步分为多种类型。

神经系统疾病的临床症状，可分为缺失症状、休克症状、刺激症状及释放症状等四种类型。神经系统遭受损伤时出现的正常功能丧失，即缺失症状，如大脑神经损伤出现的肢体瘫痪等。休克症状是指中枢神经系统急性病变时出现

针灸治疗优势

的暂时性功能缺失，如大脑神经损伤出现的神志昏迷等。刺激症状是指神经系统全身或局部性病变促使神经细胞活动剧烈增加，如大脑神经缺氧出现的惊厥抽搐等。高级中枢神经损伤后，对低级中枢神经的抑制解除而使其功能活动亢进，即释放症状，如运动障碍疾病出现的手足震颤等。

不同神经系统疾病由于病变部位不同，其临床具体症状表现多种多样。常见主要症状有头痛、身痛、肢体麻木、头晕、震颤、步态不稳、下肢瘫痪、半身不遂、大小便失禁、性功能障碍、肌肉僵直或萎缩、惊厥、抽搐、昏迷等。

中医没有神经性疾病的说法，但在古代针灸医籍中记载的许多疾病都与神经系统疾病有关，或其本身就是神经系统疾病，如《针灸资生经》中的"口眼歪"，还有关于华佗针刺治疗曹操偏头痛的历史记载等，说明古代针刺就已经用于治疗神经系统疾病。

神经性疾病，属于中医"面瘫""喎斜""中风"等范畴。中医对神经性疾病病因及病机的认识，主要是从经络理论来认识的。此类疾病的发生和形成是由于机体内外各种致病因素，导致经络阻塞不畅，气血运行障碍所致，从而出现机体经络功能损伤、缺失或丧失，故临床以疏通经络、调节气血为基本治疗方法。

目前，针刺治疗神经性疾病非常广泛，可用于治疗临床大多数神经系统的疾病，除了本章前面提到的面部神经麻痹、脑中风后遗症、重症肌无力、原发性失眠等外，还可用于治疗末梢神经炎、前庭神经元炎、肌张力障碍、特发性震颤、迟发型运动障碍、腓骨肌萎缩症、周期性瘫痪、多发性肌炎、面偏侧萎缩症、全身自主神经功能不全、自发性多汗症、多动症、神经衰弱、抑郁、焦虑、发作性睡病、不安腿综合征等。

针刺治疗不但可以用于神经系统疾病出现的感觉障碍，如头痛、身痛、肢体麻木等，也可用于治疗运动功能障碍，如下肢瘫痪、半身不遂等，有时还可用于治疗意识功能障碍，如晕厥、昏迷等。

近些年来，针刺治疗神经系统疾病的临床报道很多，并取得了可喜的成果，也积累了许多宝贵的经验。

针刺治疗神经系统疾病，临床选穴以循经取穴为主，再配以对症取穴，并组成合理有效的穴位处方。治疗时一般用毫针浅刺，得气后使用较

针灸治疗方法

231

强捻转手法，即在经络系统最敏感的点进行有效刺激。由于不同神经性疾病病变部位不同，临床表现各不相同，故具体针刺选用的穴位需要因人因病而异，疗程也往往因人因病而不同。

**针灸治疗经验**

针刺治疗神经系统疾病需要重点掌握三点：一是既要辨病，更要辨证。尽管针刺作用与西医的神经系统有关，但神经系统和经络系统又不完全相同。由于经络学说是针刺治病的依据，因此，在针刺治疗神经系统疾病时，应当首先考虑经络腧穴理论，按中医经络理论辨证施治而选用穴位。同时也可以辨病，选用对神经系统疾病确有疗效的一些穴位，并将两者有机地结合起来。二是手法尽量采用较强刺激。神经系统疾病一般病程较长，缠绵难愈，故在针刺手法上应采用较强刺激，必要时加用电针治疗，并给以足够疗程。三是针对原发病进行有效治疗。有些神经性疾病是由于其他疾病压迫或损失神经所致，因此需要对原发疾病进行有效治疗。

**针灸治疗优势**

针刺治疗神经系统疾病具有一定或较好的疗效，也有一定的优势。其优势主要表现在以下五点：一是缓解症状明显。据临床报道，针刺治疗神经系统疾病，一般都能明显改善患者的临床症状，如疼痛、肢体麻木以及运动障碍等，从而减轻患者的病痛，提高患者的生活质量。二是临床见效较快。针刺治疗许多神经系统疾病具有见效快的特点，这可能与针刺直接或间接刺激周围及中枢神经有关。三是具有整体调节神经功能。临床和实验表明，针刺通过对局部穴位的良性刺激作用，并能以此对全身的神经系统起到整体调节和治疗作用。四是能促进神经修复。现代研究表明，针刺某些穴位可以改善局部微循环，提高神经细胞的氧利用率，从而能够促进损伤神经的修复及其功能的再生。五是不良反应较少。

# 第六节 针灸治疗疾病的主要优势

以上从五个不同层次和不同类型，对针灸适宜治疗的主要优势病种进行了比较全面的介绍，其实，针灸适宜治疗的优势病种尚不止这些疾病，说明针灸治疗疾病具有比较广泛的适应性和选择性。同时也不难看出，针灸对每个优势病种的治疗方法和经验，体现出了各自不同的特色及优势。通过对以上治疗优势病种的初步分析和归纳，针灸比较适宜用于治疗以下五种类型的疾病，或其疾病的某一阶段，这也是针灸治病的主要优势所在。

### 1. 疼痛性疾病

如紧张性头痛、偏头痛等。国医大师贺普仁在《针灸治痛》中提出，针灸可用于治疗头痛、颜面五官痛、颈项痛、胸胁痛、脘腹痛、腰背痛、四肢痛等，可见针灸止痛作用应用非常广泛。其实凡是疼痛性疾病，或疾病过程中出现的疼痛均可以使用针灸治疗。

对于疼痛性疾病，西医止痛药治疗也有确切疗效，但容易产生耐受性，长期应用也容易出现毒副作用。而采用针灸治疗疼痛性疾病，不但具有广泛的适应证，而且具有显著的止痛效果，以及止痛起效时程短等治疗优势，同时毒副作用较小，不易产生耐受性。因此，临床上疼痛性疾病多选用针刺治疗，并常常作为首选治疗方法。

### 2. 神经系统疾病

如面神经麻痹、脑中风后遗症等。据有关资料报道，针灸治疗神经系统病症多达59种，基本包括了神经病学各大类疾病。另据广州中医药大学附属医院针灸住院部统计，住院患者中神经系统病种占到80%以上。

对于神经性疾病，中西药物治疗一般疗效都不甚理想。而采用针灸治疗神经系统病症，具有较好的治疗优势，能明显缓解患者临床症状，见效较快，并能直接或间接的刺激神经系统，从而达到调节神经功能，或促进神经功能恢复的目的，而且不良反应也较少。

### 3. 骨骼肌类疾病

如重症肌无力、纤维肌痛综合征等。有人采用循证医学方法，研究筛选针灸治疗肌肉骨骼系统和结缔组织疾病的病谱，结果整理出73种肌肉骨骼系统和结缔组织病证，表明针灸适宜于治疗大部分的骨骼肌类疾病。

对于骨骼肌类疾病，西药治疗也有一定的疗效，但容易产生毒副反应或出现耐受性。而采用针灸治疗具有一定的优势，一般毒副反应较小，且不易出现耐受性。如果长期坚持治疗，尚具有较好的延缓肌肉萎缩、消除疲劳、止痛等作用。实验研究表明，针灸治疗骨骼肌类疾病，通过电针的刺激，能够诱发骨骼肌肉的主动或被动收缩，可以有效改善局部循环及营养供应，从而达到延缓肌肉萎缩或消除肌肉疲劳的目的。

### 4. 骨关节类疾病

如肩关节周围炎、原发性骨关节病等。大量的临床资料报道表明，针灸可广泛用于治疗各种骨关节类疾病。

对于骨关节类疾病，西药治疗也有确切疗效，但同样容易产生毒副作用或出现耐受性。而采用针灸治疗具有较好的优势，一般毒副作用较小，且不易出现耐受性，而且具有显著的消炎止痛，以及延缓骨关节退化进程等作用。现代实验研究表明，针灸治疗骨关节类疾病，可促使骨关节炎症病灶的血液循环加速，组织代谢增加及局部炎症吸收，从而达到消炎止痛的作用。

### 5. 部分急性病症

如上所述，晕厥、虚脱、抽搐、高热、中暑以及结石绞痛等急性病症，临床经常应用针刺方法治疗。1980 年世界卫生组织向世界各国推荐的 43 种针灸适应证中，属于急性病的就有 10 种。

针刺作为急救应急措施之一，具有起效时短的特点，是针刺疗法的一大优势。临床如能及时用于治疗上述急性病症，多能有效控制病情。即使一些不适于单一针刺治疗的急症，通过针刺及时处置，亦能转急为缓。另外，针刺用于急症救治时，操作简便易行，特别是在偏远基层，或现场没有其他急救设备的情况下，更能显示出明显的应急优势。

### 知识拓展

**1980 世界卫生组织推荐针灸治疗的 43 种病症**

| | |
|---|---|
| 1. 急性鼻窦炎 | 5. 急性气管炎 |
| 2. 急性鼻炎 | 6. 支气管气喘 |
| 3. 感冒 | 7. 急性结膜炎 |
| 4. 急性扁桃体炎 | 8. 中心性视网膜炎 |

9. 近视（儿童）

10. 单纯性白内障

11. 牙痛

12. 拔牙后疼痛

13. 牙龈炎

14. 急慢性咽炎

15. 食道、贲门痉挛

16. 膈肌痉挛

17. 胃下垂

18. 急、慢性胃炎

19. 胃酸增多症

20. 慢性十二指肠溃疡（疼缓解）

21. 单纯性急性十二指肠溃疡

22. 急慢性结肠炎

23. 急性菌痢

24. 便秘

25. 腹泻

26. 肠麻痹

27. 头痛

28. 偏头痛

29. 三叉神经痛

30. 面神经麻痹（早期如 3~6 个月内）

31. 中风后的轻度瘫痪

32. 周围性神经疾患

33. 小儿脊髓灰质炎后遗症（早期如在 6 个月内）

34. 梅尼埃病

35. 神经性膀胱功能失调

36. 遗尿

37. 肋间神经痛

38. 颈臂综合征

39. 肩凝症

40. 肱骨外上髁炎

41. 坐骨神经痛

42. 腰痛

43. 关节炎

# 附：中医拔罐疗法

中医拔罐疗法，又称吸筒法，古称角法，是指在中医理论指导下，医生用罐具作为医疗器械，利用排除罐内空气造成的负压，通过体表的穴位，对机体整体或局部病变进行治疗的一种治病方法。中医拔罐疗法属于一种外治疗法。

## 一、拔罐疗法的理论依据

中医经络学说是拔罐疗法的主要理论依据，体表腧穴是拔罐治病的重要有效部位。也就是说，拔罐疗法不是简单地在体表任何部位拔罐，而是需要在中医经络理论的指导下，在病变经络循行的敏感部位或特定部位，寻找对疾病有治疗作用的拔罐穴位，并施以有效的治疗手法。

## 二、拔罐疗法的治疗方法

### 1. 常用工具

中医临床拔罐所用的罐具种类很多，有玻璃罐、陶罐、竹罐以及抽气罐等，其中以玻璃罐最为常用。

### 2. 取穴方法

临床拔罐取穴，是保证疗效的先决条件。其取穴方法和针灸取穴一样，一般遵循循经取穴和局部取穴两种基本方法，可根据具体病情，或以循经取穴为主、局部取穴为辅，或以局部取穴为主、循经取穴为辅的不同方法。在临床实践中，拔罐穴位的选取多以病灶的敏感点，即阿是穴比较常用。

### 3. 治疗方法

中医拔罐疗法是通过罐具产生的负压来治病的，因此罐具负压的形成及罐具的使用方法是治疗疾病的关键。临床拔罐制造负压的方法有多种，主要有闪火法、投火法以及抽气法等，其中以闪火法最为常用。此法简便、快捷，并兼有温热效应。

临床治疗疾病时，拔罐疗法的具体使用方法也有多种，主要有留罐法、闪罐法、走罐法、留针拔罐、刺血拔罐等五种，其中以留罐法、闪罐发和走罐法比较常用。

（1）留罐法：又称坐罐，即拔罐后将罐吸附留置于施术部位 5~10 分钟，然后将罐起下的一种方法。此法一般疾病均可应用，平时保健也可使用。

（2）闪罐法：采用闪火法将罐拔住后，又立即起下，再迅速拔住，如此反复多次地拔上起下，起下再拔，直至皮肤潮红为度的一种方法。此法多用于局部皮肤麻木或功能减退的患者。

（3）走罐法：又称推罐法，即先在罐口或欲拔罐部位涂一些凡士林油膏等润滑剂，再将罐拔住，然后医者用右手握住罐稍倾斜，向上、下、左、右需要拔罐的部位往返推动，至所拔部位的皮肤潮红为度的一种方法。此法一般多用于面积较大、肌肉厚的部位，如腰背部、大腿部疾病等。

（4）留针拔罐：此法是将针刺和拔罐结合应用的一种方法。即先针刺待得气后留针，再以针为中心点将火罐拔上，留置 5~10 分钟，然后起罐拔针的一种方法。

（5）刺血拔罐：又称刺络拔罐，是将刺络和拔罐结合应用的一种方法。即在应拔部位的皮肤消毒后，先用三棱针点刺出血或用皮肤针叩打之后，再行拔罐，以加强刺血治疗的作用。一般针后拔罐留置 5~10 分钟。

拔罐疗法可用单罐，也可用多罐。一般单罐多用于病变范围较小或压痛点较少者。多罐常用于病变范围比较广泛的疾病，可根据病变部位的解剖形态等情况，酌量吸拔多个罐具。如机体某一肌束劳损时，可按肌束的位置成行排列吸拔多个火罐，称为"排罐法"。

关于留罐的时间，不宜长时间留罐，否则容易使局部瘀血严重，使皮肤黑紫，增加瘀血吸收难度。通常留罐时间以局部轻微充血或渗出血为宜，一般留罐 3~6 分钟比较合适。罐大吸拔力强的应适当减少留罐时间，夏季及肌肤薄处，留罐时间也不宜过长，以免损伤皮肤。

## 三、拔罐疗法的治疗作用

拔罐疗法主要是通过罐内负压、良性刺激（包括机械牵拉刺激和罐内瘀血刺激）以及温热效应等基本作用，导致体表局部腧穴或病变部位充血或瘀血，直接或反射性地促使经络气血通畅，并有效改善局部血液循环，从而达到治病的目的。

拔罐疗法用于临床主要有以下五种治疗作用。

### 1. 祛风散寒除湿

拔罐的温热作用能散寒，拔罐的负压作用能祛风除湿，从而可以达到祛风散寒除湿的效果。

### 2. 温经通络行气

拔罐的温热作用可起到温经通络的效果，拔罐的负压作用可舒张经脉，起到行气的效果。

### 3. 活血化瘀通脉

拔罐的温热作用和负压效应，均能有效促进血液循环，从而达到活血化瘀通脉的作用。

### 4. 消肿散结止痛

拔罐的负压效应可促进血液循环以消肿散结，拔罐的刺激作用可调节机体周围神经，从而起到止痛的作用。

### 5. 托疮拔毒泄热

拔罐的负压效应可促使毒素和代谢产物排出，并能泄热。现在研究表明，拔罐的刺激作用可增强肌肉组织内白细胞的吞噬作用，从而能达到消炎的作用。

## 四、拔罐疗法的适宜病症

拔罐和中医其他疗法一样，有其适宜的病症范围，也有其一定的优势病种。根据目前对拔罐治疗疾病的临床观察与分析，拔罐适宜治疗的疾病主要有以下六类。

### 1. 风湿性疾病

如风湿性关节炎、纤维肌痛综合征等。

中医学认为，此类疾病大多是由于风、寒、湿邪阻滞经络，导致气血不通所致。拔罐疗法具有祛风散寒除湿，行气活血作用，故常用于治疗风湿性疾病。

### 2. 骨关节退行性疾病

如颈肩综合征、颈椎病、腰椎病、肩周炎等。

中医学认为，此类疾病是由于年老气血不畅，局部供血不足，筋脉失于濡养所致。拔罐疗法具有行气活血，促进血液循环，以及止痛作用，故是骨关节退行性疾病的常用疗法。

### 3. 肌肉韧带劳损性疾病

如项背肌筋膜炎、腰背肌筋膜炎、棘上韧带劳损、棘间韧带劳损等。

此类疾病是一种积累性损伤，主要由于肌肉韧带长期疲劳过度，致使肌肉、韧带及筋膜持续牵拉，导致肌肉内的压力增加，血流受阻，代谢产物积聚所致。拔罐疗法具有温经通络，活血散瘀止痛，促进代谢产物排出的作用，故常用于治疗肌肉韧带劳损性疾病。

### 4. 消化和呼吸系统疾病证属虚寒者

如慢性支气管炎、慢性胃炎、慢性肠炎等。

拔罐具有温经散寒作用，并能通过体表相关腧穴达到内病外治的目的，故一些呼吸和消化系统的虚寒病证常用拔罐疗法。

### 5. 神经系统疾病出现疼痛或麻木者

如坐骨神经痛、臂丛神经痛、肋间神经痛、枕神经痛等。

拔罐疗法具有疏经通络止痛作用，现在研究表明，其还具有一定的调节周围神经的功能，故可用于治疗神经系统疾病出现的疼痛或麻木。

### 6. 疮疡痈肿尚未溃烂者

如丹毒、乳腺炎等。

拔罐疗法具有托疮拔毒作用，现在研究表明，其还具有一定的增强机体免疫功能和消炎作用，故可用于治疗疮疡痈肿尚未溃烂者。

## 五、拔罐疗法的使用禁忌

### 1. 生理禁忌

生理禁忌，是指有些拔罐疗法由于干扰人体正常生理功能而应当禁止应用。

（1）孕妇的腹部及腰骶部禁止拔罐，以免引起流产或早产。

（2）大血管分布部位，特别是大动脉血管分布部位不宜拔罐。

### 2. 病证禁忌

病证禁忌，是指某些疾病或疾病的某些阶段不能施行拔罐疗法。

（1）抽搐、痉挛者禁用拔罐疗法。

（2）皮肤过敏或溃疡破损者禁用拔罐疗法。

（3）水肿或有严重出血倾向者禁用拔罐疗法。

另外，拔罐时还应注意不要灼伤或烫伤皮肤。

## 六、拔罐疗法的特色及优势

拔罐疗法是中医常用的一种治病和保健方法，临床上常和针灸配合使用，治病既有针灸的一些特色及优势，但也有其自身的特色及优势。

### 1. 内病外疗的外治特色及优势

拔罐疗法的外治特色，表现在其只是通过对体表病变的敏感部位、痛点及腧穴的刺激，即可有效用于治疗体内多种疾病。

内病外疗的外治特色，最大的优势在于从根本上减少了内服药物在治疗疾病的同时，对肝肾等脏器组织产生的毒副作用以及其他不良反应。

### 2. 简便易行的实用特色及优势

所谓实用特色，是指拔罐疗法不需要复杂的医疗设备，治疗时不受场地和时间的限制，治疗方法简单方便，易于操作，医疗成本低廉。

简便易行的实用特色，最大的优势在于这种治疗方法便于实施，容易推广，而且可以大幅度降低患者的医疗成本。

### 3. 喜闻乐用的大众特色及优势

所谓大众特色，是指拔罐疗法是广大群众乐于接受，喜欢使用，容易掌握，以及易于普及的一种治疗方法。

喜闻乐用的大众特色，最大的优势在于这种治疗方法在医生的指导下，人人都可以学习，都可以采用并亲自实践。

# 作者寄语

## ——中医的走向及发展

当你读完这本书之后，明白了中医是怎样给人看病的，也知道了哪些疾病应当找中医，用中医的哪种方法治疗。也许有人会问，中医将要走向何方？中医今后还会发展吗？

## 一、中医的走向

中医的走向，在理论上是一个众说纷纭的话题，在实践上是一个复杂的系统工程。中医和西医两种医学体系将在我国长期共存，并将各自按照自身的发展规律继续向前发展。这个历程将是一个长期的过程，或许这个过程会永久存在下去。这是自然科学发展的规律，也是中医和西医发展的必然。顺其自然，搁置争议，或许是眼下中医走向争论的最佳选择。

中西医结合是我国目前实际存在的第三支医疗力量，在我国医疗事业中发挥了积极的作用，但其并非是一种独立的医学体系。中西医结合目前仍然还属于医学方法层面的内容，是具体病症诊疗方法上的一种结合。但就是这种结合，在中医和西医之间架起了一座桥梁，缩短了通往疾病疗效的路程，使中医和西医的临床疗效都有明显提高。

历史已经证明，今后还将继续证明，中医在我国具有得天独厚的生长土壤、水分、空气和文化氛围，她将和所有中国人的疾病与健康紧密联系在一起，直到永远。

## 二、中医的发展

中医今后还会发展吗？毫无疑问，中医今后肯定还会发展而且必须要发展。逆水行舟，不进则退。中医只有向前发展，才有出路，才有前途。中医今后将如何发展？

### 1. 认真继承中医特色

中医的特色应当包括认识疾病特色、诊断疾病特色、治疗方法特色、预防疾病特色、中药治病特色、针灸治病特色等各个方面。特色是优势的基础，培植特色就能变为优势，培植中医特色的前提是需要认真继承中医特色。

继承和保持中医特色，首先要全面系统地认识中医各种特色。如果我们只看到中药针灸治病的特色，而忽略中医认识疾病、诊断疾病、治疗方法和预防疾病之特色，这种把中医完整的特色割裂开来看待，其最终结果必然是导致中医的优势不明显。如果说前者是临床治病优势，那么后者则是基础理论优势，因此这两种优势缺一不可。没有基础理论的优势，临床治病优势将成无本之木，没有临床治病的优势，基础理论优势也将难以存在。

其次要认真研究总结中医治疗疾病优势病种。哪些疾病适宜应用中药、针灸治疗？哪些病种使用中药、针灸治疗效果较好？国家中医药管理局从 2010 年开始，分期分批制定发布了一些中医优势病种及其临床路径和诊疗方案，并在全国重点专科医院进行试点应用，这是继承中医临床特色及优势的一项重大措施，必将产生深远的历史意义和现实意义。

### 2. 努力提高中医疗效

中医疗效是中医的灵魂，没有中药、针灸的临床疗效，中医就没有存在的价值。中医疗效是中医生死存亡的关键所在。

提高中医疗效，首先要规范中医治病规程，包括规范中医病名，制定比较明确统一的中医疾病及辨证诊断标准，并提出原则性规范性的治疗方案，使中医的临床诊断和治疗更加科学化、有效化，以此提高中医疗效的可操作性和可重复性。其次要认真继承名老中医治疗经验。名老中医是中医的宝贵财富，继承他们的治疗经验，是提高中医疗效的有效措施。其中包括名老中医对某一疾病认识的独特见解、有效疗法以及有效方药，都要作为重要内容继承下来，并加以整理提高。最后要继续努力发掘中医宝库。用屠呦呦的精神，用更加科学的方法，挖掘、整理和研究中药和针灸治疗疾病的方法和经验，并加以发扬光大，将中药和针灸治病的疗效提高到一个新的水平。

### 3. 不断充实诊断方法

中医四诊合参是中医传统的诊断疾病方法，并具有一定的特色和优势。但是，随着时代的进步，科学的发展，中医诊断方法也应当与时俱进，不断充实和创新。

提高中医诊断疾病水平，一方面是要继续借助一些西医诊断仪器，另一方面，也是更重要的，就是要下决心研究开发具有中医特色的诊断仪器。古诊仪、脉诊仪早在 20 世纪 70 年代就已问世，但至今未能提升和普及。等到中医院有了舌诊检查室、脉诊检查室等，中医的诊断方法和诊断水平也许就会出现重大突破。

### 4. 大力改良中药剂型

中药组成复方是中医用药的主要形式，而汤剂又是中医用药的主要剂型。复方的用药形式由于其在治病上具有明显的优势，故今后一定要继续予以保持，而中药汤剂见效快的特点也应当保留。不过，由于汤剂在煎熬方面有诸多不便，其他一些传统剂型也存在不尽如人意的地方。

改良中药剂型，首先要在保持中药复方特色的前提下进行改良。其次要努力探索中药急救剂型。这是目前影响中医急诊的主要障碍，虽然中药急救剂型已有一些成功事例，但还远远不够，需要下大力气予以研究改良。研究速效、高效、安全的中成药剂型，应当是今后中成药剂型改良的原则和追求的目标。

如果中医的特色继承下来了，中医的优势就能发挥出来了，中医就能继续扎根中国了；如果中医的临床疗效提高了，中医看病的人就会多起来，中医也就能走向世界了；如果中医诊断的仪器充实了，中医诊断疾病的方法先进了，患者也就能更加相信中医了；如果中药的剂型改良了，患者服药就更方便了，中医也就能治疗急性病了。到了那个时候，人们就会对中医建立一个信念，树立一种信心，做出一种选择。原来喜欢中医的人就会一辈子不想离开中医，原来半信半疑的人就会喜欢上中医，原来不喜欢中医的人就有可能爱上中医，看病找中医。到了这个时候，就表明大家已经真正明白了中医，相信了中医，爱上了中医，并用上了中医。

编者

2020 年 3 月

# 参考文献

[1] 周浓. 实用临床中成药学 [M]. 北京：中国中医药出版社，2018.

[2] 吴晓刚，潘茂才，李永珲，等. 常见中医优势病种特色疗法 [M]. 天津：天津科学技术出版社，2018.

[3] 王蕾之. 零起点学中医 [M]. 北京：人民卫生出版社，2018.

[4] 周家璇，陈小宁. 中医耳鼻咽喉科学 [M]. 北京：科学出版社，2017.

[5] 赵吉平，李瑛. 针灸学 [M]. 3版. 北京：人民卫生出版社，2016.

[6] 薛博瑜，吴伟. 中医内科学 [M]. 3版. 北京：人民卫生出版社，2016.

[7] 周祯祥，唐德才. 中药学 [M]. 10版. 北京：中国中医药出版社，2016.

[8] 王蕾之. 零起点学针灸 [M]. 北京：人民卫生出版社，2016.

[9] 高树中，杨骏. 针灸治疗学 [M]. 10版. 北京：中国中医药出版社，2016.

[10] 国家药典委员会. 中华人民共和国药典 [M]. 2015年版. 北京：中国医药科技出版社，2015.

[11] 赵宗辽. 阴阳平衡是中医把握疾病的思维核心 [J]. 中医药导报，2015，21（12）：1.

[12] 刘恩钊. 实用中医中药入门 [M]. 北京：人民卫生出版社. 2015.

[13] 杨华，闫雪洁，张洪青，等. 临床内科疾病诊疗学 [M]. 北京：知识产权出版社. 2014.

[14] 贺普仁. 国医大师贺普仁针灸心法丛书 针灸治痛 [M]. 北京：人民卫生出版社，2014.

[15] 周德安. 实用中医临床情志病学 [M]. 北京：北京科学技术出版社，2014.

[16] 王永炎，曹洪欣. 中医优势病种研究 [M]. 北京：中国中医药出版社，2011.

[17] 王英，盛增秀. 常见中医优势病种治法集粹 [M]. 北京：人民卫生出版，2009.

[18] 贺兴东，翁维良，姚乃礼，等. 当代名老中医典型医案集内科分册 [M]. 北京：人民卫生出版社，2009.

# 适宜应用中药治疗的疾病索引

# 适宜应用针灸治疗的疾病索引